청각학

허승덕

청각학적 평가와 해석 기초

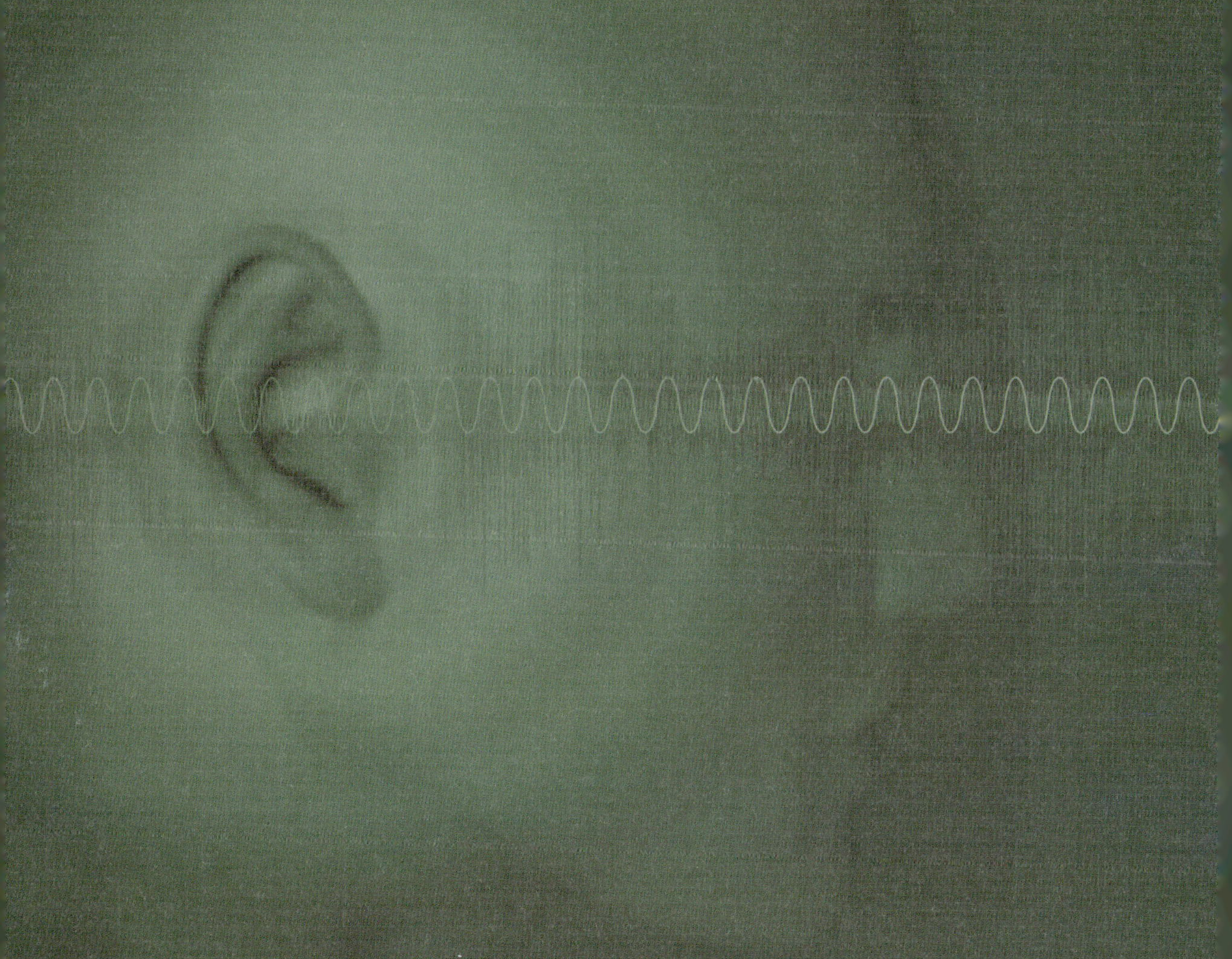

박학사

머리말

한 곳에서 머문 시간이 너무 길었습니다. 지금까지 오던 길을 돌아 새로운 길에 시 걸음걸이가 서툴러 힘든 이야기도 많았습니다. 서툰 걸음과 생소함으로 바라 본 시선에는 드문드문 비워진 공간들이 많았습니다. 빈 곳을 하나씩 가려보려는 마음으로 시작하였습니다. 하다보면 단정해 질 것이라는 단순한 생각으로 이야기를 계속했습니다.

청각학을 처음 접하는 분들에게 어렵지 않고, 가까운 곳에서 흔히 볼 수 있는 이야기처럼 느끼게 하고 싶었습니다. 그리고 지금까지 내가 스스로에게 했었던 고민들을 하나씩 풀어보는 이야기를 하고 싶었습니다. 여기서 생기는 또 다른 고민은 스스로 풀 수 있는 단서가 되고 싶었습니다. 관련 학문 분야에서 잠시라도 청각학을 바라 볼 수 있는 분들에게도 유용하기를 바랐습니다. 욕심이 많아 쉽지는 않지만 마음에만 담아 두는 것보다 비틀거릴지라도 시작하고 싶었습니다.

아직 풀어야 할 이야기가 많이 있습니다.

우선, '청각학적 평가와 해석 기초'와 함께 선보이는 '청력도 해석'을 보는데 필요한 이야기부터 시작하였습니다. 하지만 개론서에 담아야 할 이야기를 충분히 담지는 못했습니다. '청력도 해석'에는 이 책만으로는 풀 수 없는 이야기들이 있습니다. 그 부분에 대해서는 차근차근 다가갈 생각입니다. 청각학적 평가를 함께 바라보는 모든 전문 분야 선생님들께서 함께 의문을 만들고, 고민하고 답을 찾는 기회가 되었으면 합니다.

투박하지만 이 책을 통해 마음 속 실타래에서 생각들을 편히 풀어내기 바랍니다.

2015년 2월

허승덕

차례

CHAPTER

1 청각학/청각전문가

청각학(audiology)은 인간이 소리를 듣는 것에 관해 연구하는 학문이다. 소리를 듣는 것을 연구한다는 것은 정상 청각기관이 듣는 전반적 과정은 물론 청각기관 손상으로 듣기에 어려움을 느끼는 모든 과정도 포함한다. 이는 잘 들을 수 있는 사람이 자신의 청각기관을 건강한 상태로 보호할 수 있는 과학적 연구를 수행하는 것은 물론, 청각기관 손상으로 듣는 데 어려움을 느끼는 경우 그 원인을 체계적이고 과학적인 방법으로 밝혀내고, 다시 들을 수 있도록 도와주는 모든 활동을 수행한다. 따라서 청각학은 특정한 단일 학문 배경만으로 연구를 수행할 수 없고, 사람이 듣는 것에 관련한 모든 학문적 배경을 두루 이해해야 하는 융합 과학이다.

청각학의 학문적 정의를 바탕으로 청각학의 역할을 살펴보면, 먼저 듣기 지장이 말-언어를 통한 의사소통에 어떠한 영향을 주는가를 평가하고 이를 개선하여 삶의 질을 향상할 수 있는 방법을 모색하는 것이다. 다음으로 듣기 지장을 초래한 원인 부위가 청각기관의 어디인가를 상세하고 구체적으로 밝혀내어 이에 대한 의학적 치료 방향 결정에 중요한 정보를 제공하거나 청각학 및 언어병리학적 재활 방향 결정에 유용한 정보를 제공하는 것이다. 마지막으로, 청각학적 재활에 주도적으로 참여하여 듣는 데 어려움을 느끼는 사람들에게 전문적 서비스를 제공하는 것이다.

청각학은 공명(resonance) 현상을 이용하는 비전기적 집음관 방식의 보청

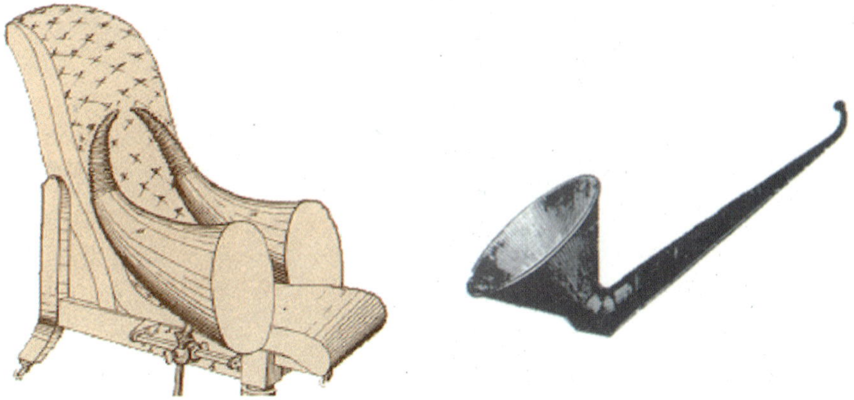

그림 1-1 재활 청각학의 효시라 할 수 있는 집음관식 의자용 보청기(왼쪽)와 집음관식 휴대용 보청기(오른쪽)

기 사용을 시작으로 역사적 기록이 남아 있다.

집음관식 보청기는 1600년대 이전부터 난청자가 의자에 앉아 사용할 수 있도록 팔걸이나 머리 위쪽 부분에 집음관을 장착한 의자형 보청기를 사용한 기록이 남아 있다. 이 보청기는 듣기에 지장이 있는 사람들이 종교 활동을 하면서 겪는 어려움을 도와주고자 만들어진 것으로 청각학에서 보청기 관련 기록의 첫 등장이다(**그림 1-1**). 이와 비슷한 시기인 1500년대 중반 스페인의 Pedro Ponce deLeón이라는 사람이 농을 교육했다는 기록이 있다. 청각학의 역사적 기록은 근대와 현대에 이르기까지는 주로 농교육에 국한되어 있다. 1600년대는 스페인 Bonet과 de Carrion, 그리고 영국의 Bulwer의 농교육에 관한 기록이 남아 있으며, 1700년대는 프랑스 Pereira(또는 Pereire)의 기록이 있다. 같은 시기에 Abbė de L'Epėe가 특수학교를 설립한 기록이 있다. 이 학교에서는 전농 난청자를 대상으로 지문자(finger spell)와 수화(sign language), 독화(speech reading)를 이용하여 난청에 대한 재활교육을 한 것으로 기록되어 있다. 이 시대에는 영국(Thomas Braidwood)과 독일(Heinicke)에서도 난청자 교육을 위한 학교를 설립한 기록이 있다.

1700년대는 청각학이 재활뿐 아니라 듣지 못하는 정도를 평가하고 관리하는 데에도 관심을 갖기 시작한 시기이다. 역사적으로 이 시기는 T. Savery

(1698), T. Newcomen(1712), J. Watt(1781) 등이 증기 엔진(steam engine)을 발명하였다. 증기 엔진은 산업의 급격한 변화를 초래하였고, 이러한 까닭으로 이 시기를 산업혁명기라고 한다. 이 시기의 많은 근로자들은 아무 거리낌 없이 강한 소음에 청각을 노출하여 심각한 손상을 입었고, 극히 초보적인 방법으로 근로자들의 청각을 평가한 후, 이에 대해 'Boiler's deafness'라는 용어를 처음 사용하였다. 청각학, 특히 진단청각학적 관점에서 'Boiler's deafness'가 갖는 역사적 의미는 크다.

1813년 영국 Thomas Braidwood의 후손인 John Braidwood가 미국에서 구화법(oral method) 교육을 위한 학교를 설립하였으나 설립자의 건강상 이유로 성공하지 못한 기록이 있다. 1815년 미국의 Thomas Gallaudet이 교육과 학교 설립을 위하여 미리 교육받고자 영국의 Braidwood에게 갔으나 거절당했다. 대신 프랑스 Abbė de L'Epėe의 수화나 표정, 동작 등을 활용한 교육법(manual method)을 배우고 귀국하여, 성공적인 전농 난청자 교육기관을 설립한 기록이 있다. 이후 1800년대 중반까지 수화 교육법은 미국에서 전농 난청자의 주된 교육 방법으로 자리매김하였다. 독화와 구화는 이 시기 이후부터 Horace Mann, Alexander Graham Bell 등의 교육자들에 의해 도입되어 대중화・일반화되었다.

이 책에서는 청각학의 역사를 집음관 방식 의자형 보청기부터 기술하기 시작하였다. 이렇게 소리를 모아 주는 집음관 형태의 보청기는 1900년대 초반까지 때로는 적극적으로, 때로는 간헐적으로 소리를 듣지 못하는 사람들을 위한 청각재활 도구로 활용되었다. 그러다가 1900년부터 1930년대 사이에 전기 증폭 방식 보청기가 개발 및 소개되었다(**그림 1-2**). 이러한 보청기는 초기에 많은 한계가 있었음에도 불구하고 난청자의 독화 능력을 현저하게 개선하였다. 교육자와 듣기에 어려움을 겪는 사람들이 이를 계기로 전기 증폭 방식 보청기에 관심을 갖기 시작하였고, 적극적으로 활용하기 시작하였다.

1930년대와 1940년대는 청각학적 평가나 재활에 많은 변화가 있었다. 왜냐하면 이 시기에는 제2차 세계대전이 있었고, 총포류의 강한 소음에 여과 없이 노출되었던 참전 용사의 청각학적 재활이 매우 중요한 사회적 과제로 부각되었기 때문이다. 폭발음에 의한 청각 손상은 비단 미국만의 문제는 아니지만 미국

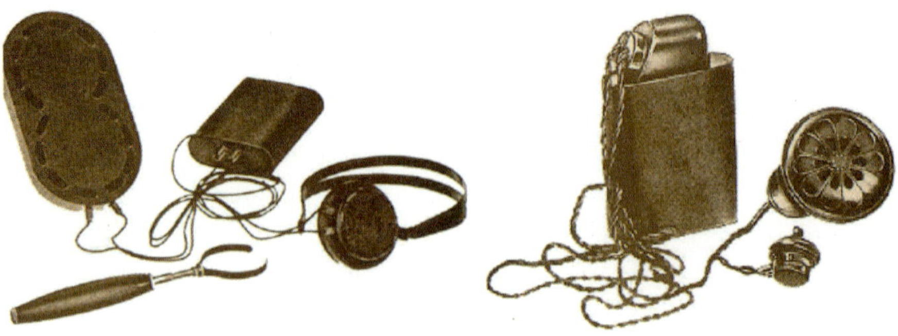

그림 1-2 1910~1940년대의 전기 증폭 방식 보청기

을 중심으로 청각학 발달을 기술하고자 한다.

1900년대 이전 청각학의 역사는 순수하게 청각학적 관점이라기보다는 특수교육학적 측면의 성격이 강했다. 하지만 전기적 증폭 방식의 보청기 개발과 참전 용사의 재활이라는 과제는 청각학이 특수교육학의 세부 분과적 측면에서 '재활청각학'이라는 새로운 학문 영역으로 독립하는 계기가 된다. 이 시기에 재활청각학이 학문적으로 성장할 수 있었던 배경으로는 무엇보다 재향군인에 대한 청각학적 재활이라는 당면 과제 및 이들에 대한 책임 있는 전문가로서의 역할, 1900년대부터 소개된 전기 증폭 방식 보청기의 선택과 활용, 그리고 재향군인뿐 아니라 유·소아, 청소년의 청력손실(hard of hearing)이나 전농 난청(total deafness)에 대한 비중 있는 전문적 서비스 제공의 필요성 등을 들 수 있다.

청각학이 독립적인 학문으로 성장하는 데 결정적인 기여를 한 부분이 재향군인의 청각학적 재활이었던 만큼 가장 체계적이고 독립적인 활동을 한 단체 또한 국방부에서 설립한 재활센터이다. 이 재활센터에서는 보청기의 선택, 보청기 사용 교육과 최대 3개월 정도의 사용 적응 훈련, 그리고 독화와 청능훈련(auditory training) 등을 담당했다.

1940년대부터 1950년대는 국공립 기관 주도의 청각학적 재활이 청력손실을 가진 국민 개개인의 서비스 향상에 도움을 주기 시작한 시기이다. 다만 보청기는 재향군인을 대상으로 하는 경우에 국방부가 설립한 재활센터에서 자유로이 장착하였지만 일반 국민의 경우 보청기 판매점을 통해서만 구입할 수 있었다. 일반 국민에 대한 청각전문가(audiologist)의 서비스는 청각 평가와 보청기 추천에 국한되었고, 장착과 기계의 상태를 포함한 전반적이고 지속적인 서비스는 보청기 판매점이 담당했다. 따라서 이 시기에 청각전문가들은 독화, 청능훈련, 평가에 국한된 보청기 관련 서비스 및 지역사회 성인 난청자에 대한 교육적 서비스 제공 등에 한정된 활동을 하였다.

전문가로서 제한된 서비스 제공은 1960년대 후반부터 1970년대 사이 광범위하면서도 전문적인 서비스를 제공받지 못하고 있었던 잠재 고객에게 그 관심을 확대하는 계기가 되었다. 이 시기에 확대된 청각학적 재활 서비스는 학령기 아동에 대한 청각 선별(hearing screening)과 신생아에 대한 난청의 조기 발견, 그리고 홀로 고민하면서 자기 자신을 숨기고 있는 지역사회 성인 난청자들에 대한 서비스 제공 등이다.

학령기 아동의 청각 선별은 대부분의 청력손실 아동들이 일반 학교에서 정규 교육과정을 배우고 있다는 점이 매우 중요하다. 왜냐하면 듣는 데 어려움이 없는 또래 아이들과 함께 학습하고 있는 학령기 난청 아동들은 특별한 교육적 지원이 있어야만 동등한 조건에서 경쟁하고 뒤처지지 않을 수 있기 때문이다. 신생아 중 전문적이고 체계적인 청각재활이 필요한 난청자는 1,000명 중 3명에 이른다. 언어 발달이 매우 중요한 2세 이전에 청력손실을 발견하면 효과적이고 체계적인 청각재활 서비스를 제공할 수 있으므로 난청 조기 발견은 중요하다. 이러한 청각재활 서비스의 조기 제공은 난청자들이 보다 풍요롭고 윤택한 삶을 영유할 수 있게 한다.

1950년대 이후 지속적으로 관심을 가져 왔던 성인 난청자에 대한 평가 및 재활에 대한 수요는 1990년대 초반 확인된 것으로 25~34세 성인의 4% 정도가 청력손실을 보이며, 이 수는 나이가 들어 감에 따라 급격하게 증가하는 것으로 나타났다. 미국 인구의 약 38%(약 1,000만~1,500만 명)가 듣기에 지장이 있다는 보고가 있고, 이들 중 많은 난청자들이 보청기를 사용하고는 있지만 사용자의 1/4 정도는 매우 불만족한다는 보고도 있다. 또 상당수의 보청기 사용자가 보청기를 휴대하기보다는 서랍에 보관하는 것(서랍형 보청기, in-the-drawer type hearing aid)으로 나타났다. 이러한 사실은 1960년대 초반부터 관련 분야 전문가들이 인지하기 시작하였다. 난청자가 사용 중인 보청기의 70% 정도가 적절한 청각학적 재활 서비스를 제공받지 못하고 보청기 판매점의 영업 전략에 의해 구입된 것으로 나타났다. 이러한 현상은 청각전문가의 보청기 장착을 금지한 ASHA(American Speech-Language-Hearing Association)의 규정 때문에 1970년대 후반까지 계속되다가 1979년 미국 대법원의 결정에 따라 청각전문가도 보청기 장착에 개입할 수 있게 되었다.

재활청각학적 서비스에 관해서는 ASHA, AAA(American Academy of Audiology), ADA(Academy of Doctors of Audiologists), WHO(World Health Organization) 등이 그 범위와 역할 및 책임 등을 규정하고 있다. ASHA(1992, 1997, 2001)는 청력손실의 조기 발견과 여기서 발견된 난청 유·소아에 대한 조기 청각학적 중재, 학교에서의 청각학적 서비스, 성인과 노인을 대상으로 하는 청각학적 제반 서비스에 대한 임무와 책임을 규정하였다. AAA 또한 ASHA와 마찬가지 임무와 책임을 정했다. ADA는 전신이었던 Academy of Dispensing Audiologist(ADA)에서 발전한 학회로 1990년부터 청각학에 관련된 제반 서비스의 제공에 대한 권한과 책임을 규정하고 있다. WHO는 2001년부터 청각학적 평가와 재활 그리고 전반적인 관리 업무를 청각전문가의 권한과 책임으로 규정하고 있다.

현재의 재활청각학적 서비스는 과거에 주된 관심사였던 독화나 청능훈련 등에서 벗어나 보청기 장착과 조절 및 사용 교육, 추적 관찰, 인공와우 대상자 선정, 어음처리기 조절 및 제반 상담 등으로 옮겨 가고 있다.

청각학을 연구하거나 청각학적 서비스를 제공하는 사람을 청각전문가(audiologist)라고 한다. 청각전문가는 청각학을 전공하여 석사 학위 이상의 학력을 가진 사람으로서, 자격시험에 합격한 경우 CCC-A(Certificate of Clinical Competence in Audiology, 공인 청각전문가)라고 한다. 청각전문가의 역할은 정상 청각 생리를 연구하거나 청력손실의 평가와 재활, 난청자에 대해 전반적이고 체계적으로 관리하는 것 등이 있다. 미국의 경우 공인 청각전문가의 약 75~80%, 전체 청각전문가의 85~92% 정도가 보청기와 인공와우를 이용한 청각재활 서비스를 제공하고 있다. 이들의 2/3 이상이 개인 사무실을 설립하거나 병·의원 등에 취업하여 자신의 전문적 역량을 펼치고, 이 외에도 대학 강단, 초 · 중 · 고교, 연구소 등에서 활발한 활동을 하고 있다. 일부 공인 청각전문가들은 그들의 권위를 높이고 학문적 욕구를 부분적으로나마 충족하기 위해 청각전문가 임상 학위(Doctor of Audiology, AuD)를 취득하는 경우도 많아지고 있다. 또 청각학을 학문적으로 깊이 있게 연구하기 위해 박사학위(Doctor of Philosophy, PhD)를 취득하는 경우도 많다. 청각전문가들이 활동하는 청각학의 분과는 소리, 소리의 듣기, 보청기 및 인공와우 등에 관해 학문적으로 연구하는 청각학 연구(audiologic research), 청각의 기능 중에서 소리를 듣는 것뿐만 아니라 몸의 균형과 관련한 어지러움 등에 대한 평가와 재활을 담당하는 청각학적 평가(진단 청각학, diagnostic audiology), 신생아를 포함하여 소아, 학령기 전후 아동 및 청소년의 청각적 평가와 의학 및 교육학적 중재에 관여하는 유 · 소아, 청소년 청각학(소아 · 청소년 청각학, pediatric audiology), 도로나 대규모 사회기반 사업이 인간의 청각에 미치는 영향을 연구하거나 산업 현장의 소음을 관리하고 근로자의 청각보존 프로그램(hearing conservation program)을 맡는 산업청각학(industrial audiology) 또는 직업청각학(occupational audiology), 모든 연령층의 난청자에 대한 교육 및 사회 적응을 위한 다양한 재활을 제공하거나 어지러움증 재활 서비스를 제공하고 이의 적정성 등을 평가하는 재활청각학(rehabilitative audiology), 청각학교육(educational audiology) 등의 세부 전공으로 나누어져 있다. 이러한 세부 전공 분야에서 전문가로 활동하기 위해서는 다양한 학문적 접근이 필요하다.

청각학은 여타의 순수 학문들과는 달리 매우 다양한 학문적 배경을 요구한다. 이러한 특성 때문에 학부 과정부터 석사 및 박사 과정까지 동일한 학문을 전공하기보다는 유사 관련 학문 분야를 개별적으로 또는 동시에 전공하여 공부하는 경우가 많다. 청각학 관련 학문 분야로는 청각의 신경생리학 및 심리학적 기능과 평가를 위한 적절한 모델을 연구하는 청각생리학(auditory physiology), 이 외에도 신경과학(neurology), 심리학(psychology) 등의 이해를 비롯하여 귀의 질환을 진단하고 치료하는 이과학(otology), 인간의 수정부터 태내 및 출생까지 기간 동안 청각의 발달 과정을 연구하는 발생학(embryology), 유 · 소아 및 학령기 아동의 질환이나 교육적 특성을 연구하는 소아과학(pediatrics) 및 교육학(educations), 청력손실 등을 이유로 정규 교육과정에서 배제될 수 있는 문제를 극복할 수 있도록 배려하거나 통합교육 등의 문제를 다루는 특수교육학(special educations), 고령화 사회에서 노인의 청각적 문제를 분석하고 이들이 청력손실을 이유로 사회로부터 멀어지는 것을 막고 적극적인 자세로 행복한 삶을 영유할 수 있도록 그 학문적 배경을 탐구하는 노인학(gerontology), 청력손실이 야기할 수 있는 다양한 측면의 박탈과 사회적 부적응 문제에 대해 상담하는 정신과학(psychiatry) 및 상담심리학(counseling psychology), 일상 및 여가 소음으로부터 청각을 보호하고 관리하는 예방의학(preventive medicine)과 산업의학(occupational medicine), 소리의 특성을 분석하고 연구하는 음향공학(acoustics)과 물리학(physics), 청력손실의 재활에서 가장 큰 역할을 담당하는 전자장치를 이해하고 이를 응용하기 위한 의용전자공학(electronics)과 의용생체공학(biomedical engineering), 청각언어재활을 위한 언어병리학(speech language pathology) 등이 있다.

1940년대부터 보청기의 장착과 판매 그리고 지속적인 서비스를 담당했던 보청기 제조 및 판매 관련 분야 담당자들은 재활청각학적 측면에서 부정적인 역할에도 불구하고 기술적 · 산업적 측면에서 보청기의 급속한 발전과 성장을 주도한 주인공이었다. 현재는 이들에게도 보청기학 국가자격위원회(National Board for Certification in Hearing Instrument Science)에서 보청기전문가(hearing aid specialist)로서 사명을 다할 수 있도록 자격을 주고 있다. 이러한 보청기전문가는 학부 이상의 학력으로 자격시험을 통과하면 18세 이상의 난청자를 대상으로 그 역할을 계속 수행할 수 있다.

청각학적 평가는 실질적으로 청각전문가가 수행하여 재활까지 종합적인 서비스를 제공하는 것이 원칙이며, 또한 가장 바람직하다. 청각전문가는 청각학적 서비스 전반을 기획하고 관리하는 역할을 수행한다. 그러나 유럽 등지의 일부 국가에서는 청각학 및 관련 분야 석사 인턴 과정 학생이 수행하기도 한다. 미국에도 산업보건원(Occupational Safety and Health Administration, OSHA) 주관의 청각보존 프로그램이 있다. 이 프로그램은 별도의 교육과정을 이수한 사람들이 근로자에 대한 청각평가 업무를 수행하게 하기도 한다. 또 일부 국가나 미국의 일부 주정부는 청각검사 업무만을 수행하는 청각사(audiometrist) 제도를 시행하기도 한다.

우리나라는 청각학 분야에 청능치료사 제도가 있으며 1급과 2급, 준등급 등으로 구분한다. 이는 대학 또는 대학원 이상의 학위를 가진 사람이 시험과 별도 교육을 통해 자격을 받을 수 있다. 그러나 원칙적으로는 대학원 석사 이상의 학력을 가진 사람을 청각전문가로, 2급 또는 준등급은 청각사로 볼 수 있다. 이 외에도 대한이비인후과학회에서 2년제 대학 이상의 학력을 가진 사람에게 80시간 연수 후 시험을 거쳐 청각사(임상청각사) 자격을 주고 있다. 청능치료사의 경우 1급은 18세 이상의 성인은 물론 18세 미만의 난청자에 대한 청각재활 업무 수행과 석사·박사 학위 과정에 있는 인턴 및 2급, 준 자격 취득 희망자에 대한 교육과 실습 감독 임무가 주어진다.

Your Questions & Comments

CHAPTER 2

청각전문가의 사명과 윤리

청각전문가의 사명은 듣기의 곤란이 청각기관의 어디에서 발생한 문제에 의한 것인지를 분명하고 명확하게 밝혀내는 것이며, 듣지 못한다는 것이 음성언어를 통한 의사소통에 미치는 영향을 탐구하고, 난청자 개개인에게 맞는 적절한 청각학적 재활 서비스를 제공하여 그들의 삶의 질이 향상될 수 있도록 도와주는 것이다. 여기서 가장 먼저 강조하고 싶은 것은 듣기 지장을 일으킨 원인이 되는 해부학적 부위를 구체적이고 상세하게 밝혀내는 것이다. 이는 전문가로서 최고 수준의 학문적 배경과 다양한 경험 그리고 유용한 자원을 최대한 활용하는 능력 등을 필수적으로 갖추고 있어야만 가능하다.

Tom Peters는 멋진 실패를 웃어넘기며, 모호함을 즐기면서, 애매함에 눈을 떼지 말고, 기술 업데이트에 대한 열정을 키워 첨단 기술을 즐기고, 새로운 사조에 머리를 조아리며 관계망을 확장하면서 완벽을 추구하는 사람이 인재(talent)라고 했다. 덧붙여 그는 단지 노동자 또는 우수 인력이어서는 철저히 불확실한 계약이 주축을 이루고 있는 세상(미국 사회)에서 현실은 산산조각 날 것이라고 하면서, 이제는 이미 선택이 아닌 본능적 호기심과 창의력을 갖춘 인재가 필수인 세상이라고 했다. Tom Peters의 말처럼 멋진 실패는 누구에게나 있다. 다양한 학문적 지식의 융합이 필수적인 청각학은 전문가로서 시행착오도 있을 수 있다. 이때 실패(실수)는 무엇보다 발전하는 자신에게 소중한 경험적 자산이 될 것이다. 하지만 자신이 획득한 결과가 이미 확립되었거나 학문적 정립의 완성

단계인 가설에서 벗어나는 것은 실수가 아니다. 이 과정에서 자신의 결과를 선행 연구 결과에 일치시키려고 하는 것은 자신을 가장 신뢰하고 있을 고객에 대한 모욕이며, 학문적으로도 조작이다. 무엇보다 청각학과 학문적 자부심으로 노력하는 참 전문가들에 대한 모독이다.

듣기(hearing)는 인체 여러 부위의 상호작용을 통해 완성되며, 이러한 상호작용을 이해하기 위해서는 각각의 부위에 대한 이해와 그 기능을 전문적으로 표현해 내는 방법을 터득해야 하고, 서로 다른 부위에서 얻은 정보를 종합하고 분석할 수 있어야 한다.

듣기에 어려움을 느끼는 원인으로 아직도 '명확하지 않다'라는 답이 있다. 청각전문가의 학문적 배경과 정보를 종합하고 분석할 수 있는 능력이 부족할수록 이 답이 더 많아진다는 사실을 직시해야 한다(audiologist's talent). 정보 종합에 필요한 세부 항목 정보는 다양한 청각학적 평가 도구를 이용한다. 이 도구는 자신만이 가지고 있는 학문적 배경일 수도 있고 첨단 장비일 수도 있다. 도구의 이용은 철저한 과학적 지식을 기반으로 한 적용이나 응용이 무엇보다 중요하고, 첨단 장비는 평가 목적에 맞게 효율적으로 사용해야 한다. 서로 다른 평가 도구에서 도출된 결과는 각각을 해석하여 종합적으로 분석할 수 있어야 한다(audiologist's talent & services). 하지만 어떠한 경우라도 듣는 데 어려움을 느끼고 자신을 찾은 사람과의 신뢰를 기반으로 한 협조가 필요하다. 때로는 떼를 쓰는 어린아이 달래거나 혼을 내듯 조종하면서 도구의 효용성을 높여야 한다(client & audiologist's services, **그림 2-1**).

듣기에 곤란을 겪고 있는 사람들과 인재로서의 청각전문가 그리고 최고의 전문적 서비스가 함께하는 범위가 넓을수록 청각학적 서비스는 그 품질이 더욱 향상된다. 청각전문가는 최상의 서비스를 제공하기 위해 '최선을 다했는가?', 부족했다면 '무엇을 더 해야 하는가?'를 우선 생각하고 결정해야 한다. 다음으로 아직 해결하지 못한 문제가 있다면 '왜, 무엇이 문제일까?'라는 명제에 대한 평가와 해석 과정에 문제는 없었는지, 그리고 어떤 추가 평가 과정이 필요한지를 전문가로서 자문해 보아야 한다. 깊이 숙고하지 않고 경솔하게 문제의 원인을 인접한 관련 학문 분야로 전가하는 것은 매우 위험한 일이다. 이는 대부분의

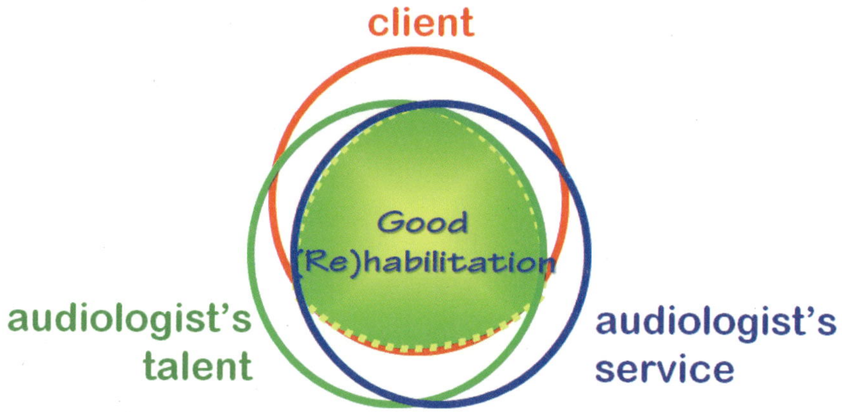

그림 2-1 청각전문가로서 최상의 전문적 서비스 제공과 청력손실자의 서비스 만족에 대한 개념도. 난청자(client), 전문가로서의 역량(audiologist's talent), 효율적인 서비스(audiologist's service)의 교집합이 클수록 난청자를 포함한 모든 관련 전문가의 만족도가 높다.

문제가 다학문적 접근이 필요하다는 점을 무시하라는 것이 아님을 크게 강조한다. 다만 다학문적 접근이 필요하다는 사실을 교묘하게 이용하지 말라는 의미로 말하고 싶다. 마지막으로, 모든 상황이 쉽게만 해결되는 것은 아니다. 때로 고통스러울 정도로 어렵고 힘든 경우와 직면할 수도 있다. 청각학적 서비스는 'would…'나 'could…'의 선택이 아니라 'should…'의 필수이다. 어떠한 상황에서도 절대 포기하지 말자는 점을 주지시키고 싶다.

博學, 審問, 愼思, 明辯, 篤行

청각전문가로서 자신의 직무에 대해서는 설령 깊이 있는 지식[박학(博學)]을 지녔다고 하더라도 자신의 전공만 운운하면 혁신적 발상이 생길 수 없다. 따라서 늘 구석구석 깊게 물어야[심문(審問)] 좋은 대답을 얻을 수 있다. 또 몇 번이고 신중하게 생각[신사(愼思)]하는 습관과, 불확실한 판단을 유보하고 명백하게 판단하고 말하는 습관[명변(明辯)]이 필요하다. 마지막으로, 필요하다면 몇백 번이라도 반복하여 시도하는 자세[독행(篤行)]를 갖춰야 한다.

훌륭한 청각전문가는 정확한 청각학적 평가 업무를 직접 수행할 수 있어야 하며, 청력손실이 난청자에게 미치는 영향을 잘 이해하고 공감할 수 있어야 한다. 또한 난청자들을 위하여 최선의 청각학적 재활(audiological rehabilitation) 및 청각학적 습득(audiological habilitation) 계획을 수립할 수 있어야 한다. 그리고 다양한 관련 분야 전문가와의 협력 기반을 구축하여 필요할 경우 적절한 의뢰를 할 수 있어야 한다. 마지막으로, 난청자가 적절한 교육 서비스를 받을 수 있도록 난청자는 물론 그 가족, 친지들에게 유용한 정보를 기반으로 한 충분한 상담 서비스를 제공할 수 있어야 한다. 만약 이러한 사명을 수행하지 않고 책임을 회피하려 한다면 청각전문가가 될 수 없고, 단지 청각학 분야에서 고용되어 간단한 업무를 지원하는 사람(audiological technician)에 머물게 될 뿐이다.

필자는 지금까지 'audiologist'를 '청각전문가'라고 하였고 앞으로도 계속 이렇게 지칭할 것이다. '전문가'라는 용어의 지위를 이해하기 위해 직업 관련 용어를 살펴보자.

생계를 위해 하는 일, 직업 등에 관련된 말로는 일(job), 작업(work), 영업(business), 거래 또는 생업(trade), 고용(employment), 직업(occupation), 대가/명인(expert), 전문가/전문직(profession) 등이 있다. 이 가운데 일(job)은 정기적으로 보수를 받거나(영국) 삯일, 품팔이, 도급일 등과 같은 노동을 통해 임금을 받는(미국) 것을 의미하며, 작업(work)은 직장을 포함한 모든 곳에서 육체적이건 정신적이건 생계나 벌이를 위해 하는 노동을 말한다. 영업(business)은 대개 이익을 위해 물건을 사고파는 행위와 관련되며, 거래 또는 생업(trade)은 영업과 유사한 의미이지만 목수나 시계 제조와 같이 몸이나 손 등 신체를 이용한 숙련된 기술을 필요로 한다. 고용(employment)은 어떤 내용의 직장이나 일이든 관계없이 한곳에 고용되어 노동을 제공하고 임금을 받는 것을 말한다. 직업(occupation)은 하는 일을 의미하는 일반적인 낱말이며, 천직이라는 의미의 'calling'은 직업과 비슷한 의미로 사용된다. 대가(expert)는 특정 분야에서 오랫동안 경험과 교육을 통해 명인 반열에 오른 사람으로, 모든 사람들이 그 권위를 인정하고 믿음을 갖는 전문가를 말한다. 전문가/전문직(profession)은 일반적으로 직업을 의미하기도 하지만 수준 높은 학문적 배경 지식과 고도의 판단이 필요한 경험적 지식을 동시에 요구하는 것을 말한다. 여러 가지 고도의 학문적 배경이 융합된 청각학은 다양한 학문적 지식을 배우는 것은 물론, 학문적 지식을 적용하고 복잡하게 응용할 수 있는 경험적 지식을 동시에 요구한다. 이러한 맥락에서 'audiologist'를 '청각전문가'라고 칭하는 것은 당연한 일이다.

'전문가'를 가리키는 영어 'pro'는 '오직 하나(only one)' 그리고 '여기에 하나 더(one more)'를 의미한다. 이것은 청각학이 학부를 포함하여 석사 과정과 박사 과정에 모두 개설된 상황을 고려하면 중요한 의미가 있다고 본다. 순수 학문 분야일 경우 학문적 맥락은 그 사리를 분명하게 파악하는 것이 중요할 수 있다. 하지만 융합 학문 분야는 '오직 하나'와 '여기에 하나 더'를 추가하기 위해 모든 과정을 한걸음에 달리기보다는 청각전문가로서 자신을 정립하고, 여타의 관련 학문을 수용하면서 자신에게 필요한 학문적 업데이트와 새로운 과학적 지식을 축적하는 것이 더욱 중요하다. 'pro'는 수준 높은 학문적 배경을 갖춰야 하는데, 이를 위해서는 늘 새로운 지식을 갈망하고(stay hungry), 우직하게 배우면서(stay foolish), 거부감 없이 새로움을 경험하고, 최신 서적을 탐독하면서 자신의 재능을 키워야 한다. 이러한 과정을 끊임없이 반복하면서도 늘 창의적 사고를 가져야 한다.

'pro'는 수준 높은 학문적 배경을 바탕으로 자신의 전문적 식견에 의지하는 사람들의 문제에 대해 중대한 판단을 해야 하는 사명이 있으므로 따뜻한 인간적 감성과 사랑을 품고 있어야 한다.

泰山不讓土壤
河海不擇細流

한(韓)나라의 정국(鄭國)이라는 사람은 기름진 농토를 만들고자 많은 사람들을 동원해서 운하를 건설했는데, 여기에는 전쟁을 피하고자 하는 목적도 있었다. 이에 왕족 관료들이 그를 축출하려 하자 진시황의 오른팔인 이사(李斯)는 '태산부양토양 고능성기대 하해부택세류 고능취기심(泰山不讓土壤故能成其大

河海不擇細流故能就其深)'이라는 상소를 올렸다. 이 글은 '태산은 한 줌의 흙이라도 사양하지 않았기에 저토록 큰 산이 될 수 있었고, 황하와 바다는 조그만 물줄기도 가리지 않았기에 저토록 깊은 물이 될 수 있었다'라는 뜻이다. 이는 '지도자는 사소한 의견이나 인물도 수용할 수 있는 넓은 도량이 중요하다'는 것을 강조한 글이다. 지도자가 되면 좋겠지만 그렇지 않더라도 괜찮다.

우리나라는 학력이 높을수록 자신만이 가지고 있는 전문가로서의 역할보다 한국적 정치가나 행정가로서의 역할에 더 매력을 느끼고 충실하게 몰두하는 경향이 있다.

순음청력검사(pure tone audiometry, PTA)는 기본이 되면서 핵심 정보를 획득할 수 있어서 매우 중요한 청각학적 평가 도구이다. 석사, 박사를 마쳤다면서 순음청력검사를 초보(?)나 하는 일쯤으로 치부하고 펜을 들고 모양새 내는 데만 열심이라면 그 사람은 이미 청각전문가로서의 사명을 스스로 박탈한 것이다. 자신이 어떤 위치에 있더라도 소리 듣기를 갈망하는 사람의 소중한 희망을 위해 기본 평가부터 고급 재활까지 정말 충실하게 본연의 서비스를 제공해야 한다. 만약 평가에 충실하지 않는다면 평가 결과 해석에 한계가 많아지고, 한계가 쌓이면 조작으로 이어질 위험이 매우 높다. 만약 진심으로 후배의 발전을 위해서 기본 검사를 믿고 맡길 수 있다면, 필요한 경우 재활도 기본 평가를 담당했던 사람이 수행할 수 있도록 지도하고 조언하는 것이 바람직하다. 청각전문가로서 최고의 평가 및 재활 서비스를 제공하는 데는 기본이 튼튼한 지식과 차근차근 다져 온 자신만의 경험을 토대로 처음부터 마지막까지 참여하고, 그 과정에서 얻은 정보를 적극적으로 반영하는 것이 매우 중요하다.

樂而不淫 哀而不非

『시경(詩經)』에는 '즐거움이 지나치지 않아 음탕하지 않고, 슬프되 그 슬픔으로 상심하지 않아야 한다'면서 물수리 울음소리를 통해 남녀의 간절한 애정과 결혼의 행복이 표현되어 있다. 그리고 공자는 현실을 돌아보지 못할 정도로 독

서에 빠져 있는 것을 '글에 음탕하다'고 표현했다. 규범을 벗어날 정도로 지나치면 그것이 어떤 일이든 '음탕한 행위'로 규정한 것이다.

필자는 '낙이불음 애이불비(樂而不淫愛而不非)'를 지나치지 않는 중용의 의미로 간직하고 있었다. 어느 날, 지금은 은퇴하신 교수님께서 그 의미를 물으셨는데 답이 당신의 성에 차지 않았는지 초보자를 위한『논어』해설서를 한 권 선물해 주셨다. 그 책을 통해서 '글에 음탕하다'라는 의미도 함축되어 있다는 것을 알 수 있었고, 그날 이후 나는 위의 글귀를 전문가로서 더욱 마음에 담아 두게 되었다.

청각학은 융합 학문이면서 현실을 구제할 수 있는 학문이다. 청각전문가에게는 정상 청각 생리 및 비정상 청각의 상태 등에 관한 학문을 탐구하는 학자로서, 청력손실로 소리를 애타게 갈구하는 난청자의 마음을 어루만져 주고 고도의 전문적 서비스를 제공하는 전문가로서의 윤리와 사명이 있다. 다양한 학문적 배경이 필요한 만큼 학문을 갈구하는 것과 자신이 가진 따뜻한 지식에 기대는 난청자를 배려하는 것 모두 중요하다. 반대로 경험적 지식이나 습관적 서비스 제공에만 안주하면서 학문을 등한시할 수도 없다. 25년 이상 청각학을 공부하고 전문가로 살아온 선배로서 어느 한쪽에 치우치지 않고 넘치지도 모자라지도 않으면서 학문에 매달리는 '딸깍발이'도, 일에만 매달리는 '장이'도 아니라, 새로운 융합 학문인 청각학의 전문가로서 늘 평정심을 유지하라는 의미로 후배들에게 전하고 싶은 말이다.

存誠添新

1970년대 말, 마지막 종례 시간에 선생님께서 알려 주셨던 영어 격언 'Never put off till tomorrow, what I can do today.'는 20여 년 동안 내 마음속을 벗어나지 않았다. 하지만『논어』에 있는 '존성첨신(存誠添新)'을 발견하고 금언을 바꾸게 되었다. 늘 최선을 다해야 한다는 의미가 '존경과 정성으로 최선을 다하자'라는 존성(存誠)에 담겨 있고, 또한 첨신(添新)은 그 최선 속에서 '늘 새로움을 추구하여 전에 없었던 지식을 마음에 더하자'라는 의미가 있기 때문이다.

학습과 경험이 그 어떤 가치보다 중요한 분야의 전문가로서 이보다 가치 있는 말이 있을까. 이미 학문과 현실 어느 곳에도 '음탕하지 않기'로 시금석을 세워 둔 만큼 학문에도, 고객의 시린 아픔에도 정성과 존경으로 최선을 다하고, 경험을 통해 학습한 새로운 지식에도 정성을 담아 체계화할 필요가 있다.

책의 시작에서, 그리고 학문과 전문가의 정의를 이야기 나누면서, 우리 학문 분야에서 전문가로서 긍지와 자부심을 가지고 정진하고자 하는 후학이나 이제 막 시작한 또는 미운 세 살쯤 된 신출내기 전문가에게 '낙이불음 애이불비(樂而不淫愛而不非)'와 '존성첨신(存誠添新)'보다 좋은 말은 없을 듯하다.

Your Questions & Comments

CHAPTER

3

소리

M. R. Alexander는 '탑은 신의 뜻(神意)을 입으려는 인간의 의지이며, 종소리는 믿음을 상달하고 신의 은총을 하달 받으려는 인간의 의지'라는 말을 했다. 인간은 신에게 비는 곳에 높은 탑을 세웠고, 이 탑의 높이로도 부족함이 있어서 높은 곳에 종을 매달아 소리로 믿음을 전하고 은총을 받으려 했다.

Millet의 〈만종(The Angelus)〉은 일하다 종소리를 들으면서 죽은 가엾은 이들을 위해 삼종기도를 드리는 모습을 표현하였다. 이 장면은 하루를 마감한 소박한 농부가 신과 교감을 이루는 모습이 아닐까.

소리는 공기나 다른 여러 가지 매질에서 진행하는 압력파이고, 계속해서 진행하려는 힘(에너지)이다. 청각학을 포함한 모든 음향 관련 분야에서는 청각기관을 자극할 수 있어야 소리로 정의한다. 따라서 소리는 음원과 음원에 가해지는 힘, 그리고 외부 힘이 음원에 가해진 후 음원에서 발생한 압력파가 진행할 수 있는 매질이 필요하다. 마지막으로 무엇보다 중요한, 소리 에너지를 수용하는 청각기관이 반드시 있어야 한다. Lorenz Oken의 '눈은 우리를 바깥 세계로 데려가고, 귀는 세계를 인간에게로 가져온다'는 말은 우주 만물을 이해하고 해석하는 데 감각기관의 중요성을 강조하는 것이다.

'우주에는 소리가 존재하지 않는다'라는 명제는 '참'으로 정의한다. 하지만 우주에는 제4의 물질층이라고 불리는, 뜨거운 전하가 걸린 이온화 기체층이 있으며, 이것을 매질로 태양풍, 번개, 오로라(auroral chorus) 등이 존재한다. 이러한 현상은 특별한 변환 장치를 이용할 경우 인간이 들을 수 있다. 우주에서의 물리적 압력 변화는 인간이 들을 수 있는 주파수(frequency) 범위를 벗어나기 때문에, '소리가 존재하지 않는다'라는 명제를 '참'으로 정의한다. 만약 우주에서의 물리적 현상을 인간의 청각기관으로 직접 수용할 수 있다면 이러한 현상들도 소리로 정의할 수 있다.

음원은 사람의 몸에도 여러 가지로 존재한다. 그중 대표적인 것이 성대이다. 성대는 인간이 사회적 동물로서 다른 개체와 의사소통하는 데 필수적인 음성언어를 생성한다. 하지만 성대는 홀로 진동할 수 없고 성문 아래 폐에서 올라오는 공기 압력(외부의 힘)이 작용할 때 진동하여 말을 산출한다.

눈이 내리는 날이나 함박눈이 내려 수북이 쌓여 있는 날에는 세상이 '고요하다'고 한다. 이것은 매질의 전달 특성과 관련이 있는데 그 원인 중의 하나로 기온을 들 수 있다. 기온이 낮아지면 매질의 운동성이 둔화되며 소리 전달 속도도 떨어진다. 또한 눈의 구조적 특징도 원인 중의 하나로 추가할 수 있다. 눈은 크기가 서로 다른 육방형 입자로 되어 있고, 이 입자들 사이에는 많은 틈이 있어서 흡음제와 같은 역할을 한다(흡음율 0.8~0.95%). 따라서 소리가 전달 과정에서 눈 입자의 표면에 부딪혀 일부는 반사나 회절되기도 하고, 일부는 눈의 틈 사이로 들어가 흡수되기도 한다. 이때 눈의 틈으로 들어간 소리는 미로와 같은 틈 사이에서 부딪히고 반사되는 과정을 반복하면서 대부분의 소리 에너지가 열로 변환된다.

음원과 음원에 가해지는 힘에 의해서 발생된 소리는 다양한 매질을 통해 멀리 진행한다. 이러한 매질로 가장 대표적인 것이 대기(공기)이며, 물이나 금속 등 액체나 고체 상태에서도 소리가 전달된다. 하지만 공기의 입자가 전혀 없는 완벽한 진공 상태에서는 소리가 전달되지 않는다. 우리나라는 초음속의 군용전투기를 생산하고 수출하는데, 여기서 '음속(sonic speed)'은 소리의 속도를 말하며, 소리의 속도는 표준 조건, 즉 표준 기압 1,000헥토파스칼(hectopascal, hPa, 760 mmHg), 표준 온도 20℃ 조건에서 매초 334 m(1,140피트)이다. 따라서 기압이 변해도 소리의 속도가 달라지며, 온도에 따라서는 1℃가 높아질 때마다 소리의 속도도 약 0.6 m씩 빨라진다.

파동은 그 힘이 전달되는 과정에서 파동의 진행 방향과 매질의 진동 방향에 따라 횡파(transverse wave)와 종파(longitudinal wave)로 구분된다. 만약 용수철을 수평으로 두고 힘을 수직으로 흔들면 수직으로 생긴 파형은 용수철의 길이를 따라 진행하는 것을 볼 수 있다. 이렇게 파동의 진행 방향과 매질의 진동 방향이 수직을 이루는 경우를 횡파라고 한다. 횡파는 수면에 돌을 던졌을 때 생기는 수면파, 기타와 같은 현악기를 쳐서 생기는 현의 진동, 빛, 전파 등이 있다. 또 용수철을 수평으로 두고 용수철의 길이를 따라 앞뒤로 힘을 가할 경우, 파형은 용수철이 촘촘히 모아졌다가 흩어지는 모양을 취하면서 길이 방향으로 진행한다. 이렇게 파동의 진행 방향과 매질의 진동 방향이 같은 경우를 종파라고 한다. 종파는 공기 입자가 모아졌다가 흩어지기를 반복하면서 파동 방향과 진동 방향이 같은 소리가 그 대표적인 예이다(**그림 3-1**).

소리는 공기보다 매질의 밀도가 높은 액체나 고체에서 더 빠르게 진행한다. 액체에서의 소리 전달은 매초 1,500 m의 속도이며, 수온이 1℃ 상승할 때마

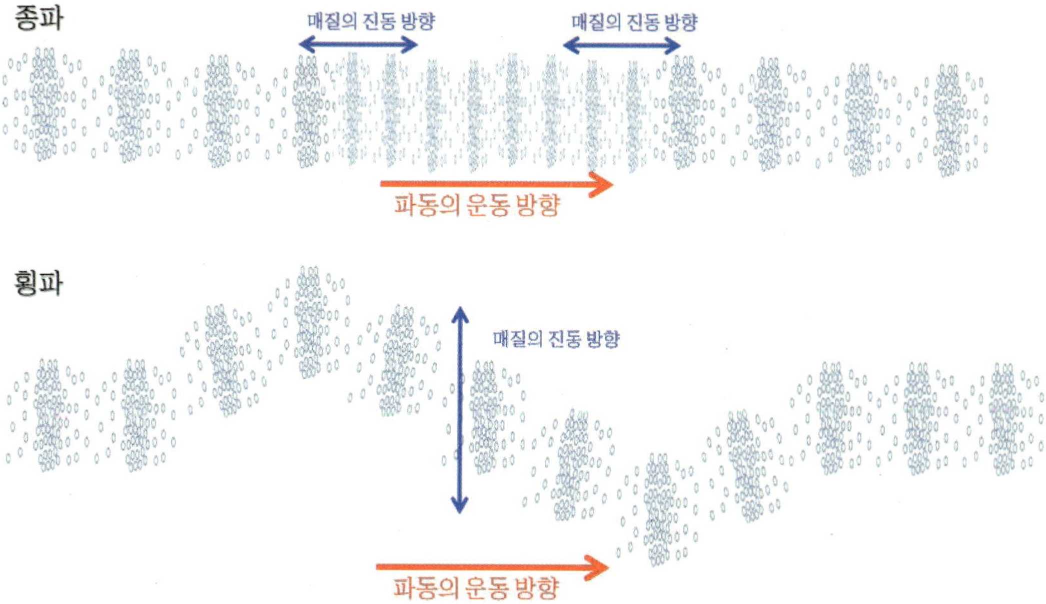

그림 3-1 횡파와 종파

다 3.5 m 정도 빨라진다. 매질이 나무일 경우 나이테와 직각 방향으로 진행하는 소리는 매초 1,200 m 정도, 나이테와 같은 방향으로 진행하는 소리는 매초 4,000 m 정도의 속도로 전파된다. 또 바위에서는 매초 약 3,650 m, 강철에서는 매초 약 6,000 m의 속도로 소리가 전파된다.

소리는 서로 다른 매질을 통과하면서 반사, 회절, 흡수 등의 현상이 나타난다. 반사는 매질의 밀도가 낮은 곳에서 높은 곳으로 진행하면서 위상을 그대로 유지하는 정반사(positive reflection)와, 반대로 밀도가 높은 곳에서 낮은 곳으로 진행하면서 위상이 바뀌는 부반사(negative reflection)가 있다. 이렇게 반사된 소리는 원래의 소리보다 0.058초 정도가 늦어진다.

Isaac Newton(1642~1727)은 흑사병이 맹위를 떨치던 어려운 시기에 학위를 받았다. 그는 다른 사람들과 마찬가지로 전염병 확산 방지를 위해 통행이 금지된 도시에서 생활하였다. 특별한 직업을 갖지 못한 채 학교 연구실에서 무료하게 보내던 어느 날, Newton은 우연히 빛의 파장을 발견하게 된다. 차양 커튼 사이로 들어온 빛이 분광 프리즘을 통과하면서 서로 다르게 나누어지고, 나누어진 빛은 다시 나누어지지 않는 특성을 발견한 것이다. 당시 빛은 굴절 법칙에 따라 당연히 원형이어야 했다. 그러나 빛은 투사각의 차이와 관계없이 광선이 고유의 굴절률에 따라 벽면에 각기 다른 부분으로 전달되고, 서로 다른 종류의 광선으로 분리된 다음에는 아무리 쪼개려 해도 고유의 색을 유지한 것이다. 이는 1666년 Newton의 최초 태양광선 분석에 관한 이야기이다. 이후로 빛은 굴절률이 서로 다른 고유의 광선이 모아진 것이며, 가시광선은 파장이 약 6,000~7,700 Å (1 Å = 1,000만 분의 1 mm)으로 가장 긴 빨강부터 약 3,800 Å인 보라까지의 스펙트럼을 갖는 것으로 해석한다.

Newton이 태양광을 관측하여 빛을 분석한 것처럼 소리도 성분을 분석하고 그 특성을 설명할 수 있다.

청각학에서 사용하는 백색잡음(white noise)이라는 용어는 빛의 특성을 표현하는 백색 광선이라는 용어에서 유래하였다. Newton은 단일 광선으로 백색을 낼 수 없고, 모든 색이 적절하게 혼합되어야 백색을 낼 수 있다는 것을 발견하였다. 백색 광선은 분광 프리즘을 통과하면 스펙트럼이 여러 가지 다른 색으로 나누어지고 이 색을 다시 혼합하면 백색이 되는 것을 보고, 백색은 온갖 색의 광선이 혼합된 집합체라고 결론 내렸다. 소리에서 백색잡음은 인간의 가청 음역(audible range)인 20~20,000 Hz의 모든 주파수가 균등한 강도로 출력되는 소리를 말한다. 다만 청각학 분야에서는 이 범위의 모든 주파수 소리를 출력하기 위한 수화기의 기계적 한계가 있어서 백색잡음은 1~10,000 Hz의 모든 주파수 소리가 포함된 것으로 본다. 하지만 이 주파수 소리 중 그 강도가 비슷한 주파수 범위는 최대 약 4,000~5,000 Hz 정도이고, 이보다 높은 주파수의 소리는 그 에너지가 급격하게 감소한다.

소리의 특성은 빛의 스펙트럼과 같은 주파수(frequency), 빛의 세기와 같은 강도(intensity), 소리가 계속되는 정도를 말하는 지속시간(time), 그리고 이 복잡한 성분이 섞여 있는 정도를 말하는 복합성(complexity) 등으로 설명할 수 있다. 이러한 특성들은 물리적인 현상만을 분석한 것이다. 복잡한 성분의 소리를 인간이 들을 수 있어야만 소리로서 정의될 수 있는 것처럼 이러한 특성들도 소리를 듣는 인간의 관점에서 다시 정의할 필요가 있다. 인간적인 관점에서 분석하는 소리의 특성은 앞서 물리적 특성의 순서로 여성의 목소리나 남성의 목소리와 같이 소리의 높고 낮음을 의미하는 음도(소리의 고저, pitch), 시끄럽거나 속삭이는 것과 같이 소리의 크고 작음을 의미하는 크기/강약(loudness), 무겁고 웅장한 느낌을 주는 긴소리나 경박한 느낌을 주는 짧은소리와 같이 길고 짧음을 의미하는 장단(duration), 그리고 같은 음악일지라도 연주하는 악기에 따라서 서로 다른 느낌을 주는 특성을 말하는 음색(timbre) 등이 그것이다.

인간의 청각기관은 해부학적 구조와 생리학적 기능이 정상일 때(**그림 3-2**) 서로 다른 주파수의 소리를 변별(good frequency selectivity)할 수 있으며, 청각기관은 소리 에너지를 뇌로 전달하는 과정에서 공기, 이소골, 림프액, 청신경을 지나면서 에너지 형태를 변환시키는 변환기관이다. 당연하게도 이러한 변환기관은 에너지 손실을 동반한다. 청각기관은 변환 과정에서 손실한 에너지를 보상하기 위해 증폭을 일으킨다(efficiently impedance matching & cochlear amplification). 청각기관이 일으킨 증폭은 소리를 분석하는 데 매우 중요한 역할을 한다. 이렇게 건강한 청각생리학적 기능을 유지하고 있을 때 가청 음역의 모든

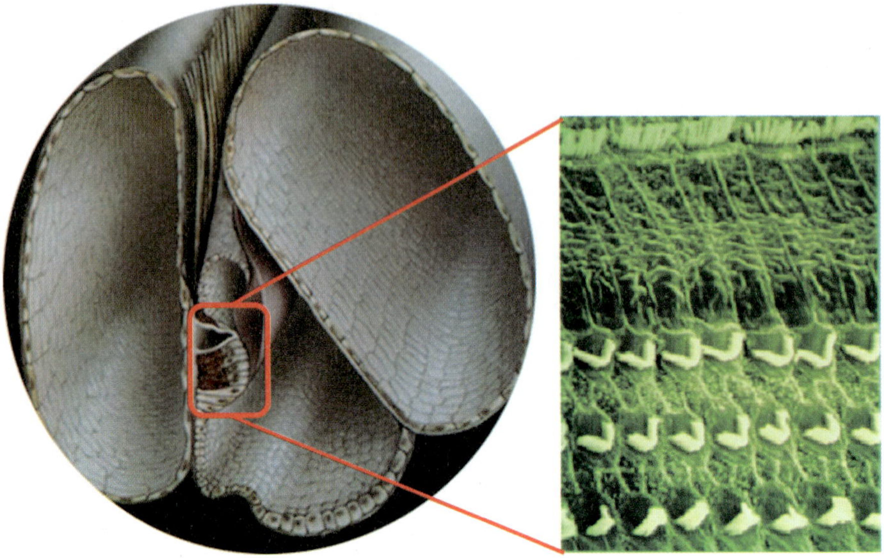

그림 3-2 와우의 단면(왼쪽)과 유모세포가 건강할 때 융모(stereocillia)의 모습

소리를 그 크기별로 다르게 효과적으로 들을 수 있다(efficiently hear in audible & dynamic range).

Your Questions & Comments

3.1 주파수(음도, 높낮이, 고저)

바람마저 잠든 고요한 공간에 물이 담긴 투명한 어항이 있다고 가정하자. 이때 수면을 관찰하면 곧은 자로 선을 그어 놓은 것처럼 직선을 유지할 것이다. 우리가 숨 쉬고 있는 이 대기에는 따사로운 햇살에 날리는 먼지와 같은 미세한 입자가 있다. 이러한 입자들이 아무런 힘을 받지 않는다면 고요한 어항의 수면처럼 동요하지 않는다. 이때 입자들은 인접한 입자와의 간격이 모두 일정하게 같아서 완벽하게 정돈된 상태를 유지한다. 그러나 작은 미동이라도 생긴다면 이 입자들은 인접한 입자로 움직이고, 인접한 입자와 충돌하면서 다시 원위치로 되돌아온 후, 다시 정반대 방향에 있는 입자 쪽으로 향하다가 부딪히고 다시 원위치로 되돌아오는 과정을 수도 없이 반복한다. 이 과정에서 공기 입자들이 한데 모아지는 부분을 압축상(compression phase)이라 하고, 공기 입자들이 흩어지는 부분을 희박상(rarefaction phase)이라 한다. 또한 이 두 위상(phase)이 한 쌍을 이룰 때, 즉 정돈된 상태의 공기 입자가 움직여서 앞쪽의 입자와 부딪혀 되돌아왔다가 다시 뒤쪽의 입자와 부딪혀 원래의 위치로 되돌아오기까지의 과정을 교대상(alternate phase)이라 한다.

공기 입자들의 변화는 **그림 3-3**과 같이 표현할 수 있다. **그림 3-4**는 외부 자극에 의한 공기 입자의 움직임을, 시간을 가로축으로 하고 모아지는 정도를 세로축으로 하는 2차원 좌표에 나타낸 것이다. 이 그림은 공기 입자의 움직임이 전혀 없거나 모든 입자가 완벽하게 원위치하였을 때를 '0'으로 하고 모아질 때를

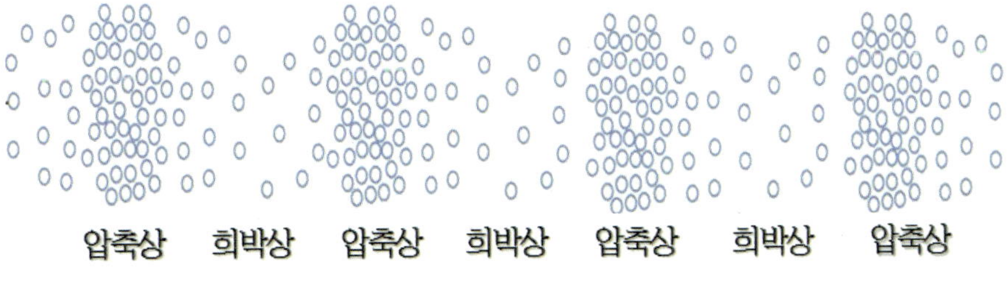

그림 3-3 위상

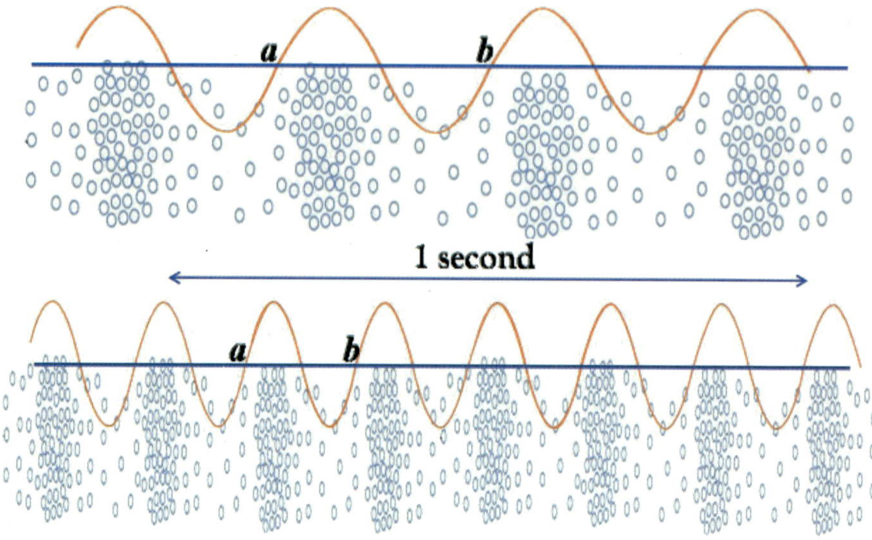

그림 3-4 서로 다른 주파수를 가진 소리의 공기 중 입자 운동 모습

마루(crest)로, 흩어졌을 때를 골(trough)로 표시한 것이다. 즉 공기 입자의 운동을 통해서 전파되는 소리는 마루와 골이 계속되는 파형으로 간단하게 표현할 수 있다. 만약 마루와 골의 쌍이 일정하게 계속 유지되는 그림이 그려진다면 이를 정현파(sinusoidal wave)라고 한다.

그림 3-4의 경우 단위 시간 1초 동안 형성한 마루와 골의 쌍(주기)이 위쪽은 약 3.5개, 아래쪽은 약 7.5개 정도인 정현파이다. 소리의 주파수는 1초 동안에 마루와 골의 쌍(주기)이 몇 개 그려지는가를 의미하며, 이를 초당 주기의 수(c.p.s., cycle per second)로 표현한다. 국제단위계(International System of Units, SI)는 c.p.s.를 전자기파를 발견한 독일의 물리학자 Heinrich Rudolph Hertz(1857~1894)의 공로를 기리기 위해 Hertz로 표현하고, 기호는 Hz이다. 따라서 **그림 3-4**의 경우 위쪽 그림이 3.5 Hz, 아래쪽 그림이 7.5 Hz가 된다. 만약 1초 동안 주기의 수가 100개, 1,000개, 2,000개인 소리가 있다면 이는 각각 100 Hz, 1,000 Hz, 2,000 Hz로 표시하며, 이를 각각 0.1 kHz, 1 kHz, 2 kHz로도 나타낼 수 있다.

앞서 공기 입자의 상태에 따라 압축상, 희박상, 교대상 등의 용어를 사용하였다. 이 용어는 각도로도 표현하여 위상각(phase angle)이라 한다. 위상각은 공기 입자들의 움직임이 전혀 없다가 외부 힘에 의해 움직임을 주기적으로 반복하기 시작한 지점 또는 공기 입자들의 움직임을 특정한 지점에서 관찰하였을 때 그 변화의 정도를 표현하는 물리학적 용어이다. 위상각 0°는 주기적으로 반복 운동이 시작한 시점을 말하고, 90°는 공기 입자가 인접한 입자와 충돌하는 시기, 즉 정현파의 첫 번째 마루 부분이다. 또 위상각 180°는 인접한 입자와 충돌하여 원래의 위치로 되돌아온 상태를 말하고, 270°는 인접한 두 공기 입자가 가장 멀리 있는 시기, 즉 정현파의 첫 번째 골 부분이다. 마지막으로, 360°는 입자가 최초의 상태로 회복한 시기로 0°와 같다.

공기 입자의 움직임이 전혀 없거나 모든 입자가 완벽하게 원위치하였을 때부터 시작해서 입자들끼리 모아졌다 되돌아와 흩어진 후 다시 처음처럼 완벽하게 원위치할 때까지, 즉 앞의 설명처럼 하나의 압축상과 희박상이 쌍을 이룬 교대상(**그림 3-4**에서 a와 b 사이)까지를 주기(cycle)라 한다. 정현파에서 마루와 다음 마루까지 또는 골에서 다음 골까지의 거리(한 주기, 1 cycle)는 파동에서 파장(wave length)이라고 한다. 즉 파장은 파동 한 주기의 길이를 의미하며, 수식에서는 λ(lambda)로 표시한다. 국제단위계는 파장의 단위로 미터(meter)를 사용하고 있으며, 소리의 가청 음역, 초음파나 빛의 마이크로파, 적외선, 가시광선, 자외선 등은 파장의 길이를 기준으로 구분한다.

무선통신도 이를 기준으로 초장파(very low frequency; 3~30 kHz), 장파(low frequency; 30~300 kHz), 중파(medium frequency; 300~3,000 kHz), 단파(high frequency; 3~30 MHz), 초단파(very high frequency; 30~300 MHz), 극초단파(ultra high frequency; 300~3,000 MHz), 초극초단파(super high frequency, 센티미터파; 3~30 GHz), 밀리미터파(extreme high frequency; 30~300 GHz), 서브밀리파(데시밀리미터파; 300~3,000 GHz) 등으로 구분하고, 소개한 순서로 해상 통신, 무선전화국 통신, 국제단파통신, 아마추어 무선통신, FM이나 TV 또는 무선호출, 휴대전화 또는 이리듐 통신, 인공위성 통신, 우주 통신, 전파천문학 영역에서 각각 사용한다.

주파수는 평면(X-Y) 좌표에 횡축으로 배열한다. 일반적으로 좌표의 척도 간격은 자연수 단위로 배열하는 것이 일반적이다. 하지만 청각학에서는 가청 범위 안의 주파수를 와우(cochlea)가 분석하는 것을 기준으로 한 진행파 이론(travelling wave theory) 또는 와우각 회전부의 유모세포(hair cell)와 연결되는 청신경이 분석하는 것을 기준으로 한 위치 이론(place pitch)에 따라 그 순서를 일정한 간격으로 배열하는 것이 편리하다. 따라서 자연수 단위의 간격 척도를 사용하지 않고, 2를 n번 거듭 곱한 지수함수(exponential function)를 사용한다 (**그림 3-5**).

가청 음역은 젊고 건강한 20대 전후 성인이 들을 수 있는 주파수 범위를 말한다. 이 주파수 범위는 20 Hz부터 20,000 Hz(20 kHz) 범위에 이르며, 이 범위는 나이가 들어 감에 따라 와우 기저회전(basal turn)에 분포하는 유모세포 손상이나 청신경의 퇴행(degeneration) 등에 의해 좁아진다. 이때 주파수 범위가 좁아지는 것은 저음역보다 고음역에서 더 빠르고 크게 나타난다. 그 원인으로는 외이와 중이의 공명주파수 특성, 등골근 반사(acoustic reflex)를 통한 청각보호 기전이 고음역에서 효과적이지 못한 점, 와우 기저막(basilar membrane)의 비대칭성, 청각전달로에서 와우로 들어오는 소리의 입구가 기저회전에 있는 점, 와우 내 혈관의 분포, 고음역을 담당하는 청신경 신경원이 저음역에 비해 상대

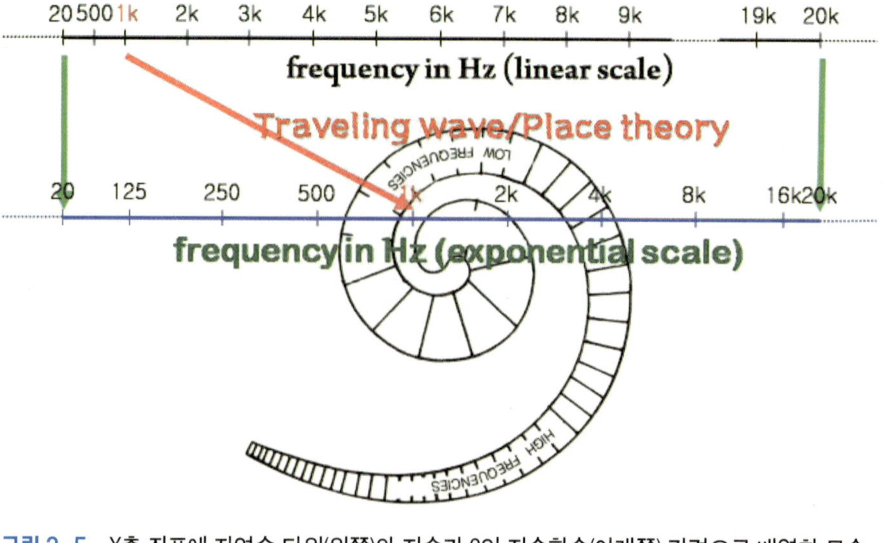

그림 3-5 X축 좌표에 자연수 단위(위쪽)와 지수가 2인 지수함수(아래쪽) 간격으로 배열한 모습

적으로 넓은 주파수 영역의 소리를 수용하는 점 등을 들 수 있다.

청각학은 인간의 모든 가청 음역의 소리에 관심을 가지고 있다. 그러나 인간은 발화자의 음성언어를 이해하여 소통하는 사회적 동물이다. 따라서 가청 음역의 모든 소리 중에서 청력손실의 평가나 재활 과정에서 의사소통에 영향이 큰 주파수에 초점을 맞출 필요가 있으며, 이를 고려할 경우 관심 범위는 더 좁아진다.

소리는 낮은 주파수의 압력이 높고, 높은 주파수의 압력이 낮다. 사람의 말소리에도 이러한 특성이 적용되며, 음도가 낮은 음성은 크기가 '크다' 또는 '작다'의 변화를 쉽게 느낄 수 있으나 높은 음성은 날카로워지고 성가신 정도가 커지는데, 그 크기 변화를 쉽게 느끼기 어렵다. 이렇게 발화자의 음성이 '크다' 또는 '작다'고 느끼는 것을 결정하는 데는 2,000 Hz 이하의 주파수 범위가 98% 정도 영향을 미친다. 그러나 음성언어의 이해에는 500~4,000 Hz의 주파수 범위가 95% 정도 영향을 미친다. 따라서 청력검사는 128~8,000 Hz 범위에 있는 2의 제곱수인 정규 음계(octave band)를 검사한다(**그림 3-6**). 이 중 128 Hz는 검사를 반복하였을 때 결과의 재현성이 비교적 낮고, 이 음계의 가청역치(hearing threshold level, HTL)가 청각학과 관련 학문 분야 전문가에게 제공하는 정보의 의미가 크지 않아서 일반적으로 검사하지 않는다.

리듬(rhythm)은 소리의 장단, 강약 등이 규칙적으로 반복되면서 사람이 청각으로 느끼게 되는 박자 감각을 말한다. 이러한 리듬은 대체로 가청주파수 이하의 주파수 대역(20 Hz 이하)에 영향을 받는다(rhythmic hearing, **그림 3-7**).

소리는 와우의 가장 아랫부분에 있는 난원창(oval window)을 통해 와우 내부로 진행한다. 난원창이 있는 부분은 몸의 균형을 담당하는 전정이 인접해 있고, 해부학적으로는 같은 막미로(membranous labyrinth) 안에 외림프가 흐른다. 이로 인해서 음압에 의해 출렁이는 림프액의 흐름이 전정에도 영향을 미칠 수 있다. 드물게 전정도수관(vestibular aqueduct) 확장증 같은 내이 기형이 있는 경우 외이를 통해 듣는 소리(기도, air conduction)는 고도 이상의 심한 청력손실이 있으면서 진동자를 두개골에 대고 들려주는 소리(골도, bone conduction)는 1,000 또는 2,000 Hz 이하의 음역이 정상이거나 정상 가까이 들을 수 있

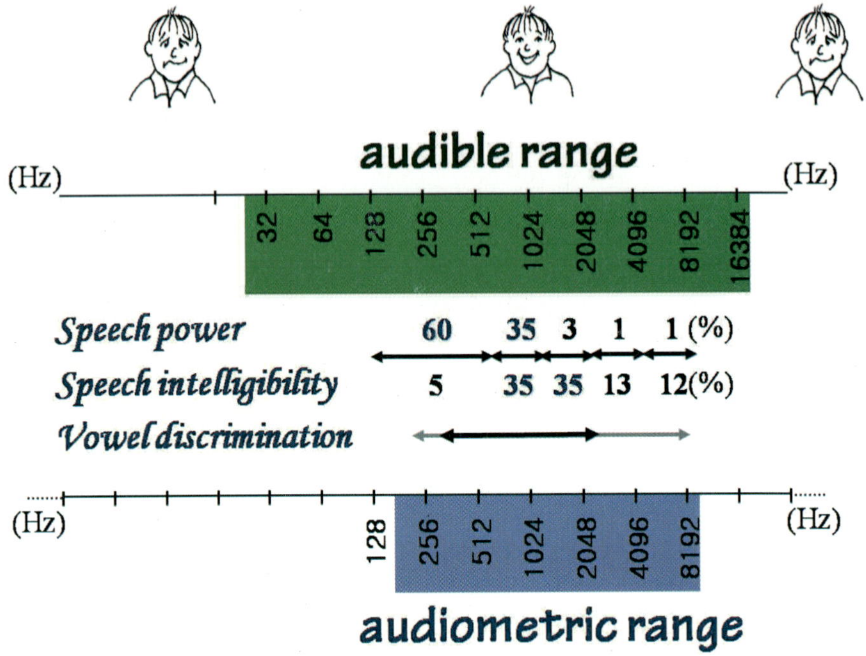

그림 3-6 가청 음역과 음성언어의 이해를 고려한 청력검사주파수(audiometric range)

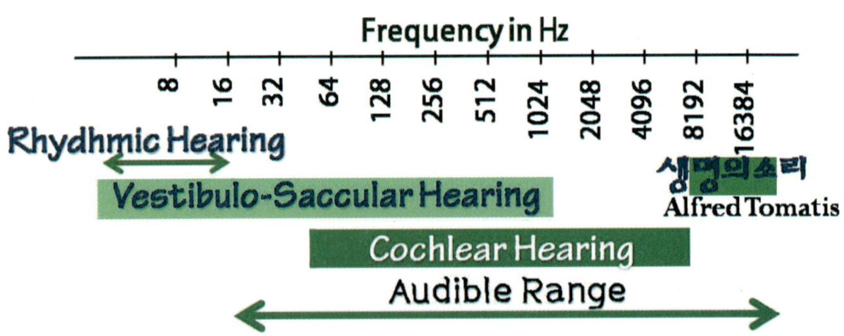

그림 3-7 소리의 청취 특성에 따른 가청 음역 내 소리 분류

는 경우가 있다. 이러한 현상은 전정의 구형낭(saccule)에 있는 감각세포를 통해 소리를 느끼는 데 따른 것이며, 이러한 청력을 전정구형낭 청력(vestibulo-saccular hearing) 또는 와우전음성 난청(cochlear conductive hearing loss)이라고 한다(**그림 3-7**). 참고로 외이도나 고막, 중이 등 전음기관 이상에 의한 전음성 난청(conductive hearing loss)은 고깔 모양으로 된 고막의 증폭 정도, 중이에

서의 임피던스 정합(impedance match) 등을 통해 고려할 때 기도와 골도청력의 차이가 약 50 dB을 넘지 않는다.

태아의 청각기관은 뇌와 심장이 발생하는 수정 후 약 2주부터 발생하기 시작하며, 몸무게가 45 g에 불과한 6~12주 정도 되면 어느 정도 완성된다. 이후 뇌와 청각기관을 청신경이 연결하고, 고막과 외이도가 어느 정도 발생하는 시기인 24~26주 정도면 소리를 들을 수 있다. 이때 태아가 들을 수 있는 음역은 어음역인 500~2,000 Hz 정도이지만, 자신을 잉태하고 출생할 때까지 발생과 성장을 도와주는 어머니의 목소리는 이보다 높은 주파수로 듣게 된다. 어머니의 성내 진동은 척추를 통해 태반을 감싸 골반강(pelvic cavity)을 형성하는 미골(coccyx), 관골(hip bone)로 전달된다. 이 뼈들을 통해 태반의 양수로 어머니의 음성이 전달된다. 이렇게 전달된 소리의 주파수 대역은 어머니의 척주와 양수 등을 지나면서 여과(filtering)되어 8 kHz 이상이며, 이렇게 태아가 듣게 되는 어머니의 소리를 '생명의 소리'라고 했다(Alfred Tomatis, **그림 3-7**).

태아가 듣는 외부 소리의 크기는 자궁 내 양막과 양수에 둘러싸인 태반 구조에 의한 매질의 저항을 고려해야 한다. 모체의 복벽과 자궁벽, 양수 등의 매질 저항은 20~50 dB 정도이다. 만약 보통 크기로 말을 할 경우 태아가 듣게 되는 소리 크기는 나지막하다.

마지막으로 고유의 감각인 청각기관의 내이를 통해 듣는 소리는 와우 청력(미로 청력, cochlear hearing)이라 하며, 주파수 범위는 약 50 Hz~8 kHz이다(**그림 3-7**).

주파수 판별 역치(just noticeable difference limen of frequency, JND frequency)는 서로 다른 두 주파수의 차이를 인지할 수 있는 가장 좁은 간격을 말한다. 이 값은 소리의 강도가 가청역치보다 커질수록, 주파수가 낮아질수록 좁아진다. 1 kHz에서는 가청역치보다 5 dB 큰 소리를 주면 두 소리의 주파수를 10 Hz 정도, 10 dB 큰 소리를 주면 두 소리의 주파수를 4~5 Hz 정도의 차이까지 인지할 수 있다. 또 20 dB 큰 소리에서 2~3 Hz 정도, 40 dB 큰 소리에서 1~2 Hz 정도의 차이까지 인지할 수 있고, 모음은 절대 음영대 주파수(absolute formant frequency)의 4~5% 정도 차이를 인지할 수 있다.

음계(octave)는 지수함수로 나열한 소리의 주파수를 표현하는 용어이다. 피아노의 경우 16 Hz(C_0) 또는 32 Hz(C_1)부터 시작하고, C_4에 해당하는 262 Hz를 중간 C 음계(middle C octave)로 본다. 음악에서 음정(interval)은 중간 C 음계를 기준으로 인접한 두 음계 사이의 차이를 말한다. 가청 음역에서 사람의 음계는 남성과 여성 음성의 기저주파수(fundamental frequency, f_0)와 앞서 언급한 음성의 크기 및 이해에 관여하는 주파수 범위 등을 고려하여 2^7에 해당하는 128 Hz(C_0)부터 시작하여 256 Hz(C_1), 512 Hz(C_2), 1,024 Hz(C_3), 2,048 Hz(C_4), 4,096 Hz(C_5), 8,192 Hz(C_6)로 각각 구분한다. 사람의 중간 C 음계는 1,024 Hz(C_3)이며, 이 음계는 인간의 의사소통에서 중심이 되는 주파수로서 '중심주파수(critical frequency)'라고 한다(**그림 3-8**).

흔히 소음성 난청을 보이는 순음청력도(pure tone audiogram)를 'C_5 dip 순음청력도'라고 하는 것은 이 C-단위음계 구분을 기준으로 한 것이다. 소음이나 이독성 약물은 와우의 유모세포를 손상시키는데, 이때 3,000~6,000 Hz의 주파수 대역을 담당하는 유모세포 중 일부가 가장 큰 영향을 받는다. 따라서 이 세포들이 담당하는 주파수의 가청역치는 급격히 떨어지고, 순음청력도 모양은 깊은 협곡 모양을 형성한다. 이 때문에 소음에 의한 청력손실이 있는 소음성 난

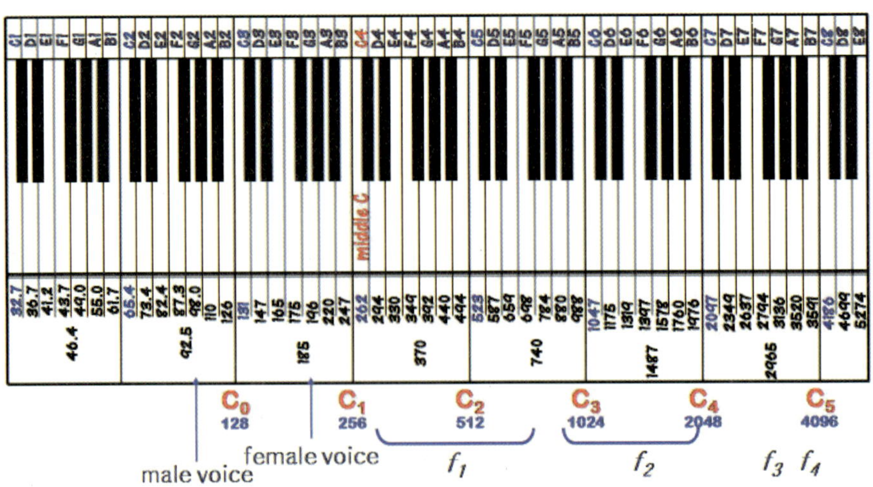

그림 3-8 사람과 피아노의 C 음계 구분

청 순음청력도를 'C$_5$ dip 순음청력도'라고 한다. 그러나 급격한 청력손실을 보이는 주파수는 반드시 4,096 Hz에 해당하는 C$_5$에서만 나타나는 것이 아니라 3,000 ~6,000 Hz의 주파수 중 하나이다. 순음청력검사는 정규 음계와 중간 음계만을 검사하기 때문에 조기 소음성 난청으로 검사하지 않는 주파수에서 청력손실이 있다면 발견하기 어렵다. 이러한 한계는 변조이음향방사(distortion production otoacoustic emission, DPOAE)를 이용하면 극복할 수 있다.

소리는 때로 큰 재앙이 되기도 한다. 1940년 7월 미국 워싱턴(Washington) 주에서 타코마(Tacoma) 협곡 다리가 완성되었다. 당시 다리 건설에 참여했던 모든 사람들은 43 cm나 되는 강철을 이용해서 어떤 다리보다 튼튼하고 안전하다고 자부했다. 그러나 이 다리는 미풍만 불어도 심하게 흔들려서 다리를 건너는 자동차마저도 보이지 않을 때가 있었다. 이 때문에 이 다리는 '흔들다리'라는 별명이 생겼다. 결국 이 다리는 완공되고 4개월 후 한 시간 정도 심하게 요동치다가 무너지고 말았다. 타코마 협곡 다리 붕괴의 원인은 공명이라고 하는 물리적인 현상이다. 모든 물체는 고유의 떨리는 속도(고유주파수, natural frequency)가 있다. 고유주파수가 같은 서로 다른 두 물체의 압력파가 만나면 2개의 공진으로 인해 진폭(amplitude)이 기하급수적으로 증가한다(**그림 3-9**). 타코마 협곡 다리가 무너지던 날, 계곡을 지나던 미풍은 우연히도 다리의 고유주파수와 같았던 것이다. 이로 인해서 다리의 흔들림이 기하급수적으로 커져서 다리가 지탱할 수 있는 힘을 초과하여 무너지고 만 것이다.

지구의 고유주파수는 7.83(7~13) Hz 정도이며, 이는 우주물리학자인 독일

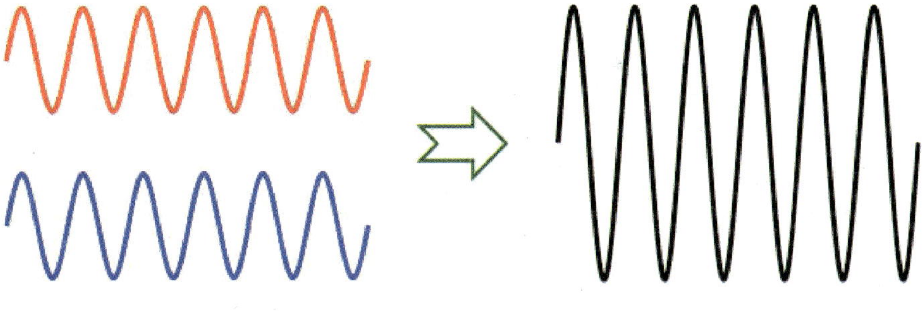

그림 3-9 공명

의 Schumann이 발표하여 슈만 공명(schumann resonance/wave)이라고도 한다. 지구에서 살아가는 인간은 수면을 통해 휴식을 취한다. 인간이 가장 편안한 수면을 취할 때 나타나는 뇌파는 α파(8~12 Hz)와 θ파(4~8 Hz)로 지구 고유주파수와 일치할 때이다.

소리는 꼭 음원에서 발생한 것만 존재하는 것이 아니다. 12현 가야금의 우수함을 표현한 화담 서경덕의 '소리를 듣는 것은 소리 있는 것을 듣는 것만 못하고, 소리 없는 것을 들어야 그 묘를 얻을 수 있다' 말처럼 서로 다른 2개의 소리가 서로 간섭하여 새로운 소리가 나타나기도 한다. 이 소리는 진폭이 같으나 주파수가 서로 다른 두 소리가 만나 다른 색의 소리를 내는 맥놀이(Gestalt/beat) 현상에 의한 것이다(**그림 3-10**). 맥놀이 현상은 모든 파동, 즉 종파와 횡파에서 모두 일어나며, 같은 시간에 있는 두 소리의 서로 다른 위상이 합쳐져서 때로는 커지기도 하고 작아지기도 하여 생기는 것이다. 여기서 진폭이 커질 때를 보상간섭(constructive interference)이라고 하며, 작아질 때를 소멸간섭(destructive interference)라고 한다.

주파수는 지수가 자연수인 지수함수 관계를 갖는다. 물리학적 측면에서 분류한 주파수 차이는 사람이 느끼는 감각(심리음향학, psychoacoustics)적 측면에서 분류한 소리의 높낮이와는 일치하지 않는다. 예를 들어 주기가 일정한 정현파의 순음을 발생시키는 음차(tuning fork)를 진동하였을 때 높은 주파수의 소리 강도를 높이면 더 높은 소리로, 낮은 주파수의 소리 강도를 높이면 더 낮은 소리로 느끼게 된다. 이러한 현상은 소리 크기의 변화에 따라 높낮이도 다르

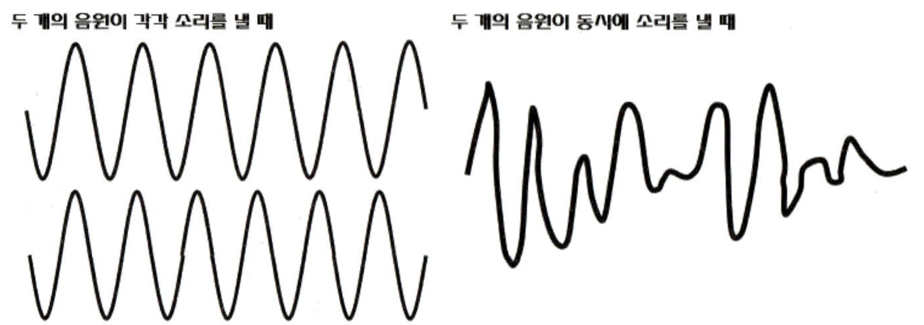

그림 3-10 맥놀이 현상

게 느껴지는 것과 같다. 즉 사람이 느끼는 소리의 높낮이는 물리적인 주파수뿐만 아니라 그 강도에 의해서도 달라진다는 것을 의미한다. 따라서 소리의 높낮이는 같은 강도의 소리를 들려주고 구한다. 인간이 느끼는 높낮이는 Mel로 표시하며 1,000 Hz를 기준으로 하는데, 이 기준주파수를 1,000 Mel로 정의한다. 소리의 높낮이인 Mel을 구하는 방법은 1,000 Hz 40 dB SPL의 소리를 청력이 정상이고 소리에 대해 잘 훈련된 사람에게 들려주어 2배의 높이로 느끼는 주파수를 2,000 Mel, 0.5배의 높이로 느끼는 주파수를 500 Mel 등으로 정의한다. 대체로 2,000 Mel은 약 2,800 Hz, 500 Mel은 약 850 Hz 정도에 해당한다.

Your Questions & Comments

3.2 소리의 강도(크기)

사람의 음성은 남성이 굵고 여성이 가는 특징을 보이는데 이는 주파수 차이에 따른 것이다. 이 차이는 물리학적 개념으로 주파수, 소리를 듣는 사람을 중심에 두었을 때 음도(pitch, 높낮이, 고저)라고 표현한다. 하지만 소리의 특성에는 높낮이뿐만 아니라 크고 작음을 의미하는 강도(intensity)가 있다. 빛의 세기를 강렬하다거나 은은하다는 등으로 표현할 수 있는 것처럼, 소리도 시끄러워서 참기 어렵다거나 잔잔하고 편안하다는 등으로 표현할 수 있다.

그림 3-11의 가운데에 공기 입자의 운동이 정해진 시간 동안 일정하게 변화하는 모습을, 그 위와 아래에는 마루와 골의 높이(**그림 3-11**의 a와 b처럼 정현파의 진폭)를 서로 다르게 그렸다. 소리의 크기는 마루와 골의 높이로 표현할 수 있다. **그림 3-11**에서는 공기 입자의 운동을 일정하게 나타냈다. 그러나 모아지는 공기 입자가 많아지면 밀도가 높아져서 진폭이 크고, 모아지는 공기 입자가 적어지면 밀도가 낮아져서 진폭이 작다. 따라서 소리의 강도는 밀도가 높으

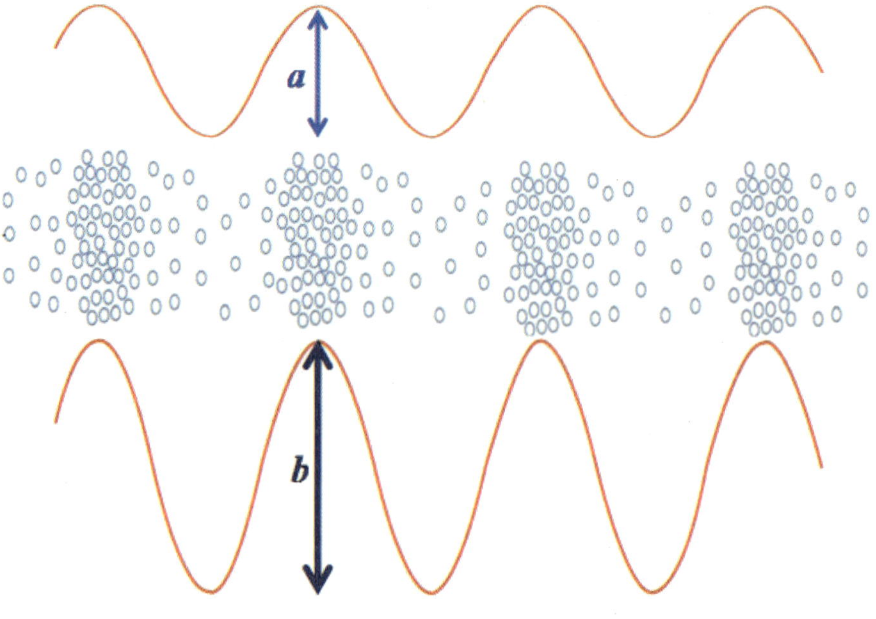

그림 3-11 공기 중에서 소리의 입자 운동과 크기에 따른 진폭의 차이

면 큰 소리, 밀도가 낮으면 작은 소리라는 것을 의미한다.

공기 입자의 밀도 변화는 소리의 강도(크기)를 의미하는 진폭의 변화를 말하고, 정해진 공간에 공기 입자의 수가 많아지기 위해서는 각각의 입자에서 생기는 힘이 커야 한다. 따라서 진폭은 공기 입자가 단위 면적에 얼마나 많이 모아질 수 있는가로 설명할 수 있다. 공기 입자의 변화를 나타내는 소리의 강도는 초기에 그 단위로 질량 1 g의 물체에 작용하여 1 cm/S^2의 가속도가 생기게 하는 힘의 단위인 dyne을 사용하였다. 이 단위의 음압에 대한 기준점은 0.0002 $dyne/cm^2$이다(**그림 3-12, 3-13**).

국제단위계는 압력의 단위로 물리학 및 수학적 업적이 큰 프랑스 수학자 파스칼(Blaise Pascal)의 공로를 인정하여, 단위 면적 1 m^2에 1 N(뉴턴)의 힘이 가해질 때의 압력을 의미하는 파스칼(Pascal)을 사용하고 있으며 Pa로 나타낸다. dyne 단위의 음압 기준점 0.0002 $dyne/S^2$를 파스칼 단위로 환산하면 1 dyne이 10^{-5} N이므로 20 μPa에 해당한다.

평면 좌표에서 그 크기를 표시하는 Y축의 값은 양의 값을 기준(0)선의 위쪽에, 음의 값을 기준선의 아래에 표시한다(**그림 3-12** 왼쪽). 청각학 분야에게 평면 좌표를 사용하는 가장 대표적인 것은 순음청력도이다. 순음청력도에서 Y축

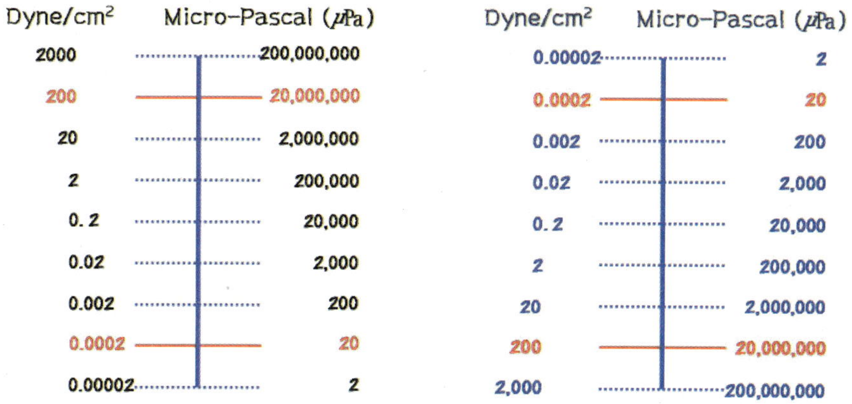

그림 3-12 압력 단위 dyne과 Pascal의 비교. 왼쪽은 양의 값이 커질수록 위로 향하는 좌표이고, 오른쪽은 반대로 향한 좌표이다. 사람이 듣기 위해 적은 압력이 필요하면 감각기관이 좋다는 것을 의미하고, 반대로 많은 압력이 필요하면 감각기관이 좋지 않다는 것을 의미한다. 오른쪽 그림은 압력의 크기를 사람의 청력을 기준으로 재구성한 것이다.

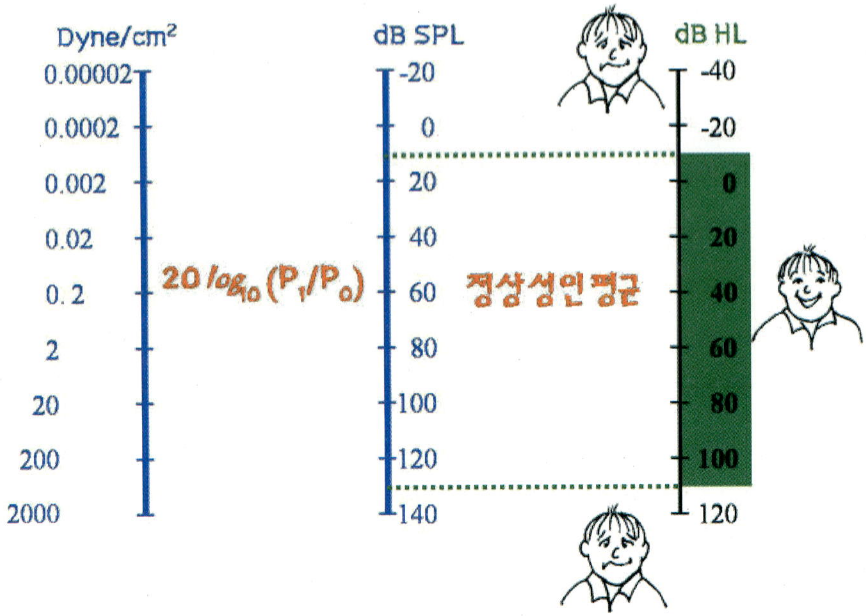

그림 3-13 dyne 압력 단위와 수치를 단순화하기 위하여 대수식으로 변환한 음압 단위[dB SPL(sound pressure level)]와 가청 단위[dB HL(hearing level)]의 비교

값은 소리 강도를 나타내며 소리 강도가 높아질수록 아래 방향으로 낮아진다. 이는 사람이 듣는 정도를 기준으로 한 것으로, 소리의 강도가 낮다는 것은 잘 듣는다는 것을, 소리의 강도가 높다는 것은 잘 듣지 못한다는 것을 나타낼 수 있도록 양(+)의 수가 아래로 향하게 한다(**그림 3-12** 오른쪽, **그림 3-13**).

사람이 들을 수 있는 소리의 강도에 이 물리량 단위를 그대로 사용한다면 0.0002 dyne/cm²부터 최대 200 dyne/cm² 또는 20 μPa부터 20,000,000 μPa까지 매우 복잡해진다. 이 값은 상용대수를 이용하여 **그림 3-13**에서 보는 것처럼 단순화할 수 있다. 소리(음압)의 단위는 전화기를 발명한 Alexander Graham Bell을 기념하기 위하여 'Bel'로 표기한다. 소리는 그 압력량을 고려하여 'deciBel' 단위를 사용하고, 기호는 dB이다.

음압 단위[sound pressure level in dB, dB SPL]는 상용대수로 계산하여 얻은 단순 수치를 이용한다.

$$dB\ SPL = 20 \log P/P_0$$

음압이 2배일 때, $dB\ SPL = 20 \log P/P_0 = 20 \log (40/20) = 6\ dB\ SPL$

음압이 3.1623배일 때, $SPL = 20 \log P/P_0 = 20 \log (63.246/20) = 10\ dB\ SPL$

음압이 5배일 때, $dB\ SPL = 20 \log P/P_0 = 20 \log (100/20) = 14\ dB\ SPL$

음압이 10배일 때, $dB\ SPL = 20 \log P/P_0 = 20 \log (200/20) = 20\ dB\ SPL$

음압이 2, 3.1623, 5, 10배씩 증가하면 이를 상용대수로 계산하여 얻어진 값, 즉 6, 10, 14, 20 dB SPL이 된다. 따라서 음압 단위가 0 dB SPL에서 20 dB SPL로, 또는 40 dB SPL에서 60 dB SPL로 커진다는 것은 자연수만큼 커지는 것이 아니라 소리의 압력이 각각 10배씩 증가하는 것을 의미한다.

표 3-1은 음압의 배율과 파스칼 단위, 음압 단위 등을 비교한 것이다.

정상 청력을 가진 사람이 들을 수 있는 가장 낮은 소리의 강도는 한 귀로 들었을 때와 두 귀로 들었을 때, 헤드폰이나 스피커처럼 수화기의 종류를 날리하였을 때 등 여러 가지 관점에서 살펴볼 수 있다. 듣는 귀와 수화기의 종류에 따라 들을 수 있는 가장 작은 소리의 강도를 표현하는 용어로는 최소가청음압(minimum audible pressure, MAP)과 최소가청음장(minimum audible field, MAF)이 있다. 최소가청음압은 헤드폰 수화기를 통해 한 귀씩 음압 단위의 소리를 들려주어 사람이 겨우 들을 수 있는 가장 작은 소리의 강도(dB SPL)를 말하며, 최소가청음장은 스피커 수화기로 음압 단위의 소리를 출력하여 두 귀에 들려주었을 때 사람이 겨우 들을 수 있는 가장 작은 소리의 강도(dB SPL)를 말한다.

한쪽 눈을 가리고 계단 오르기를 할 경우 중심 잡기가 어려운 것처럼, 소리도 한 귀를 막고 들을 경우 다소 작고 무언가 부족한 느낌이 든다. 예를 들어 1개의 스피커로 음악을 감상할 때와 2개 또는 그 이상의 스피커로 음악을 감상할 때 느끼는 소리의 크기 차이가 그것이다. 이렇게 한 귀로 들었을 때보다 두 귀로 들었을 때 더 잘 듣는 현상을 양이 합산(binaural summation)이라 한다. 최소가청음압과 최소가청음장의 차이는 양이 합산으로 생기는 차이로 이해하면 된다(**그림 3-14**).

표 3-1 음압 배율과 음압 단위의 관계

배율	Pascal unit(μPa)	sound pressure in dB(dB SPL)
1:1	20	0
2:1	40	6
3.1623:1	63.246	10
5:1	100	14
10:1	200	20
20:1	400	26
31.623:1	632.46	30
50:1	1,000	34
100:1	2,000	40
200:1	4,000	46
316.23:1	6,324.6	50
500:1	10,000	54
1,000:1	20,000	60
2,000:1	40,000	66
3162.3:1	63,246	70
5,000:1	100,000	74
10,000:1	200,000	80
20,000:1	400,000	86
31,623:1	632,460	90
50,000:1	1,000,000	94
100,000:1	2,000,000	100
200,000:1	4,000,000	106
316,230:1	6,324,600	110
500,000:1	10,000,000	114
1,000,000:1	20,000,000	120

사람은 주파수마다의 소리에 대해서 그 크기를 다르게 인지한다. 따라서 음압 단위(dB SPL)로 청각을 평가하면 청력이 정상 범위에 있는 사람들도 주파수마다 역치가 다르게 나타난다. 청력검사 기준(audiometric zero)은 최소가청음압과 마찬가지로 한 귀로 듣는 소리의 강도(dB SPL)를 말하는데, 최소가청음압과는 달리 정상 청력을 가진 성인이 주파수마다 들을 수 있는 역치(가청역치)

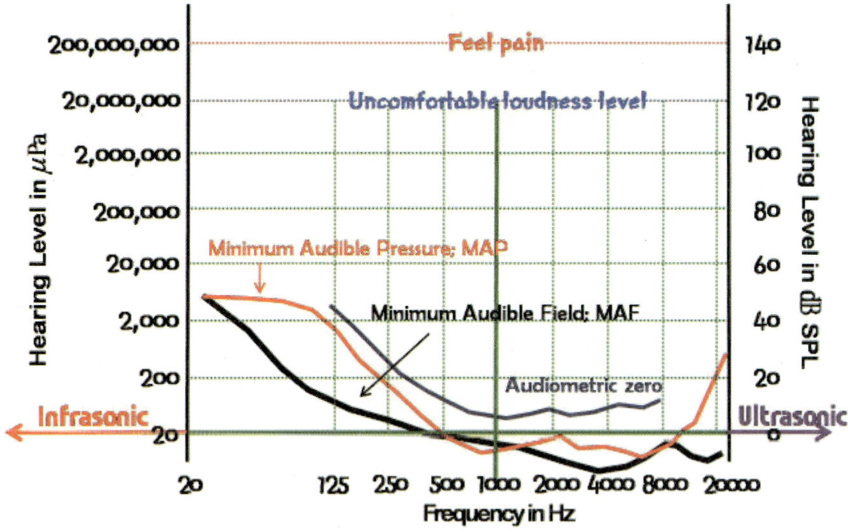

그림 3-14 가청 음역(audible range)에서 최소가청음압(minimum audible pressure), 최소가청음장(minimum audible field), 청력검사 기준(audiometric zero)

의 평균을 말한다. 청력검사 기준은 청력검사기의 눈금이 표시하는 소리의 강도를 표준화하는 기준이 되며, 이를 가청 단위(hearing level in dB, dB HL)라 한다. 청력검사 기준은 헤드폰, 삽입형, 스피커와 같은 기도 수화기 및 골도 수화기에 따라 다르다. **그림 3-15**는 헤드폰 중에서 TDH-49/50형 기도 수화기를 예로 든 것이며, 나머지 수화기의 기준에 대해서는 장비의 보정(calibration)에서 자세히 다룬다(**표 9-4**).

지금까지 살펴본 것처럼 음압 단위는 많은 자연수를 나열해야 하는 dyne이나 파스칼(Pa) 단위의 단점을 개선하기 위해 상용대수로 단순화한 것을 말한다. 가청 단위는 정상 청력을 가진 성인의 모든 주파수 가청역치의 평균을 구하여 이를 근거로 청력검사기의 눈금을 표준화하고, 이 단위는 청각학에서 개인의 청력을 표현하는 기준이 된다.

같은 크기의 소리를 들려주면 개인마다 듣는 소리의 크기는 청력손실의 유무와 관계없이 어느 정도 차이가 있다. 만약 1 kHz의 청력이 10 dB HL인 사람과 30 dB HL인 사람에게 50 dB HL의 소리를 들려주면 두 사람이 느끼는 소리의 크기는 서로 다르다. 이때 그 차이를 고려하여 소리의 크기를 표현할 수 있는 단

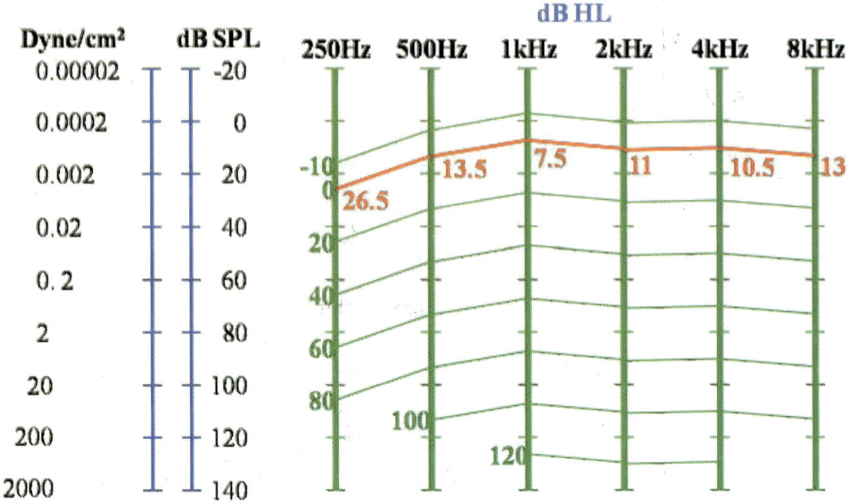

그림 3-15 dyne 압력 단위와 음압 단위(dB SPL) 그리고 주파수별 가청 단위 기준(청력검사 기준, 0 dB HL)이 되는 음압(빨간색)

위가 감각 단위(sensation level in dB, dB SL)이다. 즉 가청 단위는 소리의 크기를 정해진 기준에 따라 표현하지 않고, 개인별 가청역치를 기준으로 표현한다. 위의 경우 소리의 강도는 같은 50 dB HL이지만 가청역치가 10 dB HL인 사람이 듣는 크기는 40 dB SL, 가청역치가 30 dB HL인 사람이 듣는 크기는 20 dB SL이 된다.

지구상에서 낼 수 있는 가장 큰 소리는 대기의 조건이 18℃ 1 bar일 때 만들어질 수 있다. 앞에서와 마찬가지로 상용대수를 이용하면

$$\text{dB SPL} = 20 \log P/P_0 = 20 \log (1{,}000{,}000/0.0002) = 194 \text{ dB SPL}$$

즉 지구상에서 낼 수 있는 가장 큰 소리는 194 dB SPL 정도이다.

최소가청음압이나 최소가청음장에서 시작하여 소리 강도를 점차 올리면 이에 상응해서 그 크기를 작게 듣다가 편하게 듣고, 다시 크게 듣다가 너무 시끄러워서 힘들어한다. 사람이 들을 수 있는 최대 소리 강도는 내이 감각 수용기의 생리적 특성에 영향을 받는다. 인간의 내이는 단단한 뼈로 구성된 골미로(bony labyrinth)가 외부를 보호하고, 그 내부에 막미로(membranous labyrinth)

가 림프액을 담고 있다. 막미로 내부 림프의 압력 등을 고려하면 소리는 초속 약 1,500 m의 속도로 전달되며, 소리를 받아들일 수 있는 최대허용음압은 기준음압의 약 수백만에서 수천만 배 정도이다. 이를 음압 단위(dB SPL)로 환산하면 약 120 dB SPL 정도이다. 사람이 이 정도 크기의 소리 또는 이보다 큰 소리를 듣게 되면 심한 불쾌감을 느끼는데 이를 불쾌역치(uncomfortable loudness level, UCL)라 한다. 또 소리를 이보다 크게 하여 140 dB SPL 정도 들려주면 심한 통증을 느끼며, 이를 통증역치(threshold of pain)라 한다(**그림 3-14**).

순음청력검사 장치가 출력할 수 있는 소리의 최대 강도는 가청 음역과 청력검사 기준 그리고 내이가 수용할 수 있는 최대 음압(불쾌역치, 통증역치) 등을 고려하면 **그림 3-14, 3-15, 3-22**에서 보는 범위를 벗어나지 않는 것이 좋고, 실제로도 이보다 강한 소리는 출력되지 않는다. 순음청력검사 장치는 선별용 또는 정밀 진단용과 같이 그 목적에 따라 주파수마다 출력할 수 있는 최대 강도가 다르며(**표 8-1**), 이를 순음청력도에 표시하는 것이 바람직하다(**그림 9-6 ~9-10**).

인간이 들을 수 있는 주파수 범위를 가청 음역이라고 한다. 마찬가지로 인간은 겨우 들을 수 있는 크기부터 너무 커서 불편하거나 통증을 느낄 수 있는 크기까지 범위가 있으며, 이를 가청범위(dynamic range, 역동범위)라고 한다. 사람이 들을 수 있는 최대허용한계는 불쾌역치와 통증역치가 있다. 그러나 이 두 역치 모두 고통과 함께 청각기관을 손상시킬 수 있으므로 다소 안전한 불쾌역치를 사용한다. 따라서 가청범위는 가청역치에서 불쾌역치까지의 차이를 말한다. 청력이 정상인 사람의 가청범위는 약 100~120 dB 정도이나 청력손실이 있을 경우 청력손실의 성질에 관계없이 좁아지고, 전음성 난청보다 감음신경성 난청일 때 더욱 좁아진다. 전음성 난청은 청력손실의 원인이 외이나 중이에 있고 내이 손상이 없다. 따라서 외이나 중이 손상에 의한 청력손실만큼만 가청역치가 상승하고, 내이 손상이 없으므로 불쾌역치는 낮아지지 않는다. 따라서 가청범위는 청력손실만큼만 좁아진다. 감각신경성 난청은 청력손실의 원인이 대부분 유모세포에 있다. 유모세포는 원심성 청신경의 지배를 받아 강한 소리를 차단하는 역할을 하는데 유모세포가 손상되면 이 기능이 손실되어 불쾌역치가 낮아진다. 따라서 감각신경성 난청(대부분 감음성 난청)은 가청역치가 높아지고 불쾌역치가 낮아져서 가청범위가 좁아진다(**그림 3-22**).

음 강도 판별 역치(just noticeable difference limen of intensity; JND intensity)는 가청범위 내 소리의 미세한 크기 변화를 느낄 수 있는 차이를 말한다. 이 값은 주파수 판별 역치와 마찬가지로 대상자에게 들려주는 소리의 강도가 클수록 낮아지고, 주파수가 높아질수록 낮아지지만 4~5 kHz 이상의 주파수에서는 다시 커진다. 자극하는 소리의 강도가 1 kHz에서 가청역치보다 5 dB 높으면 1 dB 정도, 10 dB 높으면 0.6~0.7 dB 정도, 40 dB 높으면 0.2~0.3 dB 정도, 80 dB 높으면 0.1~0.2 dB 정도까지 그 차이를 인지할 수 있다. 4 kHz의 음강도 판별 역치는 1 kHz보다 전체적으로 0.1~0.2 dB 정도 나빠진다.

대부분의 악기가 낼 수 있는 소리 범위는 50~100 dB SPL 범위이다. 악기 중에서는 목관악기의 가청범위가 10 dB 정도로 가장 좁고, 다른 악기들도 최대 40 dB 이내로 사람의 가청범위에 비해 좁다(**그림 3-16**).

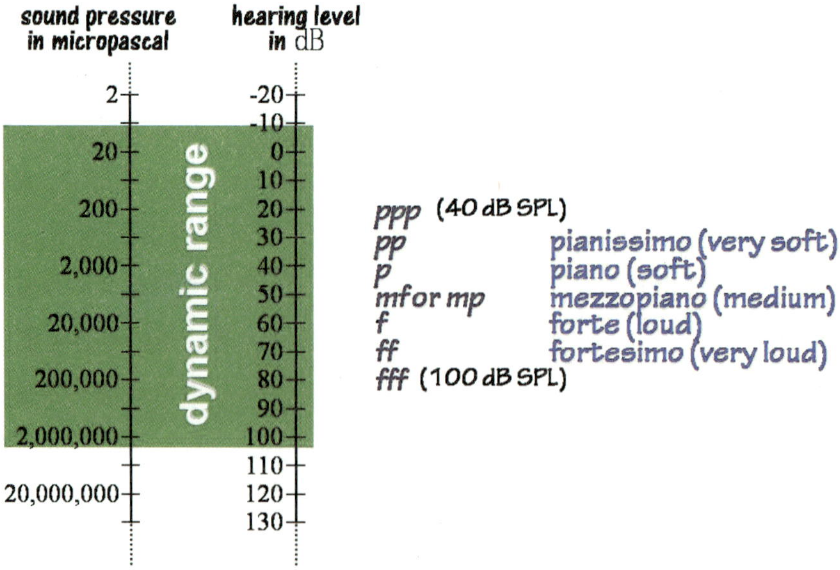

그림 3-16 인간(왼쪽)과 여러 가지 악기(오른쪽)의 출력 가청범위

3.3 소리 강도 측정과 소음

소리의 강도(음압)를 측정하는 장치를 소음계(sound level meter)라고 한다(**그림 3-17**). 소음계는 송화기로 소리를 수용하여 청감보정회로(weighting scale)를 거쳐 음압을 표시한다. 소음계의 송화기는 주파수 특성이 좋고 안정성이 높아야 하며, 음압을 그대로 수용할 수 있는 압력형의 무지향성을 사용한다. 청감보정회로는 사람의 청각기관이 예민하게 듣는 주파수 범위인 3~6 kHz 대역을 강조한다(**그림 3-18**). 개개의 신경원은 주파수를 분석한 와우의 서로 다른 위치에서 오는 신호 중에서 매우 좁은 주파수 특성에 대해서만 반응한다. 그러나 고음역을 담당하는 신경원은 상대적으로 넓은 주파수 영역의 신호를 받아 통합하기 때문에 순음보다 잡음에 대해 더욱 민감하다. 또 사람이 둔감하게 듣는 아주 낮은 주파수의 소리와 아주 높은 주파수의 소리는 감쇄시킨다.

청감보정회로의 종류는 선형(linear), A, B, C, D의 특성이 있다. 선형 특성은 모든 주파수의 소리를 그대로 받아 기준음압(20 μPa)을 토대로 소리의 강도를 표시하며, A 특성은 40 phon을 기준으로 하고 청력검사 장치를 보정하거나 소음을 측정하는 일 등에 사용하며 인간의 청감 특성을 가장 잘 반영한다. B 특성은 70 phon을 기준으로 하고 일반적인 소음을 측정하는 데 사용한다. C 특성은 가청 음역의 모든 주파수에 대해 보정하는 가상 선형(virtually linear)으로 녹음이나 주파수 분석 등에 사용한다. D 특성은 90 phon을 기준으로 하고 충격소음이나 항공소음을 측정하는 데 사용한다. 소음계에서 측정한 음압은 그 특성을 표시하기 위하여 dB(A), dB(B), dB(C), dB(D) 등으로 표기한다(**그림 3-18**).

인체는 손상 후 회복보다 손상을 받지 않도록 예방 관리하는 것이 무엇보다 중요하다. 특히 청각기관은 손상되면 회복하기 어려운 경우가 많고, 손상을 유발할 수 있는 외부 환경적 요인이 밝혀져 있다. 그 대표적인 것이 이독성 약물과 소음이다. 철로를 달리는 기차는 매우 강렬한 소음을 발생하고 사람들은 이 소음에 상당히 노출된다. 하지만 기차를 이용하는 승객은 소음으로부터 보호받고 있다. 마찬가지로 건물의 승강기도 소음을 발생하지만 이용하는 승객은 소

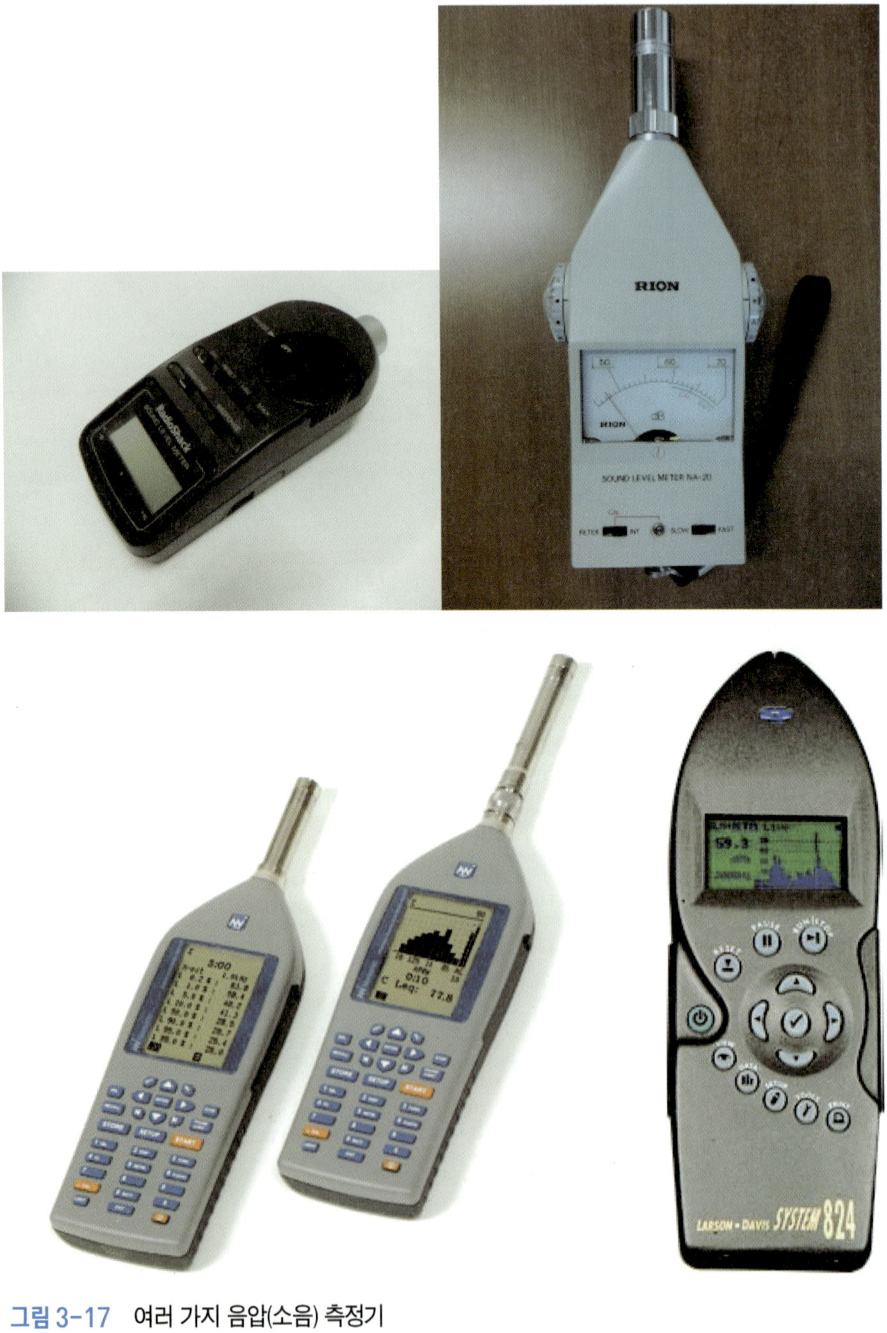

그림 3-17 여러 가지 음압(소음) 측정기

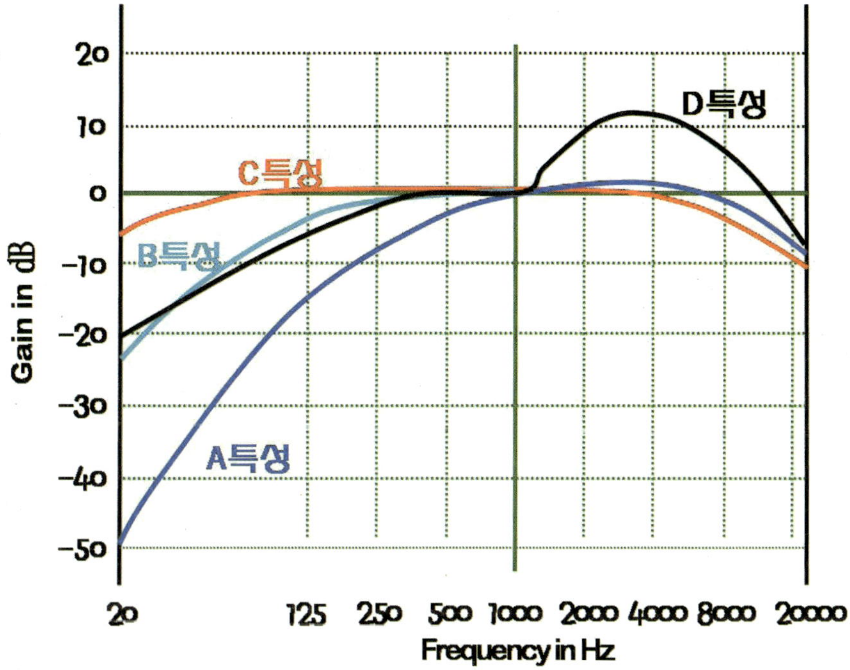

그림 3-18 청각보정회로

음으로부터 안전하게 이동할 수 있다. 이것은 소음 및 환경공학의 덕분이다. 또 일상적인 환경소음도 예방 및 산업청각학적 측면에서 소음계를 이용하여 관리할 수 있다.

소음은 '원하지 않는' 소리로 의사소통이나 음악 감상 등 개체가 원하는 청각적 신호를 방해하는 모든 신호를 말한다. 청력은 정상부터 그 정도가 다양한 손실까지 개인마다 매우 큰 차이를 보인다. 청력이 정상이거나 청력손실 정도가 같다고 할지라도 가청범위가 다를 수 있고, 청각기관의 손상이 없음에도 불구하고 불쾌역치가 80 dB HL 이하로 낮아지는 청각과민증(hyperacusis)이나 불쾌역치만 40 dB HL 이하로 낮아지는 소리공포증(phonophobia) 등이 있을 수 있다. 아울러 개인마다 소리에 대한 경험에 의한 취향 등이 다를 수 있다. 이는 사람마다 국악, 서양음악, 대중음악, 고전음악 등 다양한 장르 중에서 선호하는 음악이 각기 다른 것과 같다. 소리를 듣는다는 것은 이런 다양한 요인에 영향을 받기 때문에 원하지 않는 소리를 정의하기란 쉬운 일이 아니다. 다만 원하지 않는 소리가 특정 개인의 생리학적 기능 손실을 초래하거나 심리적으로 불안하게 만든다면 소음으로 정의하는 데 무리가 없다.

중추신경계통의 가소성, 특히 변연계(limbic system)의 가소성은 소리에 대한 개인의 취향을 결정하는 데 중요한 역할을 한다. 가소성은 '뇌가 그때그때의 상황을 봐 가면서 기존의 틀을 바꿔 새롭게 정비하는 능력'(James Olds)이며, '신경을 재배치하여 새로운 통로(지도)를 만드는 것'(Michael Mezenich)을 말한다. 외부 자극에 대한 첫인상은 신경계에서 적절한 전달 통로를 만들고, 한동안 소강 상태에 있다가도 그 자극이 다시 나타나면 이미 만들어진 통로를 다시 사용한다. 이 과정이 계속 반복되면 이 통로는 더욱 분명한 길이 되는 것이다. 예를 들어 주변에 60 dB(A) 정도의 소음이 있다고 가정하자. 이 소리의 크기와 성가심의 정도는 명상과 함께 편안한 휴식을 취하고 싶은 사람과 몹시 기쁘고 흥분

표 3-2 우리나라 생활소음 규제 기준

대상 지역	시간별 소음원	아침 (05:00~07:00) 저녁 (18:00~22:00)	주간 (07:00~18:00)	심야 (22:00~05:00)
주거, 녹지지역 관리지역 중 취락지구 및 관광휴양 개발진흥지구 자연환경 보전지역 그 밖의 지역에 있는 학교, 병원, 공공도서관	확성기			
	옥외	70 dB(A) ↓	80 dB(A) ↓	60 dB(A) ↓
	옥내(옥외로 흘러나오는 강도)	50 dB(A) ↓	55 dB(A) ↓	45 dB(A) ↓
	공장	50 dB(A) ↓	55 dB(A) ↓	45 dB(A) ↓
	사업장			
	같은 건물	45 dB(A) ↓	50 dB(A) ↓	40 dB(A) ↓
	기타	50 dB(A) ↓	55 dB(A) ↓	45 dB(A) ↓
	공사장	60 dB(A) ↓	65 dB(A) ↓	50 dB(A) ↓
위 외의 지역	확성기			
	옥외	70 dB(A) ↓	80 dB(A) ↓	60 dB(A) ↓
	옥내(옥외로 흘러나오는 강도)	60 dB(A) ↓	65 dB(A) ↓	55 dB(A) ↓
	공장	60 dB(A) ↓	65 dB(A) ↓	55 dB(A) ↓
	사업장			
	같은 건물	50 dB(A) ↓	55 dB(A) ↓	45 dB(A) ↓
	기타	60 dB(A) ↓	65 dB(A) ↓	55 dB(A) ↓
	공사장	65 dB(A) ↓	70 dB(A) ↓	50 dB(A) ↓

된 사람에게 서로 다르다. 60 dB(A) 정도의 소음은 명상을 즐기고 싶은 사람에게 성가시고 짜증스러운 것이며, 이 소리를 계속 듣는다면 '성가시고 짜증스러운 소리'로 정하고 연결된 신경 전달 통로를 계속해서 사용하게 된다. 이 때문에 명상을 즐기고 싶은 사람에게는 60 dB(A) 정도의 소리를 80~100 dB SPL 이상의 소음처럼 느끼게 되는 것이다. 그러나 소음은 이러한 특수한 경우를 제외하고 일반 대중이 느끼는 보편적인 소리 크기에 대한 정의가 필요하다. 우리나라는 환경 소음에 대한 기준을 정해 두고 있으며, 그 정도는 소음계의 A 특성 청감 보정회로로 거른 후 dB(A)로 표시한다(**표 3-2**).

Your Questions & Comments

3.4 가청 음역과 가청범위

소리의 물리적 특성에서 소리의 강도는 기준음압(20μPa)보다 몇 배의 압력을 가지는 소리를 의미하며, 같은 강도일지라도 주파수마다 듣는 크기가 다르다는 것에 대해서는 이미 설명하였다. 이 현상은 젊고 건강한 성인이 들을 수 있는 가장 낮은 크기를 기준으로 가청 단위를 만들어 사용하지만, 그 기준음압만을 정하고 기준음압보다 큰 소리에 대한 가청 단위는 음압 단위와 마찬가지로 상용대수로 구한 단위만큼 커지도록 되어 있다(**그림 3-15**). 따라서 서로 다른 주파수의 순음을 동일한 강도로 들려주면 같은 크기로 느끼지 않는다. 1 kHz를 기준 주파수로 정하여, 1 kHz의 음압 단위(dB SPL)의 자연수 값을 phon으로 정한다. 그리고 이 소리와 같은 크기로 듣는 서로 다른 주파수의 소리들을 같은 phon으로 정의한다(**그림 3-19**).

예를 들어 1 kHz 10 dB SPL은 10 phon이 된다. 그러나 100 Hz를 1 kHz 10 dB SPL과 같은 크기로 듣기 위해서는 40 dB SPL이어야 하며, 이 값은 100 Hz의 10 phon이 된다. 또 순음 1,000 Hz 60 dB SPL의 소리는 60 phon이 된다. 100

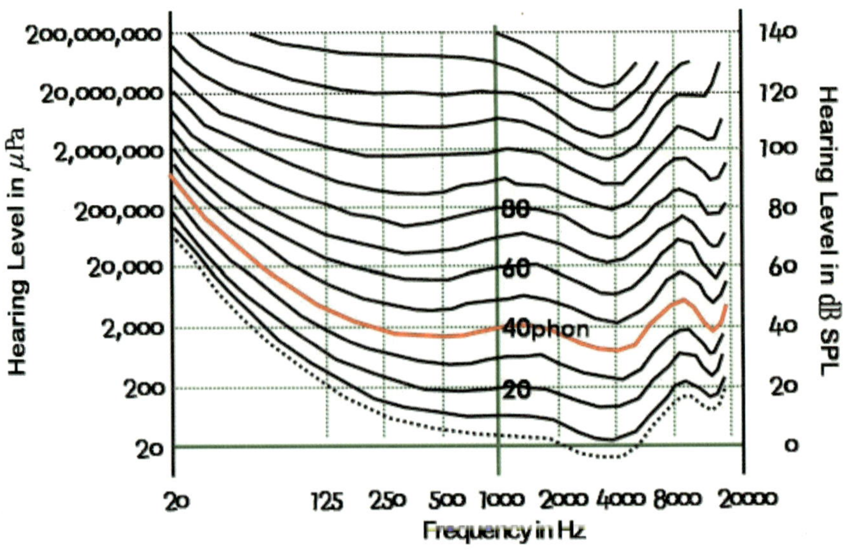

그림 3-19 등가 음량 곡선

Hz 60 dB을 들려주면 이 소리는 1,000 Hz 60 dB 소리와 같은 크기로 느끼지 않고, 약 40 phon으로 느끼게 된다. 즉 100 Hz의 소리는 1 kHz의 소리보다 작게 느껴지고, 가청범위도 좁아서 사람이 느끼는 크기 변화의 폭도 좁다.

심리음향학에서 같은 크기로 느끼는 정도(등가 음량)는 서로 다른 주파수의 소리를 같은 크기로 느낄 수 있는 것(phon)으로 정의하여 물리학적인 강도(intensity)와 구분한다. 등가 음량 곡선(equal loudness contours)은 가청 음역 내 모든 주파수의 소리를 같은 크기로 느끼는 정도끼리 서로 연결한 곡선들의 집합을 말한다(**그림 3-19, 3-20**).

심리음향학적 관점에서 소리를 감각적으로 느끼는 정도를 표현하는 또 다른 단위로 sone이 있다. 1 sone은 정상 청력을 가진 사람이 1,000 Hz 40 dB SPL의 소리를 느끼는 정도로 정의한다. sone은 정상 청력을 갖고 있으며, 소리에 대해 잘 훈련된 사람에게 40 dB SPL보다 n배 크거나 작게 들려주어 그 값을 결정한다. 만약 2배의 크기(50 dB SPL)로 느끼면 2 sone, $\frac{1}{2}$배의 크기(30 dB SPL)로 느끼면 $\frac{1}{2}$ sone이 된다. 대체로 데시벨과 sone의 관계는 전체 주파수 평균으

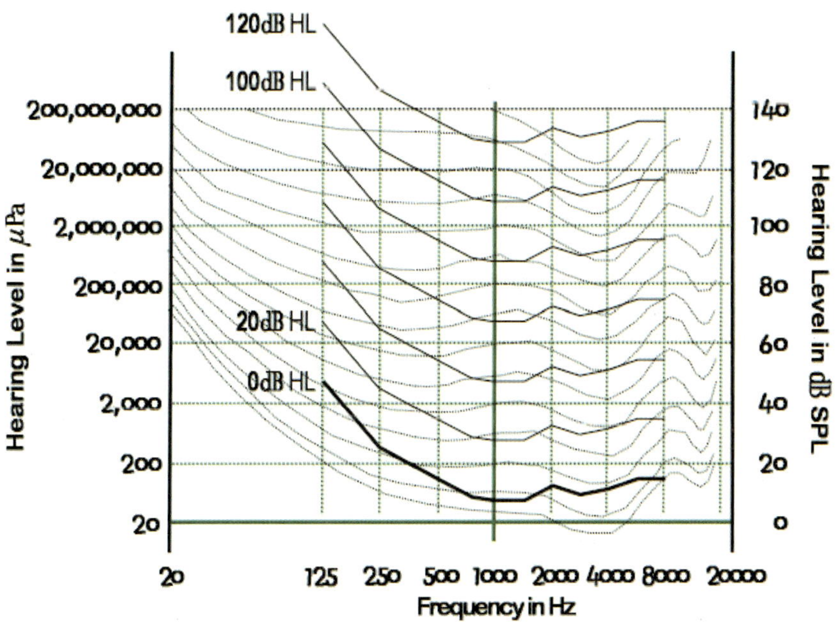

그림 3-20 음압 단위, 등가 음량, 가청 단위의 관계

로 보았을 때 지수가 0.6인 지수함수 관계이다.

소리 크기에 대한 기준은 사람마다 다르기 때문에 정확하고 분명한 수치로 표현하기 어렵다. 그러나 가청범위 안에서 음량 균형의 평가는 단순히 어느 정도까지 듣는가보다 역치상 소리 품질에 대한 만족과 언어 이해도 향상을 위해 매우 중요하다. 일반적으로 사람의 말소리를 듣고 '작다'거나 '편하다'거나 또는 '크다'고 하는 느낌을 음압 단위로 살펴보면, 작은 소리는 35~45 dB SPL, 편안한 소리는 55~65 dB SPL, 큰 소리는 75~90 dB SPL 정도이다. 이 크기는 어음의 0 dB HL에 대한 음압 기준(20 dB SPL at TDH49/50 headphone, ANSI-1996)을 적용하면, 작은 소리는 15~25 dB HL, 편안한 소리는 35~45 dB HL, 큰 소리는 55~70 dB HL 정도이다(**그림 3-20, 3-21**).

정상 청력을 가졌다는 것이 젊고 건강한 성인이 들을 수 있는 주파수의 소리를 모두 잘 듣는다는 것을 의미하지는 않는다. 인간이 스스로를 관리하는 정도에 따라 생물학적 나이와 건강 나이가 다른 것처럼 청력에도 차이가 있으며, 자기 연령층이 듣는 주파수 범위의 소리를 가청역치부터 불쾌역치까지의 가청

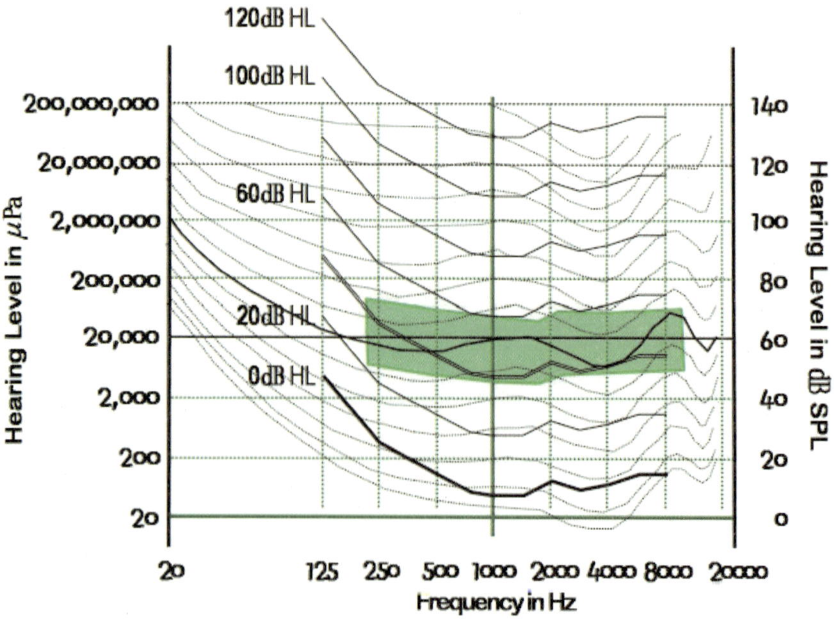

그림 3-21 쾌적 청취 범위

범위를 듣는 것은 물론 이 범위의 소리에 대해서 그 주파수와 음강도를 적절하게 변별할 수 있어야 한다. **그림 3-22**는 가청 음역 내의 가청 단위와 등가 음량 곡선 등을 고려하여 인간이 들을 수 있는 범위(청취 영역)를 그린 것이다. 정상 청력은 이 청취 영역 안에서 주파수 판별 역치(JND frequency)와 음강도 판별 역치(JND intensity)가 모두 정상 범위에 있어야 한다는 것을 말한다.

만약 청력손실로 인하여 가청 음역과 가청범위가 좁아지고, 이 범위 안의 소리에 대한 주파수와 소리 강도에 판별 능력이 낮아지면 **그림 3-23**에서 역치와 불쾌역치 사이의 바둑판무늬 간격이 넓어지고, 청력손실에도 불구하고 판별 능력이 좋다면 간격이 좁아진다. 그러나 청력손실에 누가 현상이 있다면 세로 간격의 폭이 비정상적으로 좁아진다.

가청 음역과 가청범위에서 저음역 또는 고음역의 청력손실이 있을 때 보존된 청력은 청각적 단서를 제공하는 데 매우 유용하다. 그러나 때로는 청력이 보존된 음역과 청력손실이 있는 음역의 차이가 지나치게 클 경우 보존된 음역의

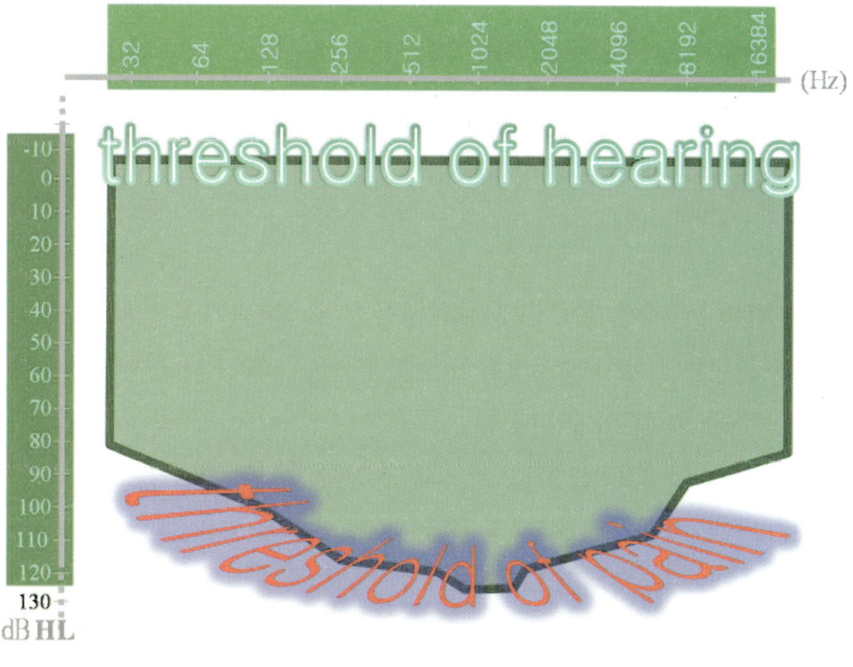

그림 3-22 인간이 들을 수 있는 가청 음역과 가청범위

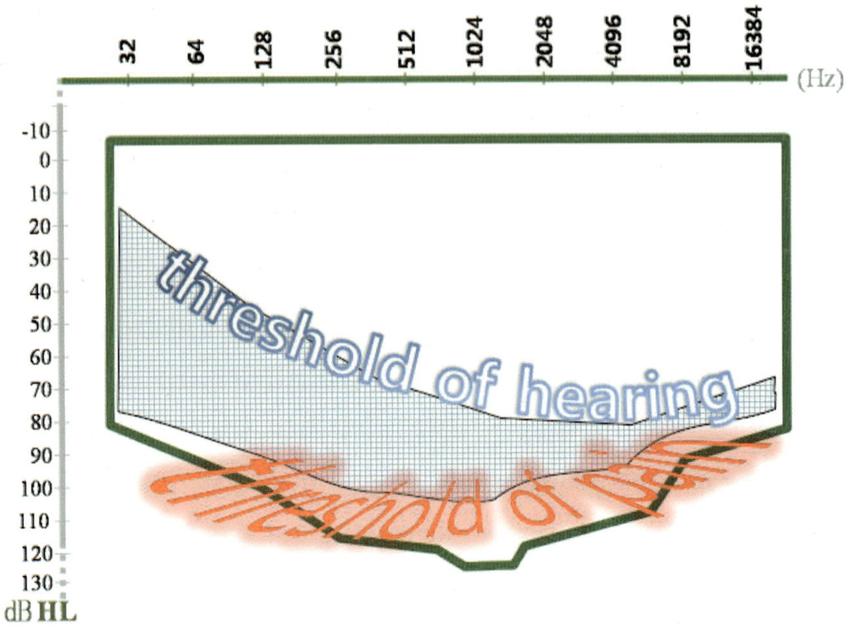

그림 3-23 감음성 난청의 가청 음역, 가청범위, 판별 역치(바둑판무늬)

소리가 손실된 음역의 소리를 차폐하기도 한다. 이와는 반대로 청력손실 보상을 위해 보청기 또는 인공와우를 사용하고 있을 때 청력손실이 적은 주파수의 소리를 지나치게 강조하면 과도한 증폭에 의해 청력손실이 많은 주파수의 소리를 차폐하기도 한다. 반대로 청력손실이 많은 음역에 지나친 이득을 제공해도 과도한 증폭에 의해 청력손실이 비교적 적은 음역을 차폐하기도 한다.

이러한 현상을 설명하는 용어로 고역차폐(upward spread masking)와 저역차폐(downward spread masking)가 있다. 고역차폐는 지나치게 강한 저음역의 소리가 고음역의 소리를 차단하는 것을 말하며(**그림 3-24**), 저역차폐는 이와 반대로 고음역의 소리가 저음역의 소리를 차단하는 것을 말한다(**그림 3-25**).

고역차폐와 저역차폐가 인접 주파수에 대한 간섭과 같은 현상이라면 특정한 음절의 강세에 의해서도 차폐가 일어나는데, 이러한 차폐를 전방차폐(forward masking)와 후방차폐(backward masking)라고 한다. 일정한 강도로 발성하다가 특정한 음절에 강세를 두어 발성하면 강하게 발성한 음절이 앞뒤의 음

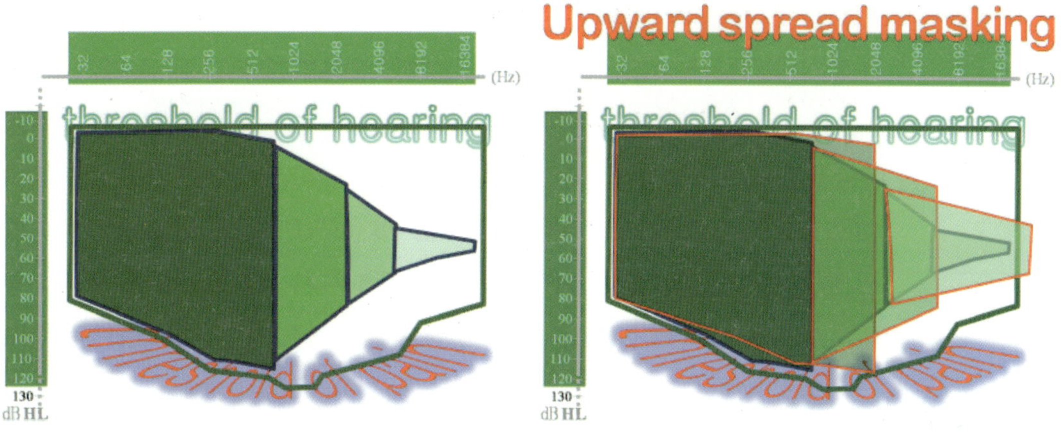

그림 3-24 저주파수 소리의 성분이 강할 때(왼쪽)와 이때 나타날 수 있는 고역차폐

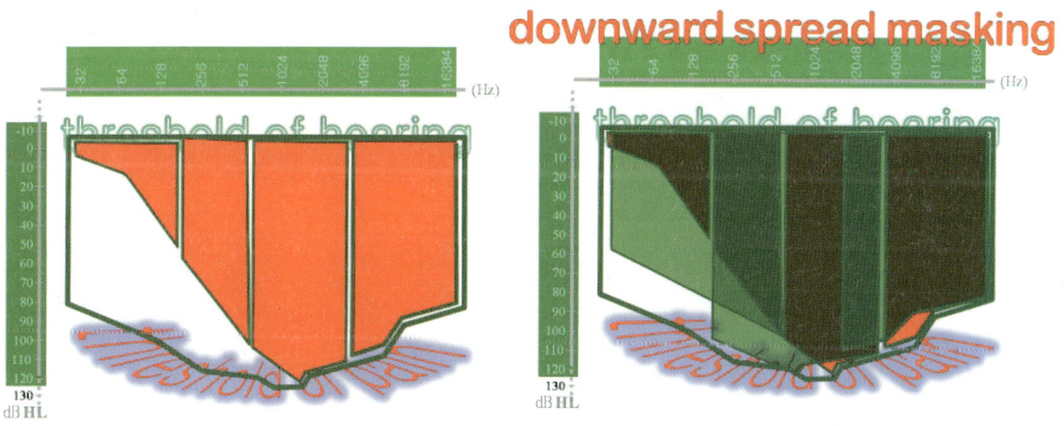

그림 3-25 고주파수 소리의 성분이 강할 때(왼쪽)와 이때 나타날 수 있는 저역차폐

절에도 영향을 미치게 된다. 이때 앞쪽의 음절에 영향을 미치면 전방차폐, 뒤쪽의 음절에 영향을 미치면 후방차폐라고 한다(**그림 3-26**).

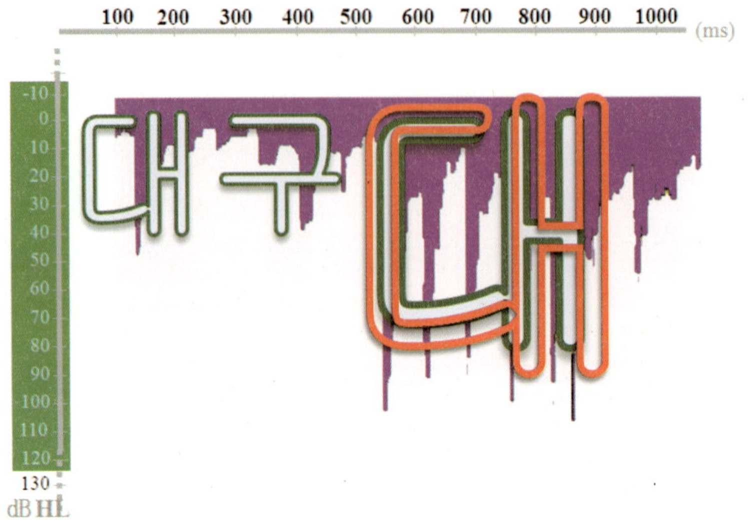

그림 3-26 특정한 음절에 강세를 두고 발성할 경우 시간 축에서 강하게 발성한 음절보다 앞쪽을 차폐하는 전방차폐와 뒤쪽을 차폐하는 후방차폐

Your Questions & Comments

3.5 소리의 지속시간(장단)

소리는 높낮이와 크기뿐만 아니라 길고 짧음이 있어 때로는 경쾌하게 때로는 장중하게 느낄 수 있고, 낱말의 경우에는 그 뜻이 달라지기도 한다. 소리의 장단은 서양음악에서 리듬을 포함할 수 있다.

최근에는 국악, 서양음악 할 것 없이 서로의 사조를 받아들이기도 하면서 새로운 방식을 시도하고 있다. 필자는 한때 소리의 장단을 강의하면서 생소한 언어로 그 의미를 전하려 했던 적이 있다. 하지만 최근에는 우리 국악의 진양조, 중모리, 중중모리, 굿거리, 자진모리, 단모리, 휘모리 등과 같이 박자의 길고 짧음을 들려주면서 소리의 장단을 마음으로 느끼게 하는 시도를 하였다. 당연한 이야기이겠지만 학생들은 말로 전한 용어보다 훨씬 쉽게 소리를 이해한다는 것을 알 수 있었다.

우리 국악에서 박자의 길이는 진양조가 가장 길고 휘모리가 가장 짧다. 진양조는 산조나 판소리와 같은 국악 장단에서 가장 느리게 연주하는 악장이다. 진양조의 1장단은 24박으로 이루어진다. 서양 악보에서 오선은 소리의 높낮이를 의미하며, 음표는 음의 길이를 나타낸다. 따라서 오선에 위치하는 음표는 그 음의 높이(높낮이)와 길이를 의미한다. 한마디의 $\frac{1}{4}$을 1박으로 하는 사분음

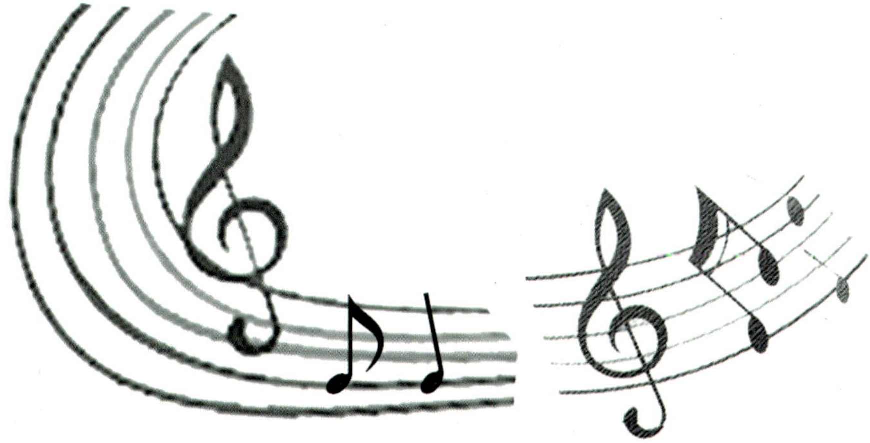

그림 3-27 오선에 그려진 서로 다른 장단의 음표

표(♩)로 진양조를 표현한다면 1장단이 $\frac{24}{4}$박자가 되고, 빠르기가 사분음표는 35 정도이다. 대표적인 진양조 곡은 전라도 민요 〈육자배기〉, 《춘향가》의 〈옥중가〉 등이다.

중모리는 국악에서는 보통 빠르기 정도인 $\frac{12}{4}$박 장단으로, 사분음표는 84~92 정도이다. 서정적인 상황을 무난하게 묘사할 때 주로 사용하며, 대표적인 중모리 국악 장단으로는 《춘향가》의 〈쑥대머리〉, 〈긴농부가〉, 〈긴난봉가〉, 〈몽금포타령〉 등이 있다.

중중모리는 중모리와 마찬가지로 보통 빠르기로 $\frac{12}{4}$박 장단으로, 빠르기가 사분음표는 80~96 정도이다. 통곡하고 애통한 상황을 묘사할 때 사용하기도 하지만 흥겨운 상황 묘사에 주로 사용하여 중모리보다 빠른 느낌이 든다. 대표적인 곡으로는 〈새타령〉, 〈자진강강술래〉, 《심청가》의 〈심 봉사 통곡〉 등이 있다.

굿거리도 보통 빠르기 정도인 $\frac{12}{4}$박 장단이다. 사분음표는 중모리나 중중모리보다 약간 빠른 60~70 정도로 흥겨운 분위기를 연출한다. 대표적인 곡은 〈오봉산타령〉, 〈한강수타령〉, 〈천안삼거리〉, 〈자진농부가〉 등이고, 전통 굿의 음악으로도 사용한다.

자진모리는 빠른 장단으로 $\frac{1}{2}$박이 한 박자인 팔분음표(♪)로는 $\frac{12}{8}$박이지만 사분음표로는 80~110 정도로 판소리, 산조 등에서 극적이고 절박한 상황을 표현한다. 대표적인 곡으로는 《춘향가》의 어사 출두 장면, 《심청가》에서 심 봉사가 물에 빠지는 대목, 《적벽가》에서 조자룡이 활 쏘는 대목 등이 있다.

단모리는 자진모리장단이 더욱 빨라진 장단으로 휘모리라고도 한다. 사분음표는 $\frac{4}{4}$박자이며, 208~230 정도로 민속악에서 가장 빠르다.

휘모리는 회오리바람처럼 매우 빠르게 휘몰아치는 장단을 말한다. 1박을 사분음표로 표현하면 $\frac{12}{8}$박으로 208~230 정도이다. 판소리에서 매우 급하고 바쁜 상황이나 절정을 표현하는 데 사용한다. 《흥부가》에서 흥부가 박 타는 장면 등이 대표적이다.

음운은 말의 의미를 구별할 수 있는 가장 기본 단위이다. 음운은 '음소(phoneme)'와 '운소(prosodeme)'로 나누는데, 여기서 운소는 음소의 높낮이와 강세는 물론 그 장단(소리의 길고 짧음)을 결정한다. 음소의 장단에 따라 뜻이 달라지는 예를 살펴보면, '가장의 어깨가 무겁다'에서 '가장'의 음소 'ㅏ'는 그 길이가 짧고, '가장무도회에 가다'에서 '가장'의 음소 'ㅏ'는 그 길이가 길다. 또 다른 예로 '제주에서 말을 탔다', '사정기관의 감사의 칼날이 맵다', '한 그루 사과나무를 심다' 등에서 '말', '감사', '사과' 등은 그 길이가 짧다. 그러나 '말 많은 사람이 실속은 없다', '정말 감사합니다', '진심으로 사과합니다' 등에서 '말: ', '감:사', '사: 과' 등은 그 길이가 길다.

소리의 지속시간(duration)은 소리가 발생하기 시작하여 정해진 강도까지 도달하는 시간(rise time)부터 시작하여 정해진 강도가 계속 유지되는 시간(plateau), 정해진 강도가 점차 작아져서 완전히 없어지는 시간(fall time)을 모두 포함하며, 단위는 초(second)를 사용한다(**그림 3-28**). 청각학적 평가에서 소리

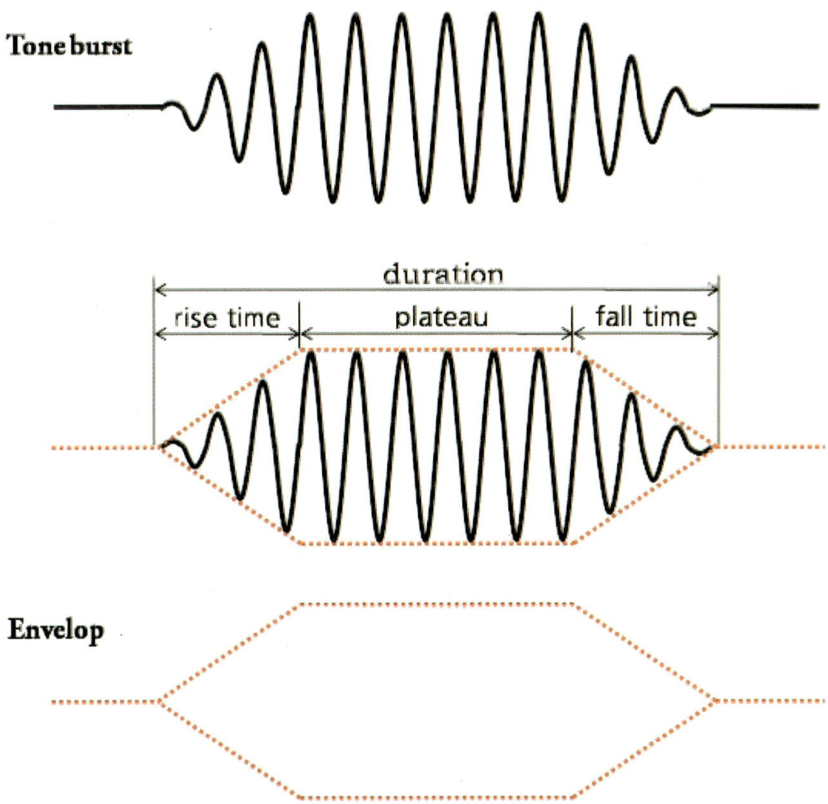

그림 3-28 소리의 발생시간, 자극 유지시간, 소멸시간, 파형 윤곽과 지속시간

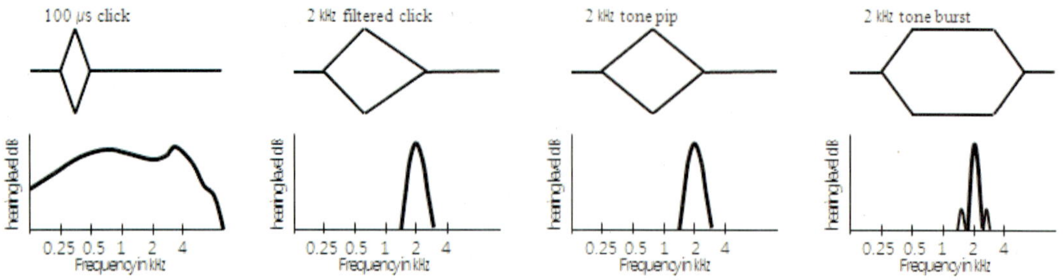

그림 3-29 click, 2 kHz filtered click, 2 kHz tone pip, 2 kHz tone burst의 파형 윤곽과 스펙트럼

의 지속시간은 와우나 뇌간(brainstem) 등과 같이 소리 전달시간이 수 ms 또는 수십 ms 이내로 빠르면 수십 또는 수백 μs의 매우 짧은 자극음을, 대뇌 피질 이후 중추청각영역처럼 소리 전달시간이 수백 ms 정도이면 수 ms 또는 수십 ms의 비교적 긴 자극음을 각각 사용한다. 여기에 사용되는 소리로는 물체가 순간적으로 부딪히면서 나는 소리인 'click'과 주파수가 허용하는 주기 범위에서 가장 짧게 출력하는 'tone pip/tone burst'가 있다(**그림 3-29**).

click은 중심주파수가 3 kHz로 비교적 고음역 성분이 많은 광대역(broad band) 주파수 특성을 가지고 있으며, 필요에 따라 전기적 여과(filter)를 이용하여 특정 주파수 성분(filtered click)만을 사용할 수 있다. tone pip/tone burst는 특정 주파수 성분만을 선택하여 사용하며, 두 용어를 혼용하기도 한다. 하지만 자극 유지시간이 없는 경우를 tone pip, 자극 유지시간이 있는 경우를 tone burst라고 한다. 주파수 성분이 있는 소리의 경우 자극의 발생과 소멸, 그리고 자극 유지시간은 반드시 1 cycle 이상 유지해야 하며, 자극 유지시간이 없는 tone pip의 경우 소리의 발생과 소멸시간이 각각 1.5 cycle로 총주기가 3 cycle인 자극음이다. tone pip/tone burst는 주파수마다의 가청역치를 구할 수 없었던 click으로 유발시킨 청성뇌간유발반응(click evoked auditory brainstem responses, ABR)의 단점을 개선하여 유·소아의 객관적 청각평가에 큰 도움이 된다(frequency specific ABR). 순음청력검사와 같이 주관적인 반응을 관찰하거나 등골의 수축 정도를 보기 위한 등골근 반사 역치(acoustic reflex threshold) 검사의 경우에는 지속시간이 수 초 정도인 소리를 사용한다.

3.6 소리의 복합성(음색)

주기가 일정한 정현파 순음을 발생시키는 음차는 그 진동을 크게 하거나 작게 하면 주기가 일정해도 주파수가 다르게 느껴진다. 예를 들어 음계가 높은 음차의 진동 강도를 높이면 더 높은 소리로, 음계가 낮은 음차의 진동 강도를 높이면 더 낮은 소리로 들린다. 즉 사람이 느끼는 소리의 높낮이는 물리적인 주파수뿐만 아니라 그 강도에 의해서도 달라진다는 것을 의미한다. 이러한 현상은 사람의 청각기관이 소리가 갖는 고유한 기저주파수(fundamental frequency) 소리로 음색을 인지하지만 소리를 느끼는 데는 기저주파수와 정확하게 비례하지 않기 때문이다.

음색의 변화는 구급차의 소리를 통해서도 이해할 수 있다. 구급차에서 내는 경고음은 늘 일정하지만 가까이 다가올 때와 멀어져 갈 때의 소리가 다르게 느껴지는 것도 음색 변화의 한 현상이다. 이 현상은 소리의 파장이 같은데도 불구하고 구급차가 다가오면 음원과 듣는 사람의 거리가 가까워져서 파장이 짧은 높은 음으로, 멀어져 가면 음원과 듣는 사람의 거리가 멀어져서 파장이 긴 낮은 음으로 듣게 되는 도플러 효과(Doppler effect) 때문이다(**그림 3-30**).

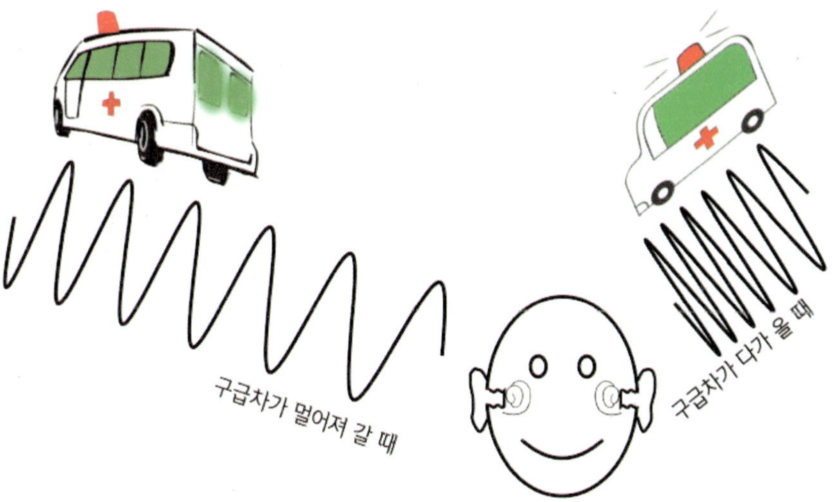

그림 3-30 도플러 효과

같은 높이, 같은 크기의 소리라도 발음체(음원)의 종류가 다르면 소리의 질이 다르게 느껴진다. 〈캐논 변주곡(Variations of the Kanon)〉을 George Winston의 피아노 연주로 들을 때와 Johan Pachelbel의 오르간 연주로 들을 때, 또 바이올린이나 첼로로 연주한 곡을 들을 때, 우리 국악기인 가야금으로 연주한 곡을 들을 때 각각 다른 느낌을 받는다. 그리고 같은 종류의 발음체라도 주의해서 들으면 각각의 발음체에서 나오는 소리에 그 발음체 고유의 특징이 있다. 이런 소리의 개성을 음색이라고 하며, 물리적으로는 그 소리에 포함되어 있는 배음의 구성 차이에 의해 설명된다(**그림 3-31**). 즉 소리의 높이는 주로 그 소리의 주파수에 의해서 결정되지만, 배음의 구성이 다르면 같은 높이의 소리일지라

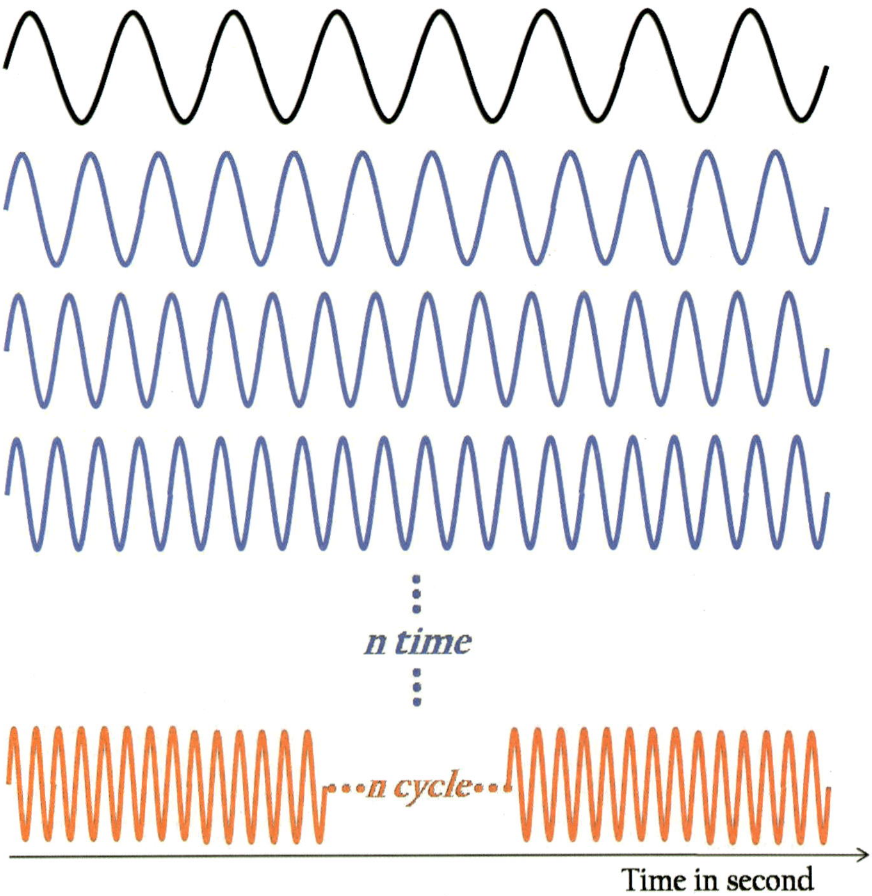

그림 3-31 기본음이 4 Hz인 소리의 정수배 배음(8, 12, 16, 20, ⋯ Hz)

도 다르게 인식한다. 이러한 차이를 음색이라 하고, 음색을 통해 서로 다른 소리의 느낌을 분별할 수 있게 되는 것이다. 순음을 제외한 모든 소리는 고유한 음정을 결정하는 기본음과 정수배인 고주파수가 합성되어 있다. 자연음의 경우 배음의 비율이 수시로 변한다. 소리를 처음 들었을 때, 같은 소리를 계속 들을 때, 그리고 은은한 여운을 남기면서 없어질 때는 자연음의 배음 비율이 달라지면서 음색을 달리 느낄 수 있기 때문이다. 이런 배음의 구성비는 전체적인 파형 윤곽(envelop)의 변화를 일으키고, 시간의 변화도 파형에 변화를 일으킨다.

음색은 서로 다른 주파수가 구성되는 비율, 기본음과 배음, 비배음의 구성 비율, 발음체(음원)의 종류와 진동 방법, 부분음의 분포와 강도, 시간에 따른 진폭의 변화와 같은 소리의 성분 차이에서 생기는 감각적 특징이라고 할 수 있다.

Your Questions & Comments

CHAPTER 4

청각전문가를 위한 의학 용어 기초

의학 용어는 어근(root), 접두사(prefix), 접미사(suffix), 결합모음(combining vowel), 그리고 어근과 결합모음이 합쳐진 결합형(combining form) 등으로 구성되어 있다. 이 구조는 몇 가지 간단한 규칙에 따라 변하는데, 이것만 이해하면 아무리 긴 단어도 쉽게 해석할 수 있다. 접두사와 어근은 바로 결합하고, 어근과 어근 사이, 어근과 접미사에는 결합모음 'o'를 넣는다. 그러나 한 단어에 여러 개의 어근이 있으면 결합모음 'o'는 생략하지 않지만 어근과 접미사 구조에서 접미사가 모음으로 시작하면 'o'를 생략한다.

예를 들어 'audiology'는 '듣기'나 '소리'를 뜻하는 어근인 'audi'와 결합모음 'o', '학문'을 뜻하는 접미사 'log', 그리고 '방법'을 의미하는 접미사 'y'의 결합이며 (-logy; process of study), 중간에 결합모음 'o'가 삽입된 형태이다. 그러나 'audiologist'는 'audio'와 'logy'를 결합한 'audiology'와 '~하는 사람, 특히 전문가'라는 의미의 접미사 'ist'가 결합한 것인데, 접미사인 'ist'가 모음으로 시작하기 때문에 결합형 'o'를 생략하고 'audiolog(o)ist'가 된 것이다.

의학 용어의 단어는 서로 결합하여 인체의 해부 생리와 정상 상태 또는 질병 상태 등을 표현하며, 일부 단어는 철자 하나로 그 의미가 변하는 경우가 많다. 청각신경병증을 의미하는 'auditory neuropathy'에서 신경병증의 'neuropathy'는 '신경'을 의미하는 'neuro'와 '병'을 의미하는 'path', '상태'나 '과정'을 의미하는 'y'가 결합하여 '신경병증'이라는 질병의 상태를 나타낸다. 귀의 통증을 의미하는 'otalgia'는 '귀'를 뜻하는 어근 'oto'와 '아픔'을 뜻하는 'alg', 그리고 '어떠한 상태'를 의미하는 'ia'가 만나 귀의 아픈 상태인 'ot(o)algia'가 된 것이다.

청각학에서 흔히 사용되는 결합형으로는 acou/o(소리), algesi/o(통증의 감수성), atel/o(부전), audi/o(소리, 청각), aur/i(귀), bi/o(생명), carcin/o(암), cepha/o(머리), cerebell/o(소뇌), cerumin/o(귀지), staped/o(등골), cerebr/o(대뇌), cervic/o(목), chondr/o(연골), chrom/o(색, color), cis/o[(절개(incision) 또는 절제(excision)와 같이 자르다], crani/o(두개), cyt/o(세포), 역/o(경막), electr/o(전기), encephal/o(en, ~안), cechal/o(머리, 뇌), esthesi/o(신경 지각), ganli/o(신경절), gli/o(신경교), gloss/o(혀), gnos/o(지식), hist/o(조직), hydr/o(물), my/o(근육), laryng/o(후두), later/o(외측), lymph/o(림프), mastoid/o(유양돌기), maxill/o(상악), mening/o, menigingi/o(막, 수막), morph/o(형태, 모양), muc/o(점막), myel/o(골수, 척수), myring/o(고막), tympan/o(고막, 중이), nat/i(출생), necr/o(죽은, 괴사), neur/o(신경), oste/o(뼈), ot/o(귀), ox/o(산소), phas/o(언어), phob/o(공포), pont/o(교), phyi/o(자연), plas/o(발생, 형성), plex/o(신경망), pneum/o(폐, 공기), psych/o(정신), rhin/o(코), salping/o(이관), seps/p(감염), somn/o(수면), son/o(소리), thalam/o(시상), top/o(위치), tom/o(자르다), tonsill/o(편도선), tox/o(독), trache/o(기관), ventricul/o(뇌실) 등이 있다.

접두사로는 a/an(없다/아니다), ab(떨어져), ad(향해서), auto(자신), ana(아래로부터 위로), ante(앞의), anti(반대의), bi(2개의), brady(늦은), cata(아래의), con(~와 같이, 동반), contra(반대의), dia(완전), dys(병적인), ec/ecto(밖으로), endo(안쪽), epi(위쪽), eso(속으로), eu(건전한), ex(바깥), exo(바깥, 외부), hemi(절반, 반쪽), hyper(지나친, 과도한), hypo(부족한), in(없다, 안으로), inter(사이의), intra(속의), macro(큰), mal(병적인), meso(중간의), meta(변한), micro(작은), neo(새로운), pan(모든), para(가까이, 비정상적인), per(통하여), peri(주위의), poly(많은), post(뒤로), pre(앞), pro(앞쪽), pseudo(거짓), re(다시, 원래대로), retro(뒤쪽의), semi(절반), supra(보다 위의), syn/sym(~함께), trans(가로질러) 등이 있다.

접미사로는 -ac/-al(~에 관련된), -cele(탈장), -coccus(pl. cocci, 구균), -crit(분리하다), -cusis(청각의 상태), -cyte(세포), -ectomy(절제, 잘라내다), -emia('혈액'의 상태), -emphraxis(폐색), -genesis(기원, 형성하는 상태), -gram(그림, 기록물), -ia(상태/과정), -ic(~에 관련된), -ist(~하는 사람, 주로 전문가), -itis(염증), -lysis(분리하다), -malacia(연화), -megaly(거대화), -ole(작은), -oma(종양, 혹), -opsy(관찰, 보기), -orrhea(분비, 배출), -osis(상태), -ous(~에 관한), -pathy(병적 과정), -phobia(공포증), -phonia(소리), -physis(성장하는 것), -plasia(증식, 형성하는 상태), -plasm(증식, 형성), -plasty(성형), -ptosis(하수, 아래로 처짐), -tomy(절개), -sclerosis(경화), -scope(눈으로 보는 기기), -stasis(조절, 정지), -stomy(절개), -trophy(영양 상태, 발육), -ule(작은), -y(과정 상태) 등이 있다.

사람을 포함한 고등동물은 세포(cell), 조직(tissue), 기관(organ), 계통(system), 개체(body)로 구성된다. 세포는 세포막(membrane), 핵(nucleus), 염색체(chromosome), 세포형질(cytoplasm) 등으로 구성되어 있다. 조직은 같은 목적으로 구성된 세포 집단으로 상피조직(epithelial organ), 근육조직(muscular tissue), 결합조직(connective tissue), 신경조직(nervous tissue) 등이 있다. 기관은 여러 가지 조직이 한 가지 목적을 위해 구성된 생체의 한 가지 구조물을 말하며 위, 소장, 대장, 안구, 와우 등이 있다. 계통은 한 가지 기능을 수행하기 위해 서로 협력하는 기관들의 모임을 말하며, 구강(oral cavity), 인두(pharynx), 식도(esophagus), 위(stomach), 소장(small intestine), 대장(large intestine), 간(liver) 등과 같은 기관으로 구성된 소화기계통(digestive system), 뼈와 관절로 구성된 골격계통(skeletomuscular system), 청각, 시각, 체성감각 등 감각기관으로 구성된 감각기계통(sensory system), 뇌와 척수의 중추신경계와 뇌신경, 척수신경, 자율신경 등 말초신경계로 구성된 신경계통(nervous system) 등이 있다. 개체는 기본 구성부터 여러 가지 계통이 유기적인 관계를 유지하는 신체를 말한다.

사람의 신체에는 많은 기관이 담겨 있는 공간이 있는데 이를 체강(body cavity)이라 한다. 체강은 위로부터 두개강(cranial cavity), 척추강(spinal cavity), 흉강(thoracic cavity), 복강(abdominal cavity), 골반강(pelvic cavity) 등이다. 두개강에는 뇌(brain)가 들어 있고, 척추강은 척수가 지나는 통로이다. 흉강은 흉막강(pleural cavity)과 종격(mediastinum)으로 나누어지고, 폐(lung), 심장(heart), 식도, 기관(trachea) 등이 들어 있으며, 복강에는 위, 대장, 소장, 간, 췌장 등이 들어 있다. 골반강에는 방광(urinary blader), 요관(ureter), 요도(urethra), 자궁(uterus) 등이 들어 있다.

신체 단면은 해부학적 연구를 위해 자르는 단면을 말한다. 이러한 단면으로는 앞과 뒤로 나누는 수직면인 전두면(frontal plane), 좌우로 나누는 시상면(sagittal plane), 위아래 수평으로 나누는 면인 횡단면(transverse plane)이 있다.

신체의 앞과 뒤, 위와 아래, 안쪽과 바깥쪽 등 그 방향에도 여러 가지 용어가 사용된다. 먼저 구심성(afferent)과 원심성(efferent)이 있다. 구심성은 신체 구석구석으로부터 중심(뇌나 심장)으로 향하는 것을 말하고, 원심성은 구심성과 반대로 중심으로부터 신체 구석구석의 바깥으로 향하는 것을 말한다. 몸의 안쪽은 중심 또는 중추성의 의미로 'central'을, 심부의 의미로 'deep'을 각각 사용한다. 이와 반대로 바깥쪽은 표면으로라는 의미로 'superficial'을, 중간은 'intermediate'를 사용한다. 중심 또는 구조물의 중앙으로부터 거리상 가깝다는 의미의 'proximal', 멀다는 의미의 'distal'을 사용하며, 정중선에 가까운 쪽을 'medial', 먼 쪽을 'lateral'이라 한다. 앞쪽은 'anterior' 또는 배(복부) 쪽이라는 의미의 'ventral'을, 뒤쪽은 'posterior' 또는 등 쪽이라는 의미의 'dorsal'을 사용하기도 한다. 위쪽은 'superior' 또는 뇌 쪽이라는 의미의 'cranial'을, 아래쪽은 'inferior' 또는 꼬리 쪽이라는 의미의 'caudal'을 사용한다.

Your Questions & Comments

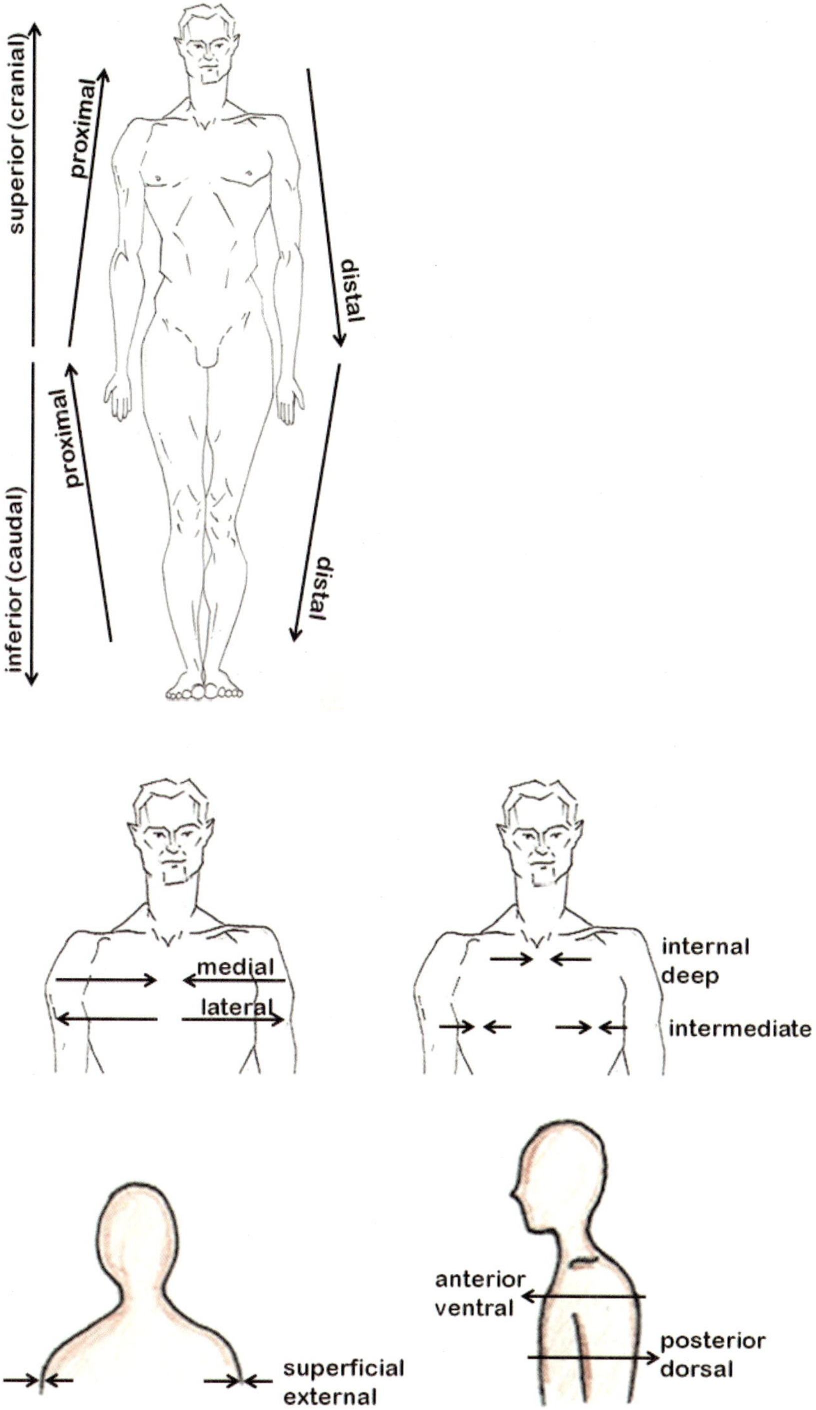
superior (cranial)
proximal
distal
proximal
inferior (caudal)
distal
medial
lateral
internal
deep
intermediate
anterior
ventral
posterior
dorsal
superficial
external

그림 4-1 인체의 방향

CHAPTER 5

청각기관 해부

'해부학'이라는 용어 'anatomy'는 '나누다'라는 의미인 'ana'와 '자르다'라는 의미인 'tomy'가 합성된 것으로, 해부학은 인체를 구성하는 각 부분의 기관이나 조직 등의 구조와 형태 그리고 상호 간의 관계를 규명하기 위하여 사람 몸의 구조를 형태학적(morphology)으로 연구하는 학문이다.

해부학의 학문적 연구는 연구 방법과 목적에 따라 세분한다. 연구 방법에 따라서는 신체 각 부분을 눈으로 관찰하는 육안해부학(gross anatomy), 현미경으로 세포(cytology)나 조직 등 미세 구조와 형태를 관찰하는 현미경해부학[microscopic anatomy, 또는 조직학(histology)이라고도 함], 정자와 난자의 수정부터 조직(histogenesis)과 기관(organogenesis) 그리고 개체의 발생과 성장을 관찰하는 발생학(embryology, developmental anatomy) 등이 있다.

연구 목적에 따라서는 해부학의 가장 기본적인 틀에 해당하며, 인체를 구성하고 있는 여러 기관을 유사한 기능을 수행하는 계통별로 나누어 육안으로 관찰하는 계통해부학(systematic anatomy), 질병이나 사망의 원인 등을 규명하는 병리해부학(pathologic anatomy)과 법의해부학(forensic anatomy) 등이 있다. 또 육안해부학은 인체의 구조와 기능이 서로 관련 있는 기관들끼리 묶어 연구하는 계통해부학, 인체를 특정 부위로 구분하여 각 부위의 구조를 밝히는 국소해부학(regional anatomy 또는 topological anatomy), 그리고 해부학이 규명한 지식을 특정한 관련 학문 분야에게 이용하기 위한 응용해부학(applied anatomy) 등이 있다.

청각기관은 감각기계통(sensory system)의 기관인 귀, 신경계통(nervous system)의 중추신경(central nervous system)에 해당하는 청각중추, 말초신경(peripheral nervous system)의 하나인 제8뇌신경으로 구분한다. 귀의 외이, 중이, 내이는 감각기관에 해당하고, 내이부터 청각중추를 연결하는 청신경(제8뇌신경)은 말초신경에, 그리고 청각중추는 중추신경에 해당한다.

감각기계통에는 시각, 청각, 평형감각, 체성감각 등이 있다. 시각은 광선을 수용하는 안구(orbit)와 그 부속 기관으로 구성되어 있다. 안구는 전두골(frontal bone), 접형골(sphenoid bone), 상악골(maxillar bone) 등으로 구성된 안와 안에 위치한다. 빛을 굴절시키는 공막(sclera), 각막(cornea), 수정체(lens), 모양체(ciliary body), 홍체(iris), 초자체(hyaloid) 등과 시신경이 나가는 시신경유두(optic papilla, blind spot) 등이 있다. 체성감각은 척수신경 후근의 감각신경 가지를 통해 느끼는 촉감, 온도 감각, 몸의 위치 감각, 통증 감각 등 온몸의 감각을 말하며, 피부가 수용하는 표면 감각과 몸 안 각종 조직의 수용기가 수용하는 심부 감각이 있다. 이러한 감각은 온도, 기계, 화학 등의 여러 가지 수용기로부터 정보를 수집하여 척수와 뇌신경을 통해 느낀다.

신경계통은 신체 내부와 외부의 자극에 대해 적절한 호르몬 분비와 근육운동으로 빠르게 반응할 수 있도록 조절하는 인간 개체의 중앙제어 시스템이며, 중추신경계와 말초신경계로 구분된다.

중추신경계에는 뇌(brain)와 척수(spinal cord)가 있다. 뇌는 단단한 두개골 안쪽에 담겨 보호받고 있으며, 각 부분의 명칭은 두개와 마찬가지로 전두엽(frontal lobe), 두정엽(parietal lobe), 후두엽(occipital lobe), 측두엽(temporal lobe) 등이다. 전두엽은 외부 자극에 집중하고 인간의 동작을 계획 · 실행하는 창조적인 활동을 하는 중추이며, 후두엽은 시각과 이해(comprehension), 두정엽은 감각과 운동 등 공간적인 처리, 측두엽은 청각과 언어 자극을 수용하고 분석 · 처리하여 의사소통을 담당하는 중추이다.

이 중추영역들은 서로의 신경 정보를 전달할 수 있으며, 신경 정보 전달에 관여하는 섬유의 종류로는 연합섬유(association neurofiber), 교련섬유(commissural neurofiber), 투사섬유(projection neurofiber)가 있다. 연합섬유는 같은 쪽 반구 사이, 교련섬유는 서로 다른 반구 사이, 투사섬유는 대뇌 바로 아래 구심성 통로와 원심성 통로 사이의 정보 전달에 각각 관여한다.

두개저(skull base)에는 커다란 구멍이 있으며, 이를 대후두공(greater occipital foramen/foramen occipitale magnum)이라 한다. 이곳을 통해 뇌가 두개골 밖으로 빠져나와 뇌간과 척수를 통해 인체 각부와 연결된다. 뇌는 대뇌(cerebrum), 뇌간(brainstem), 소뇌(cerebellum) 등으로 나누어지며, 뇌간은 간뇌(diencephalon), 중뇌(midbrain), 교(pons), 연수(medulla oblongata)를 모두 포함한다.

대뇌는 신체 감각 수용기로부터 받아들인 다양한 신경 정보를 통합하여 대응 방안을 판단하고 계획하는 감각과 운동의 중앙 통제 센터이다. 대뇌는 전체 뇌 무게의 80%를 차지하는 가장 큰 부분으로 좌우 2개의 반구(hemisphere)가 대뇌 피질(cortex), 대뇌 수질(medullar), 변연계(limbic system), 대뇌 기저핵(basal ganglia) 등으로 구성되어 있다. 대뇌 피질은 대뇌 겉 부분에 많은 주름을 가진 2~4 mm 두께의 회백질이다. 약 140억 개의 신경세포가 모여 있으며, 감각과 운동, 연합 영역으로 나누어진 최고 중추로서 이성적인 행동을 통제한다. 대뇌 수질은 대뇌 피질 바로 안쪽에서 피질과 같은 영역으로 구분한다. 대뇌의 피질 및 수질 내 여러 중추는 서로 연결되어 있다. 이곳의 신경섬유는 축색(axon)이 수초화(myelination)된 유수신경섬유이며, 이 때문에 하얗게 보인다. 기저핵은 수질 깊숙한 곳에 모여 있으며, 대뇌 피질과 척수 사이에서 운동과 감각 정보의 중계소 역할을 한다. 변연계는 대뇌 반구 내측 하단에 있는 부분으로 감정, 정서, 행동 동기 등에 관여하고 대뇌 피질의 의식적 기능과 뇌간의 무의식적 기능을 서로 연결한다.

간뇌는 인체의 내적 · 외적 자극에도 불구하고 생리학적 안정 상태를 유지하려는 성질인 항상성(homeostasis) 중추이며, 시상(thalamus)과 시상하부(hypothalamus), 내분비를 관장하는 뇌하수체(Pituitary gland)와 송과샘(pineal gland) 등이 있다. 시상은 간뇌의 대부분을 말하며, 감각과 운동에 관한 신경 정보를 통합하고 일시 기억하면서 대뇌와 말초로 분배한다. 시상하부는 내분비계와 자율신경계를 조절하여 체온의 유지, 섭식 조절, 생식기능 조절, 삼투압 유지와 같은 항상성을 유지하는 중추이다. 뇌하수체는 신경 호르몬 분비에 관여하는 뇌하수체후엽과 신경 호르몬의 지배를 받아 기관의 호르몬 분비를 조절하는 뇌하수체전엽이 있다. 송과샘은 간뇌의 뒷부분에서 멜라토닌을 야간에 집중적으로 분비하여 사람이 밤에 쉬게 하고 생체 리듬을 조절한다.

중뇌는 간뇌와 교 사이에 위치하며 중뇌개(tectum), 중뇌수도, 중뇌피개 등으로 구분한다. 중뇌개는 중뇌의 천정이라는 뜻이며, 움직이는 물체에 시야를 조절하는 상구(superior colliculus)와, 청각 정보를 처리하는 하구(inferior colliculus)가 있다. 뇌신경인 동안신경과 활차신경이 중뇌로 들어간다. 교는 중뇌와 연수 사이에 있으며, 연수와의 접합부를 통해 외전신경, 안면신경, 청신경이 뇌간(교)으로 들어간다. 연수는 뇌의 가장 아랫부분으로 뒤로 소뇌와 연결되고, 아래로 척수와 직접 연결된다. 12쌍의 뇌신경 중 교로 들어가는 외전신경, 안면신경, 청신경과 뇌간을 통하지 않고 중추로 직접 연결되는 후각신경을 제외한 설하신경, 설인신경, 미주신경 등 8쌍이 연수를 통해 뇌간으로 들어간다. 몸의 평형, 직립 전진, 머리를 제외한 전신의 신경감각(특히 촉각) 등의 감각섬유가 있고, 호흡중추, 기침, 재채기 발성 중추, 심장 및 혈관 중추, 저작 및 연하 중추, 구토 및 타액 중추, 발한 중추 등이 분포하여 생명 유지에 가장 중요한 역할을 담당한다. 수의 운동에 관한 신경 정보 중 척수에서 교차하는 약 20%를 제외한 약 80%가 이곳에서 교차하여 좌우 대뇌 반구 정보가 반대쪽 신체를 지배하게 된다.

소뇌는 중뇌, 교, 연수와 서로 신경 정보를 주고받으면서 몸의 평형과 이를 위한 근육의 정상적인 긴장 유지 등을 조절하며 전신 운동 기능을 담당하는 정밀 제어 중추이다.

척수는 연수(medulla) 아래로 척추(vertebrae)의 보호를 받으며, H자 모양으로 된 회백질(gray matter)과 겉을 싸고 있는 둥그런 모양의 백질(white matter)로 구성된다. 척수는 척추의 부위에 따라 크게 경수(cervical spinal cord), 흉수(thoracic spinal cord), 요수(lumbar spinal cord), 천수 또는 선수(sacral spinal cord), 미수(coccygeal spinal cord) 등으로 구분된다. 척수의 기능은 뇌에서 보

내는 신경 정보를 온몸에 분포하는 말초신경으로, 반대로 온몸에 분포하는 말초신경의 정보를 뇌로 보내는 가교 역할과 생존에 관련한 다양한 정보에 대해 뇌를 거치지 않고 빠르게 반응하는 다양한 반사를 제어하는 역할을 한다. 반사 제어는 자율신경계의 반사에도 관여하는데 교감신경과 부교감신경 모두 작용하여 내장의 기능을 조절한다.

말초신경계는 대뇌와 척수의 중추신경계를 제외한 나머지 대부분으로 인간의 의식에 관련되는 신경 정보의 전달 통로 역할을 하며, 체성신경(somatic nervous system)과 자율신경(autonomic nervous system)이 있다. 체성신경은 뇌신경(cranial nerve, CN)과 척수신경(spinal nerve)으로, 자율신경은 교감신경(sympathetic nerve)과 부교감신경(parasympathetic nerve)으로 나뉜다.

12쌍의 뇌신경은 비강의 위쪽 점막에 있는 후각세포(olfactory cell)로 냄새에 관한 정보를 수용하고 처리하며 감각신경인 후각신경(olfactory nerve, CN I), 시각 정보를 처리하며 감각신경인 시신경(optic nerve, CN II), 안구 회전 운동, 동공 수축, 각막 운동 등에 관여하며 운동신경이고 자율신경인 동안신경(oculomotor nerve, CN III), 동안근(ocular muscle) 가운데 상사근(superior oblique)을 지배하여 안구 운동에 관여하며 뇌신경 중 가장 작은 운동신경인 활차신경(trochlear nerve, IV CN), 얼굴과 입의 감각 정보와 씹는 운동에 관여하는 혼합신경인 삼차신경(trigeminal nerve, CN V), 외측 직근(lateral rectus muscle)을 지배하여 안구의 외전(abduction) 운동에 관여하는 운동신경인 외전신경(abducens nerve, CN VI), 얼굴 표정과 맛, 눈물과 침 분비 등에 관여하는 혼합신경인 안면신경(facial nerve, CN VII), 청각과 전정에 관여하는 감각신경인 청각전정신경(vestibulocochlear nerve, CN VIII), 입안 감각, 침 삼킴과 이하선의 침 분비, 혈관 내 압력 및 화학 수용기에 의한 감각 등에 관여하며 혼합신경인 설인신경(glossopharyngeal nerve, IX CN), 내장기관과 근육 및 원심성 감각에 관여하며 혼합신경인 미주신경(vagus nerve, CN X), 입안, 목, 어깨 근육의 일부 운동에 관여하는 운동신경인 부신경(accessary nerve, CN XI), 혀의 근육 운동에 관여하는 운동신경인 설하신경(hypoglossal nerve, CN XII)이 있다. 이 뇌신경 중에서 후각신경, 시신경, 청각전정신경은 구심성 감각신경이고, 동안신경, 안면신

표 5-1 뇌신경의 분류

		체성 운동	내장 운동	내장 감각	체성 감각
감각	I 후각(olfactory)			○	
	II 시각(optic)				○
	VIII 청각전정 (vestibulocochlea)				○
운동	III 동안(oculomotor)	○	○		
	IV 활차(trachlea)	○			
	VI 외전(abducens)	○			
	XI 부(accessory)	○			
	XII 설하(hypoglossal)	○			
혼합	V 삼차(trageminal)	○			○
	VII 안면(facial)	○	○	○	○
	IX 설인 (glossopharyngeal)	○	○	○	○
	X 미주(vagus)	○	○	○	○

경, 설인신경, 미주신경은 부교감신경과 불수의근 및 샘(gland)을 지배한다(**표 5-1**).

안면신경은 안면표정근과 두경부의 골격근을 지배하는 운동신경이며, 혀 앞쪽 $\frac{2}{3}$의 미각, 이개와 외이도 감각을 담당하는 감각신경이다. 아울러 눈물샘(lacrimal gland)과 악하선(submandibular gland), 이하선(parotid gland), 설하선(sublingual gland)에서의 눈물과 침 분비를 조절하는 부교감신경이 있다. 안면신경핵은 청신경과 마찬가지로 연수와 접하는 교의 망상체 복외측부에 있고 여기서 뇌간 밖으로 나온다. 이후 내이도와 안면신경관을 지나 경유돌공(stylomastoid foramen)을 통해 외부로 빠져나간다. 안면에서는 측두분지(temporal branch), 관골분지(zygomatic branch), 협분지(buccal branch), 하악분지(submandibular branch), 경부분지(cervical brancd), 후두분지(occipital branch) 등으로 분포하면서 안면표정근을 지배한다. 등골근분지는 안면신경관에서 갈라져서 중이의 등골근 수축을 지배한다. 대추체신경(greater petrosal nerve)은 안면신경이 원줄기에서 갈라져 교감신경과 연락되어 누선, 비선, 구개선에 분포하면서 각종 샘 분비를 지배한다. 고삭신경(chorda tympani nerve)은 안면신경관 하단에서 분지하여 설신경(lingual nerve)과 연락하며, 부교감성 섬유는 악하선과 설하선을 지배하고, 지각성 섬유는 혀 앞쪽 $\frac{2}{3}$ 부분의 미각을 지배한다.

척수신경은 경수에서 8쌍, 흉수에서 12쌍, 요수와 천수에서 각각 5쌍, 미수에서 1쌍으로 모두 31쌍으로 구성되어 있다. 온몸의 말초신경과 신경 정보를 주고받는 척수신경은 중추신경인 척수에서 추간공(intervertebral foramen)을 통해 빠져나와 전지(anterior ramus)와 후지(posterior ramus)로 나누어진다. 전지는 체간의 복측과 측면의 모든 사지를 지배하고, 후지는 체간의 배부를 지배한다. 흉수의 척수신경은 서로 연결되지 않으나 경수, 요수, 천수는 같은 쪽 척수신경이 서로 연결되어 척수신경총(spinal nerve plexus)을 이룬다. 척수신경총은 제1경신경부터 제4경신경의 전지로 구성되어 턱, 귀 뒤, 목 전방 외측, 앞쪽 가슴 상부 피부를 지배하는 경신경총(cervical plexus), 제5경신경부터 제1흉신경의 전지로 구성되어 어깨와 상지를 지배하는 완신경총(branchial plexus), 제1요신경부터 제4요신경 전지로 구성되어 대퇴 앞쪽과 안쪽 근육, 하복부, 외생식기, 하퇴의 앞쪽 내측 피부를 지배하는 요신경총(lumbar plexus), 제4요신경부터 제4천신경 전지로 구성되어 둔부, 회음부, 외음부, 대퇴 후부, 하퇴 및 발의 근육과 피부를 지배하는 천공신경총(sacral plexus), 제5천공신경과 미골신경으로 구성되어 항문 주위 피부를 지배하는 미골신경총(coccygeal plexus)이 있다.

자율신경은 체신경계와 달리 의식적으로 조절할 수 있는 대뇌의 지배를 받지 않는다는 의미로 붙은 이름이다. 하지만 시상하부와 중추신경 등의 지배를 받고 있어서 어느 정도 조절이 가능하다. 평활근(smooth muscle)과 심장근, 외분비샘(exocrine gland)과 일부 내분비샘(endocrine gland) 등을 조절하여 항상성 유지에 관여한다. 교감신경은 원심성 말초신경으로 혈압 상승, 혈관 수축, 괄약근 수축 등을 담당하며, 부교감신경은 교감신경과 길항 작용을 한다.

5.1 외이

감각계통 감각기관 중의 하나인 귀는 외이(external ear), 중이(middle ear), 내이(inner ear)로 구성된다. 외이에는 이개와 외이도가 있으며, 고막을 경계로 중이와 구분된다. 고막은 상피층을 외이로, 섬유층, 점막층을 중이로, 그리고 고유층을 경계로 구분할 수도 있지만 소리 전달에 있어서 물리적 특성의 변환 및 중이 구조물과의 관계 등을 고려하여 중이로 구분한다. 따라서 중이는 고막으로 막혀 있는 중이강(고실)과 유양동, 이관, 이소골 등이 포함되며, 내이와의 경계는 등골 족판까지이다. 내이는 족판과 밀착되어 있는 와우의 난원창부터 단단한 뼈로 보호받고 있는 미로 전체이다.

외이는 청각기관 중 가장 바깥쪽에 있는 이개(pinna, auricle)부터 소리가 지나가는 동굴인 외이도[external auditory canal(EAC), external auditory meatus(EAM)]가 있다.

이개는 탄성연골로 골격을 이루고 피하조직이 적은 얇은 피부로 덮여 있으며, 피하조직이 적어서 동상에 걸리기 쉽다. 구조로 이륜(helix), 주상와(scaphoid fossa), 삼각와(triangular fossa), 이개강(concha cavity), 이주(tragus), 대이주(antitragus), 주간절흔(intratragic incisure), 이수(lobule) 등이 있다.

이륜은 이개의 맨 위쪽에 있으면서 약간 안쪽으로 말린 듯이 돌출된 부분이다. 주상와는 이륜 바로 아래 함몰된 부분을 말하고, 삼각와는 주상와 앞쪽에서 함몰된 부분을 말한다. 이개강은 이개가 컵 모양으로 모아져서 생긴 부분을 말하며, 외이도 바로 앞 공간을 이개강(cavum concha), 이개강 바로 위 공간을 이개정(cymba concha)이라 한다. 이주는 외이도에서 얼굴 쪽으로 세모로 돌출된 부분이고, 대이주는 이개의 뒤쪽 부분으로 이개강 하부를 감싸고 있는 부분이다. 주간절흔은 이주와 대이주가 아래쪽으로 내려와서 만나 V자 모양을 이룬 곳을 말한다. 이수는 이개의 맨 아랫부분으로 연골이 없어서 말랑말랑한 부분이다.

이개에는 뇌신경인 삼차신경과 미주신경, 척수신경인 제2, 3경추신경이 분

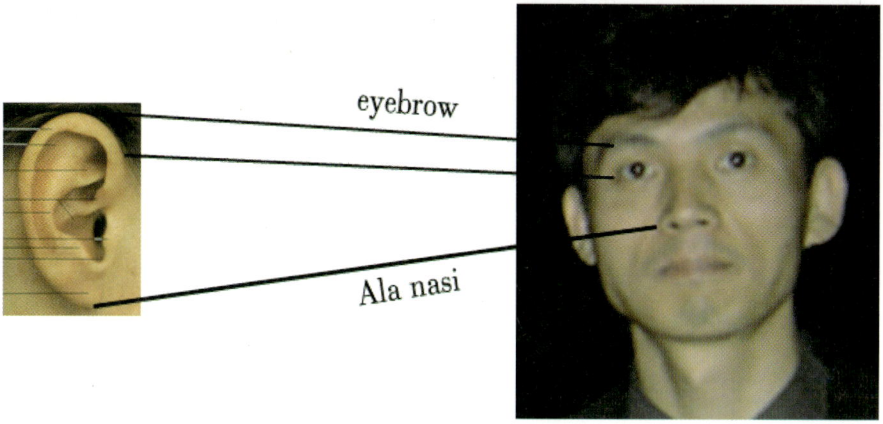

그림 5-1 이개의 상하 크기는 이륜 상단의 끝이 눈썹 상단과, 이수 하단의 끝이 비익과 각각 같은 위치일 때 미용상 이상적이다.

포한다. 개나 고양이, 토끼와 같은 동물들이 소리가 들리면 귀를 쫑긋하는 모습을 볼 수 있는데, 이와 같이 음원을 향해서 이개를 움직이는 것을 이개반사(preyer reflex)라고 한다. 사람도 안면신경과 후이개신경의 지배를 받는 이개근(auricular muscle)이 있으나 근육이 많지 않아 이개반사가 퇴화하였다. 성인의 이개 크기는 이륜 상단부터 이수 하단까지 상하 길이가 6.3~6.5 cm, 너비는 약 3.5 cm 정도로 상하와 너비의 비가 약 2:1 정도이다. 이개의 위치는 이륜 상단의 끝이 눈썹 상단과, 이륜 하단의 끝이 비익(콧방울, ala nasi)과 같을 때 미용상 이상적이라고 본다(**그림 5-1**). 단순히 이개에만 기형이 있거나 외상에 의해 없어지더라도 미용의 문제로 힘들 수 있겠지만 자각할 정도의 청력손실은 나타나지 않는다.

외이도는 이개강 안쪽의 입구부터 고막까지 약 3~3.5 cm 정도의 관으로, 직경이 가로 9 mm, 세로 6.5 mm 정도이다. 입구 쪽보다 고막 가까이의 안쪽이 약 2~2.5 cm 정도 높으며, 위에서 보면 모양이 곧바르지 않고 앞쪽으로 휘었다가 후상방으로 올라간 후 다시 전하방으로 내려오는 S자 모양의 굴곡을 이루고 있다. 외이도 안쪽과 고막을 눈으로 관찰하려면 이러한 구조적 특성을 고려하여 이개를 뒤쪽 위로 당겨야 한다. 외이도의 안쪽이 높고 S자 모양으로 굴곡을 이루는 것은, 이물로부터 고막을 보호하고 고막이 적절한 복원력을 가지고 진

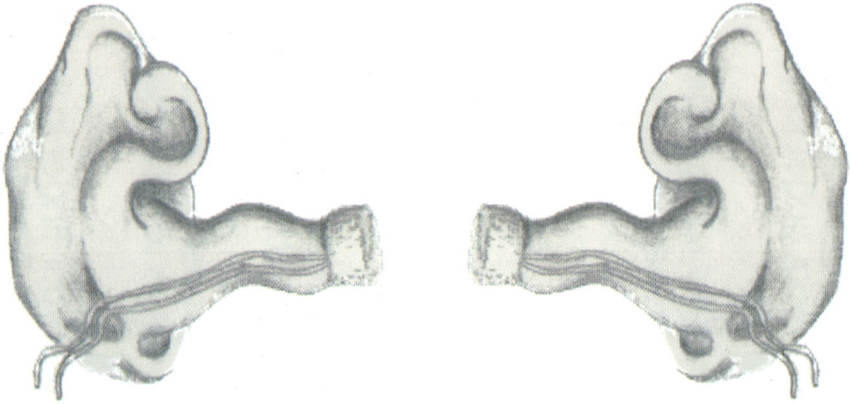

그림 5-2 이개강과 외이도가 포함된 귀본(인상, impression)으로 본 외이

동할 수 있도록 하며, 온도와 습도를 유지하는 데 도움이 된다. 유아의 외이도는 완전히 성장하기까지 두개골의 발육과 관련해서 직경이 작고, 길이는 아래쪽보다 위쪽이 길다. 외이도의 바깥쪽으로 $\frac{1}{3}$ 부분은 이개의 탄성연골이 안쪽으로 연속하여 관을 이룬 부분으로 연골부(cartilage portion)라 하며, 안쪽으로 $\frac{2}{3}$ 부분은 단단한 두개골 부분으로 골부(bony portion)라 한다.

연골부는 완전한 관이 아니며, 얇은 판을 동그랗게 말았을 때 맞닿는 부분처럼 한 부분이 불완전한 형태이다(외이도 연골절흔, incisure of cartilagenous meatus, Santorini notch). 이러한 구조적 특징 때문에 외이도를 움직일 수 있는 여유가 생기며, 이 결손 부분을 통해 혈관과 신경이 지나간다. 그렇지만 한편으로 이 결손 부분은 염증이 중이 등의 안쪽으로 전달되는 통로가 되기도 한다. 연골부의 피부에는 작은 이모낭(hair follicle)과 이모, 피지선(sebaceous gland), 이구선(ceruminal gland)이 있다. 2개의 샘에서는 지방성 황갈색 색소 과립의 액체가 분비되며, 이구선에서 분비되는 액체에는 항균기능이 있다. 목욕 후 면봉으로 외이도를 닦으면 누렇게 되는 것은 이 때문이다. 이 액체가 결합하여 귀지(이구, cerumen/ear wax)가 되어 외이도 피부를 보호한다. 우리나라 사람은 대부분 이러한 과정으로 마른 귀지가 만들어지지만 일부는 젖은 귀지가 분비되며, 서양인은 절반 가까이 젖은 귀지를 분비한다.

골부는 측두골의 여러 부분이 모여서 만들어진 관이다. 연골부와 마찬가지로 결손이 있으며, 이를 고막절흔(tympanic incisure, Rinvin's notch)이라 한다. 골부 외이도의 직경은 고막으로부터 바깥쪽으로 5 mm 정도가 가장 좁은데, 이 부분을 협부(isthmus)라고 한다.

외이도는 삼차신경과 미주신경 지배를 받으며, 외이도를 면봉으로 긁을 때 재채기가 일어나는 것이나 통증이 심한 것은 미주신경 반사(vagal reflex) 때문이다.

외이도에 이물이 있거나 기형으로 막히면 그 정도의 차이는 있겠으나 난청을 자각할 수도 있다.

Your Questions & Comments

5.2 중이

중이는 측두골(temporal bone) 안쪽에서 바깥으로 외이도 골부와 연결되어 있다. 중이 공간은 중이강(tympanic cavity)이라고 한다. 중이강은 외이도와 고막(tympanic membrane, ear drum)으로 구분되며, 이곳은 공기로 가득 차 있다. 추골(malleus), 침골(incus), 등골(stapes)의 이소골 연쇄(ossicle chain)는 중이강 상부 공간에 떠 있는 모습이다. 이내근인 등골근(stapedial muscle)과 고막장근(tensor tympani muscle)은 소리 자극, 침 삼킴 등으로 수축하며, 등골근의 경우 강한 자극으로부터 상부 청각기관을 보호하는 역할도 한다. 중이강 뒤쪽에는 중이강과 마찬가지로 공기로 가득 찬 유양동(mastoid antrum)이 유양동구(aditus ad antrum)로 연결되어 있다. 중이강 앞쪽에는 중이강과 유양동을 환기하는 이관(Eustachian tube)이 있다.

중이강은 측두골 내부에 오목렌즈 모양의 6개 벽이 있는 공간이다. 이 공간의 벽은 점막으로 덮여 있고, 공간 안은 외부와 비슷한 기압의 공기로 채워져 있

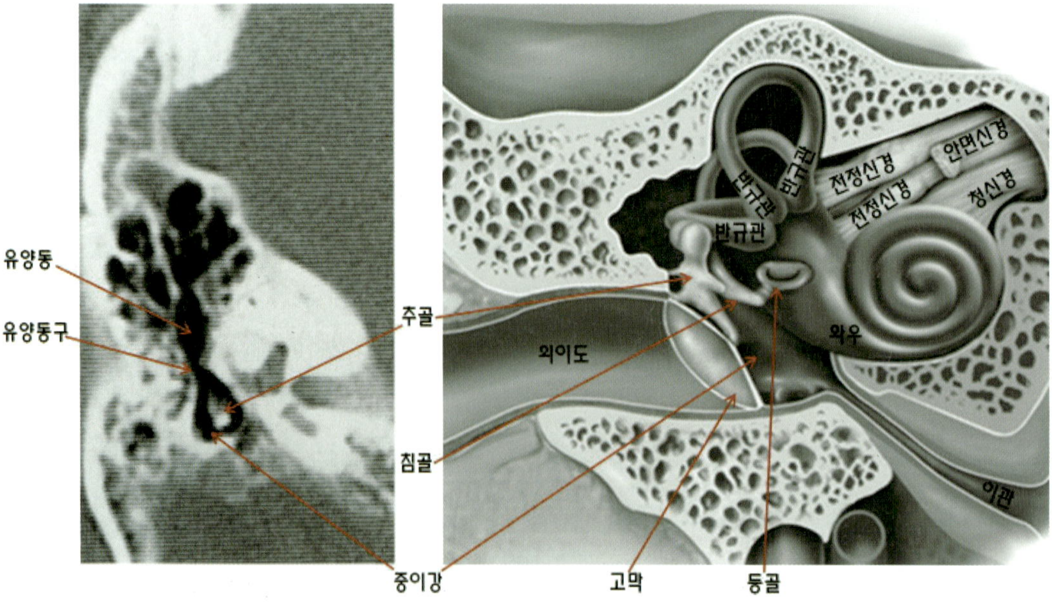

그림 5-3 중이

다. 여섯 면 중에서 앞쪽으로는 이관을 통해 비인강(nasopharyngeal cavity)과 연결되어 있고, 위쪽으로는 중두개와(middle cranial fossa)와 접해 있다. 안쪽으로는 와우가 접해 있는데 등쪽 위로 난원창(전정창, oval window), 등쪽 아래로 정원창(와우창, round window)이 있다. 바깥쪽으로는 고막이 있으며, 아래쪽으로는 경정맥구(jugular bulb)와 골벽이 있다. 맥동성 이명은 중이강 아래로 지나는 혈관(내경동맥 등)의 맥박음에 의한 것일 수도 있다. 뒤쪽으로는 머리 쪽으로 유양동과 연결되는 유양동구가 있다. 이소골과 이내근은 고실 공간 상부에 떠 있는 모습이다. 중이강에는 이관 등으로 설인신경이, 이하선으로 교감, 부교감의 자율신경이, 고막장근으로 삼차신경이, 등골근으로 안면신경이 각각 분포한다.

고막은 두께 0.1 mm, 가로 9~11 mm, 세로 8~9 mm 정도 크기의 투명한 타원형이다. 안쪽이 움푹 파인 고깔 모양의 얇은 막으로, 중심으로부터 아래쪽 고막은 외이도와 거의 직각을 이루고 위쪽 고막은 외이도 쪽으로 경사를 이루며, 타원은 중심축으로부터 40~50° 정도의 경사를 보인다. 고막은 매우 얇은 막이지만 조직학적으로 피부층(상피층, stratum cutaneum, epidermal layer), 고유층(섬유층, stratum proprium, fibrous layer), 점막층(stratum mucosum, mucous layer)의 세 층으로 형성되어 있다. 피부층은 외이도 피부의 연장이며,

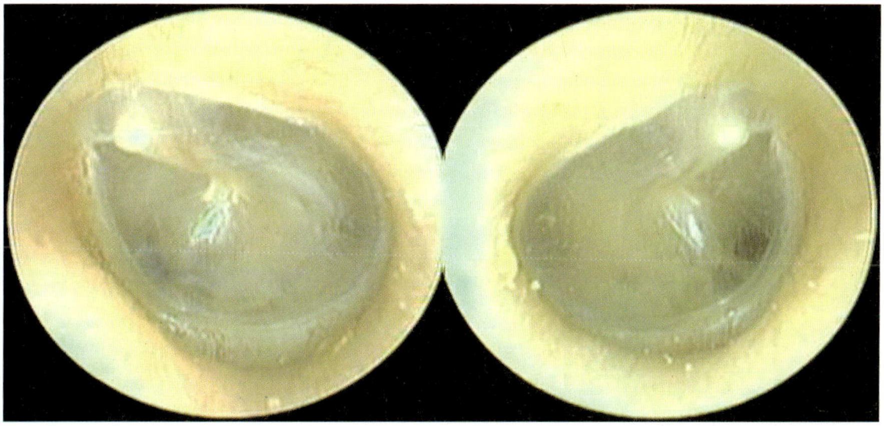

그림 5-4 정상 고막의 모습. 왼쪽 사진에서 왼쪽 아래 7~8시 방향의 빛 반사는 광추이며, 왼쪽 위 10~11시 방향 윤곽은 추골이다. 오른쪽 사진에서는 수평으로 대칭 위치가 광추와 추골이다.

고유층은 탄력섬유로 된 결체조직이고, 점막층은 고실(tympanic cavity) 점막의 연장이다. 고막에는 제(고막배꼽, umbo), 광추(cone of light), 긴장부(pars tensa), 이완부(pars flaccida) 등이 있다.

배꼽(제)은 고깔 모양의 고막에서 중앙 안쪽으로 파인 곳을 말하며, 이곳은 고막과 밀착되어 있는 추골(malleus)의 끝 부분인 추골병(handle of malleus) 맨 끝 부분이다. 고막은 외이도를 통해 관찰할 수 있으며, 어두운 외이도를 관찰하기 위해 빛을 비추는 이경(otoscope)을 사용한다. 이경으로 고막을 향해 빛을 비추면 빛과 직각을 이루는 고막 하단에서 빛이 반사되는데, 이를 광추라고 한다. 광추는 사진이나 그림을 보고 고막의 방향을 결정할 수 있는 좋은 단서가 된다. 만약 광추가 중심으로부터 오른쪽 하단으로 보이면 오른쪽 고막, 광추가 왼쪽 하단으로 보이면 왼쪽 고막임을 의미한다. 고막 안쪽에 있는 추골병의 위쪽 전방으로 하얀색 짧은 돌기가 추골의 단돌기(short process)이며, 이를 기준으로 앞뒤로 추골추벽(malleolar fold)을 볼 수 있다. 추골추벽을 경계로 위쪽을 이완부, 아래쪽을 긴장부라 한다.

고막은 중이를 보호하고 매질 특성이 달라지면서 나타나는 음향 손실을 보상하는 데 중요한 역할을 한다. 고막이 손상되면 자각할 수 있는 정도의 청력손실이 나타날 수 있고, 목욕이나 수영 중 물방울이 맺히면 자신의 목소리가 크게 들리기도 한다(자성강청, autophony).

이소골 연쇄는 3개의 이소골이 연골 관절로 연결되어 있다. 고막은 외이도로 들어온 음향 에너지를 이소골 연쇄를 움직이는 기계적 에너지(mechanical energy)로 바꾼다. 이소골 연쇄의 기계적 에너지는 와우 내부 림프의 파동인 수력 에너지(hydrauric energy)로 다시 변환된다. 청각기관에서 중이 구조물들은 이렇게 에너지 형태를 바꾸는 변환기 역할을 한다. 아울러 서로 다른 저항의 매질을 통과하면서 손실한 에너지를 보상하는 증폭기 역할도 한다. 이러한 구조물의 변환과 증폭은 고막이 테크노 댄스를, 이소골들이 브레이크 댄스를, 그리고 이소골 연쇄의 마지막인 등골이 탭 댄스를 추면서 발생한다.

추골은 이소골 중에서 가장 크고(약 7~8 mm 길이) 두부(head), 경부(neck), 장돌기(long process), 단돌기(short process), 병(manubrium, handle

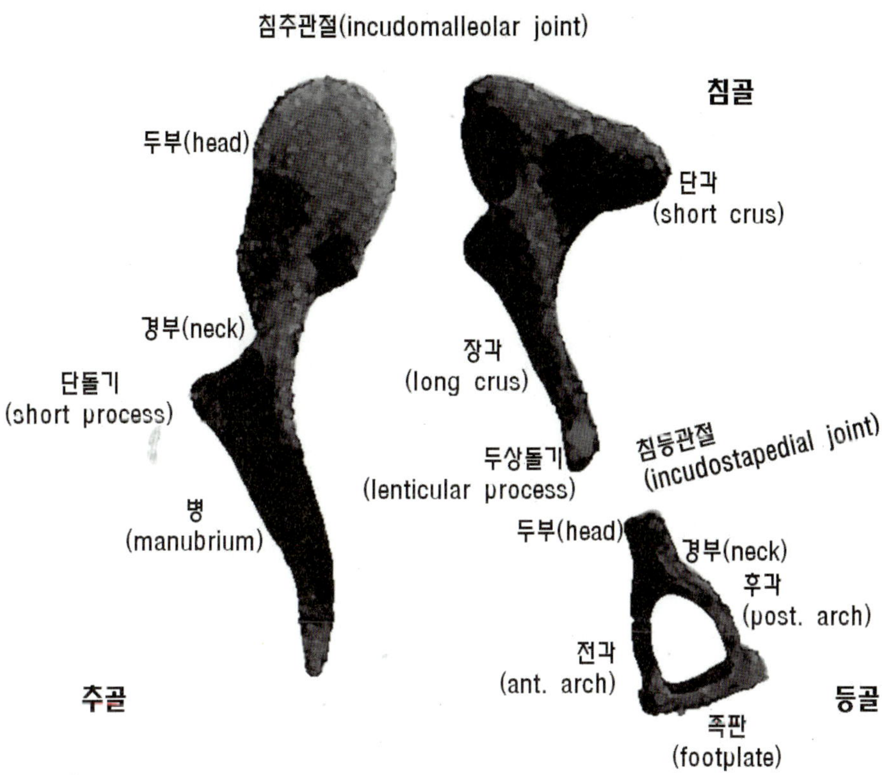

그림 5-5 이소골과 명칭

of malleus)으로 구분된다. 추골의 병이 고막의 섬유층과 밀착되어 있고, 두부(head)가 침골의 체부와 침추관절(incudomalleolar joint)을 이룬다. 추골은 전 · 상 · 외추골인대(anterior, superior, and lateral ligament of mallus)라는 세 인대의 지지를 받아 중이강 상부에 떠 있다.

침골은 체부(body), 장각(long crus), 단각(short crus), 두상돌기(lenticular process)로 구분된다. 체부가 추골의 두부와 침추관절을 이루고, 장각의 끝 부분인 두상돌기가 등골 두부와 침등관절(incudostapedial joint)을 이룬다. 후 · 상침골인대(posterior and superior ligament of incus)는 추골이 중이강에서 떠 있도록 지지한다.

등골은 우리 몸에서 가장 작은 뼈로 두부(head), 경부(neck), 전각(anterior cura/arch), 후각(posterior cura), 족판(footplate)으로 구분된다. 두부가 침골의

두상돌기와 침등관절을 이루고, 족판의 윤상인대(annular ligament)가 난원창에 밀착되어 있다. 난원창은 밀착된 등골 족판의 운동에 의해 내이 림프의 파동 운동으로 파급된다.

등골근은 중이강 후벽에서 나오는 작은 융기(추체융기, pyramidal eminance)로부터 나와 등골의 뒤쪽 경부에 연결되는 근육이다. 강한 소리가 들리면 안면신경의 지배를 받아 수축하여 내이를 보호하는 역할을 한다. 등골근이 수축되면 고막이 바깥쪽으로 팽창하면서 긴장하여 음향 저항을 높인다. 높은 음향 저항은 내이 청신경으로 진행하는 소리의 강도를 낮춰 준다. 포유동물의 경우 한쪽 귀에 강한 소리를 주더라도 두 귀의 등골근이 동시에 수축한다.

고막장근은 이관의 상부로부터 나와 추골의 경부에 연결되는 근육이다. 강한 소리나 안면 자극이 있으면 삼차신경의 지배를 받아 수축한다. 이 근육이 수축하면 등골근의 수축과 반대로 고막이 안쪽으로 빨려 들어가는 모양을 한다. 고막장근의 기시부인 이관에 염증이 있거나 중이염이 있으면 경련성 수축을 하여 고막이 안쪽으로 함몰될 수 있다.

유양동은 중이강 뒤쪽으로 전후 14 mm, 상하 9 mm, 폭이 7 mm 정도 되는 공간으로 유양동구를 통해 중이강과 연결되며, 주위에는 후반규관(posterior semicircular canal)과 수평반규관(horizontal semicircular canal) 등이 있다.

이관은 중이강 앞쪽의 이관고실구(tympanic orifice)로부터 시작하여 안쪽 아래 방향으로 내려와 비인강 외측 벽(인두개구부, pharyngeal orifice)으로 연결되는, 길이가 약 35~40 mm 정도인 관이다. 고실 쪽 $\frac{1}{3}$ 부분은 골부이며, 비인강 쪽 $\frac{2}{3}$ 부분은 연골부이다. 이관은 모두 호흡기 점막으로 덮여 있으며 기도의 연장으로도 볼 수 있으나 기관지와 달리 점막 아래로 근육이 없다. 보통 때는 닫혀 있다가 하품, 침 삼킴, 발성 등으로 열리면서 중이강 내 공기를 외부와 환기한다. 유·소아는 이관의 길이가 짧고 성인과 달리 이관고실구와 인두개구부의 높이 차이가 없어서 인두염으로의 감염이 빠르다. 이로 인해서 중이염 유병률이 높아진다.

측두골은 중이강을 구성하는 두개골의 한 부분으로 추체부(petrous portion), 인부(squamous portion), 고실부(tympanic portion), 유돌부(mastoid portion) 등으로 구분된다. 유돌부 하단에는 유돌첨(mastoid tip)이 있다. 유돌첨은 유양 골도 검사 시 골도 수화기를 대는 위치이다. 유돌첨의 바깥쪽으로 흉쇄유돌근(sternocleidomastoid muscle)이 흉골병(manubrium of sternum), 쇄골(clavicle), 유돌첨으로 연결된다. 전정근유발전위(vestibular evoked myopotential, VEMP)는 흉쇄유돌근에서의 전위이다. 유돌첨과 외이도 사이에는 경유돌공(stylomatoid foramen)이 있으며, 이곳을 통해 안면신경이 나온다. 경유돌공은 안면신경 전기전도검사(electroneuronography, ENoG) 시 전기를 자극하는 부위이다.

Your Questions & Comments

5.3 내이

내이는 측두골의 추체부에 위치하는 기관으로 그 구조가 매우 복잡하여 미로(labyrinth)라고도 한다. 내이는 단단한 뼈로 둘러싸여 있으며, 이 부분을 골미로(bony labyrinth)라 한다. 골미로 안쪽은 같은 모양으로 된 빈 공간이 있다. 골미로와 같은 모양으로 형성된 막이 있으며 이 부분을 막미로(membranous labyrinth)라 한다. 내이는 와우(cochlea), 전정(vestibule), 반규관(semicircular canal), 내이도(internal auditory canal)로 구성되어 있다. 와우는 청각을 담당하며 와우부(cochlear portion)라고도 한다. 전정과 반규관은 몸의 균형 감각을 담당하며 전정부(vestibular portion)라고도 한다.

내이는 난원창(전정창)과 와우의 또 다른 창 중에 하나인 정원창(와우창)을 경계로 중이와 구분되며, 이 두 창을 통해 중이와 생리학적으로 연결된다. 감각기계통 청각기관의 맨 마지막 기관인 와우는 내이도, 전정도수관(vestibular aqueduct, endolymphatic duct), 와우소관(cochlear aqueduct)을 경계로 신경계통의 청신경과 구분된다. 유모세포(hair cell)와 섬모세포(kinocillia, sterocillia)는 청신경 및 전정신경 말단과 연결된다.

'cochlea'는 그리스어 'kokhlos(달팽이)'에서 유래한 것으로, 와우는 달팽이처럼 둥글게 두 바퀴 반을 회전하는 모양을 하고 있다. 와우는 회전하는 위치에 따라서 아랫부분을 기저회전(basal turn)이라 하고, 계속해서 중간회전(middle turn)과 첨단회전(apical turn)으로 구분한다. 기저회전은 크고 넓은 아랫부분을 말하며, 위로 올라가면서 꼭지 모양으로 된 부분을 첨단회전이라 한다. 와우의 중심축을 와우축(modiolus)이라 하며, 이곳에서 골나선판(osseous spiral lamina)이 나온다.

와우의 회전부를 절단하면 관을 반으로 나누는 면이 나타나는데 이 부분을 기저막(basilar membrane)이라 한다. 기저막의 길이는 약 32 mm 정도이고, 기저 및 첨부 골미로 직경과는 반대로 그 폭은 기저회전 부분(100 μm)이 첨단회전 부분(500 μm)보다 좁다. 이런 구조는 소리 전달의 효율을 높이기 위한 것이며, 코르티기관(organ of Corti)의 터널(Cortic tunnel)과 개막에서도 그 구조적 특징이 같다. 기저막을 중심으로 아래쪽은 반달 모양의 관이 그대로 유지되는 부분이 있으며, 이 부분은 고실계(scala tympani)라고 한다. 고실계의 기저회전에는 정원창(와우창)이 있다. 기저막 위쪽은 다시 기저막의 와우축 방향에서 바깥쪽 방향으로 둘로 나누는 얇은 막이 있는데, 이를 라이스너막(Reissner's membrane)이라 한다. 라이스너막을 중심으로 기저막 쪽의 공간을 와우관(중간계, scala media/cochlear duct)이라 하고, 나머지 공간을 전정계(scala vestibuli)라 한다. 전정계의 기저회전에는 난원창(전정창)이 있다. 전정계와 고실계는 첨단회전 끝에서 서로 통하는데 이 부분을 와우공(helicotrema)이라 하고, 두 공간은 외림프(perilymph)액으로 가득 차 있다. 와우관은 첨단회전 끝에서도 닫혀 있으며, 내림프(endolymph)액으로 가득 차 있다. 와우관에서 와우축과 반대 방향인 외측 벽에는 혈관조(stria vascularis)가 있으며, 내림프의 분비와 영양에 관여한다. 외림프액은 뇌척수액에서 여과하여 만들며, 내림프액은 혈관조와 암세포(dark cell)에서 분비되어 내림프낭(endolymphatic sac)에서 소멸된다.

와우관의 기저막에는 청각기관에서 가장 중요한 코르티기관이 있다. 코르티기관에는 와우의 안쪽인 와우축 방향으로 내유모세포(inner hair cell, IHC)가 한 줄로, 내유모세포와 바깥쪽으로 나란히 줄을 맞추어 외유모세포(outer hair cell, OHC)가 세 줄로 정렬되어 있다. 유모세포는 그 길이가 기저회전 부분에서 짧고 첨단회전 부분에서 길다. 유모세포 위로는 지붕이라 할 수 있는 개막(tectorial membrane)이 덮여 있으며, 유모세포의 세포벽은 망사 구조로 되어 있어서 자극이 있을 때 신축적으로 움직여 에너지가 증폭된다. 유모세포 주변은 다이테르스 세포, 헨센 세포, 클라우디우스 세포 등의 지지를 받고 있다.

원주 모양으로 된 외유모세포는 위쪽으로 세포마다 약 120여 개의 융모(stereocillia)가 W자 모양으로 돌출되어 있으며, 이 중 가장 긴 부분이 개막에 닿아 있다. 외유모세포의 기저막 방향으로 아랫부분에는 구심성 청신경 말단이 연결되어 있는데, 하나의 구심성 청신경 섬유는 열을 달리하는 5~6개의 외유모세포와 연결된다. 원심성 청신경 섬유는 청신경핵을 지나 내측 올리브복합체

(medical olivary complex)와 연결된다.

실험용 유리관(flask) 모양으로 된 내유모세포는 세포마다 약 100여 개의 이중 V자 모양 융모가 돌출되어 개막을 향하고 있다. 내유모세포의 기저막 방향 아랫부분에는 약 20여 개의 구심성 청신경 섬유가 연결되어 있고, 세포의 운동을 조절하는 원심성 청신경 섬유도 외측 올리브복합체(lateral olivary complex)에서 시작하여 구심성 청신경의 수상돌기에 연결된다.

융모의 끝에는 K^{+}(칼륨) 이온이 출입할 수 있는 이온 채널(ion channel)이 있으며, 각 이온 채널의 인접한 융모의 한쪽 출입문들끼리 서로 연결되어 있다. 이온 채널의 한쪽 출입문을 서로 연결하는 끈을 tip link라고 한다. tip link는 림파의 출렁임과 개막의 자극을 받아 융모가 움직이면 융모의 이온 채널을 열어 K^{+}이 융모 내부로 들어가 세포를 분극(depolarization)시킨다. K^{+}에 의한 분극은 융모 내부에서 Ca^{+}(칼슘) 채널을 작동시켜 신경 흥분(firing)을 계속하고, 연접을 통해 청신경 말단으로 정보를 전달한다.

전정은 골전정미로(bony vestibular labyrinth)와 막전정미로(membranous vestibular labyrinth)로 구성된다. 골전정미로는 와우의 바로 뒤에서 기저회전과, 전정 바로 앞에서 반규관과 서로 연결되어 있으며, 골포(bony capsule)가 있다. 골포는 전정절(vestibular crest)을 경계로 구형와(spherical recess)와 난원와(eliptical recess)로 나누어진다.

막전정미로는 난형낭(saccule)과 구형낭(utricle)으로 구성된다. 이 2개의 관은 난형구형낭관(utriculosaccular duct)으로 연결되고, 와우와도 하나의 관으로 통한다. 계속해서 전정도수관, 내림프낭으로 연결된다. 난형낭과 구형낭 안에는 감각신경상피로 구성된 평형반(macular statica)이 전정신경섬유 말단과 연결된다. 평형반에는 수용기 세포인 유모세포가 있으며, 와우 유모세포와 마찬가지로 세포마다 60~100여 개의 "(kincillia와 stereocillia)가 와우의 개막과 같은 평형사막(otolith membrane)에 닿아 있다. 평형사(otolith)는 평형사막 안에 들어 있다. 유모세포의 모양은 와우 유모세포와 같다.

반규관은 전정의 뒤로 고리 모양으로 된 좌우 3개씩의 관을 말한다. 이들 각각의 관은 골반규관(bony semicircular canal)과 막반규관(membranous semicircular canal)으로 구성된다. 3개의 반규관은 바깥쪽으로 수평하게 위치하는 외측반규관(lateral semicircular canal) 또는 수평반규관(horizontal semicircular canal), 뒤쪽으로 수직으로 위치하는 후반규관(posterior semicircular canal) 또는 수직반규관(vertical semicircular canal), 위쪽 전방으로 위치하는 상전반규관(superior semicircular canal) 또는 전반규관(anterior semicircular canal)을 말한다. 이 반규관들은 좌우 균형 배치되어 있다. 각 골반규관은 볼록한 팽대부(ampulla)를 비롯하여 단각(simple crus), 총각(common crus) 등이 있고, 막반규관은 팽대부 안에 있는 팽대부릉(crista ampullaris)을 비롯하여 유모세포와 지지세포가 있나. 유모세포는 한쪽으로 융모(stereocillia)가, 반대쪽으로 전정신경 말단이 닿아 있다. 유모세포의 모양은 와우 유모세포와 같다.

내이도는 측두골의 추체부 안쪽에서 수평으로 위치하는 관으로 안면신경(facial nerve), 상전정신경(superior vestibular nerve), 하전정신경(inferior vestibular nerve), 청신경(auditory nerve)이 지난다. 내의도의 직경은 인공와우 이식 대상자 선정 과정에서 중요한 해부학적 기준 중의 하나이다.

Your Questions & Comments

5.4 청신경과 청각중추

말초신경계통 VIII 뇌신경인 **청신경**은 구심성 신경섬유(afferent nerve fiber)와 원심성 신경섬유(efferent nerve fiber)로 구분되며, 구심성 신경섬유는 축색(axon)의 수초화(myelination)가 된 type I과 무수축색의 type II로 구분되는 서로 다른 신경섬유가 있다. 구심성 청신경은 유모세포 말단으로부터 나선신경절(spiral ganglion), 와우골축신경, 그리고 내이도를 지나 중추신경계통인 뇌간의 와우핵으로 연결된다. 이 섬유들은 이후 청각중추인 대뇌 피질의 정해진 주파수 영역으로 개별적으로 연결된다.

나선신경절의 신경섬유세포는 좌우 각각 30,000개 정도가 있다. 이 중에서 일부는 소리의 강도에 의존해서 반응하는 섬유가 있고, 예민한 신경원의 경우 약 40 dB 높은 소리에 반응한다. 나선신경절에서 청신경섬유는 약 20여 개가 하나의 내유모세포와 연결되고, 하나가 열을 달리하는 5~6개의 외유모세포와 연결된다. 유모세포 말단을 출발한 청신경섬유는 내이도를 지나 연수와 접하는 교(pons)의 하부(ponto-medullary junction)를 통해 뇌간으로 진행한다. 내이도를 지나는 청신경은 와우 유모세포에서 전달받은 주파수 특성을 유지하며 청신경 다발의 중앙 부분이 저주파수 특성을, 주변 외곽부가 고주파수 특성을 갖는다. 또 와우 쪽을 원위부(distal portion), 교 쪽을 근위부(proximal portion)라고 한다.

원심성 청신경섬유는 와우-올리브신경원이 상올리브복합체와 유모세포를 연결하는데 두 가지로 나뉜다. 하나는 내측 올리브복합체(medial olivary complex)와 외유모세포를 대측 경로로 연결하며, 나머지 하나는 외측 올리브복합체와 내유모세포 종말에 연결되는 구심성 청신경섬유에 동측 경로로 연결한다. 원심성 청신경섬유는 음 강도 변별(intensity discrimination)과 신호대 잡음비 향상(signal-to-noise ratio intelligibility), 유모세포의 운동성 조절 등을 담당한다. 원심성 청신경섬유의 기능은 대측 억제 이음향방사(contralateral suppression otoacoustic emission)로 확인할 수 있다.

교에 도달한 구심성 청신경은 청신경핵(cochlear nucleus), 상올리브복합체(superior olivary complex), 외측 융대(lateral lemniscus), 중뇌의 하구(inferior colliculus), 내슬상체(medial geniculate body)의 순서로 진행하여 일차 청각피질에 도달한다.

내이도를 통해 진행한 청신경은 복측과 배측의 청신경핵으로 연결되며, 배측 청신경핵은 반대측 상올리브핵으로 연결되고, 나머지는 상행하면서 일부는 하구와 내슬상체에서 각각 방향을 바꾸어 일차 청각피질로 진행한다. 복측 청신경핵은 동측 및 대측 상올리브복합체로 연결되어 상행한다. 청신경핵에서는 복외측(ventrolateral)이 저주파수 특성을, 배내측(dorsomedial)이 저주파수 특성을 유지한다.

상올리브복합체는 두 귀로 들어온 소리의 강도 등에 관한 정보를 분석하여 동측 또는 대측 외측 융대로 각각 연결하며, 동측 상올리브핵과 외측 융대를 지나온 신경 정보는 대측 하구로 전달된다. 이때 상올리브핵은 동측에서 흥분성(excitatory), 대측에서 억제성(inhibitory) 신경 정보를 전달받아 양이 시간 차(interaural time differences)와 양이 강도 차(interaural intensity differences)를 계산하고 방향과 위치를 판단하는 단서를 찾는다. 하구에서는 청각 정보의 일부를 동측 내슬상체를 거쳐 일차 청각피질로, 일부를 대측 하구와 내슬상체를 거쳐 일차 청각피질로 도달시키는 역할을 한다.

와우에서 진행파 이론에 의해 분석한 주파수 특성은 청신경이 서로 기둥처럼 연결되어 있어서 위치 이론이 계속해서 적용된다. 이를 요약해 보면, 와우의 첨단회전에서 분석한 저주파수 소리는 내이도를 지나는 청신경에서 신경 다발의 중심부를, 청신경핵에서 배외측, 상올리핵에서 복외측, 외측 융대에서 배측, 하구에서 배외측, 내슬상체에서 주변부를 지나 일차 청각피질에서 앞쪽[문측(rostral)]으로 전달된다. 또 와우의 기저회전에서 분석한 고주파수 소리는 내이도를 지나는 청신경 다발의 바깥쪽을, 청신경핵에서 복내측을, 상올리브핵에서 배내측을, 외측 융대에서 복측을, 하구에서 복내측을, 내슬상체에서 중심부를 지나 일차 청각피질의 뒤쪽으로 전달된다.

청신경을 지나는 청각 정보는 여러 차례 비교하고 검증하면서 상행하는데,

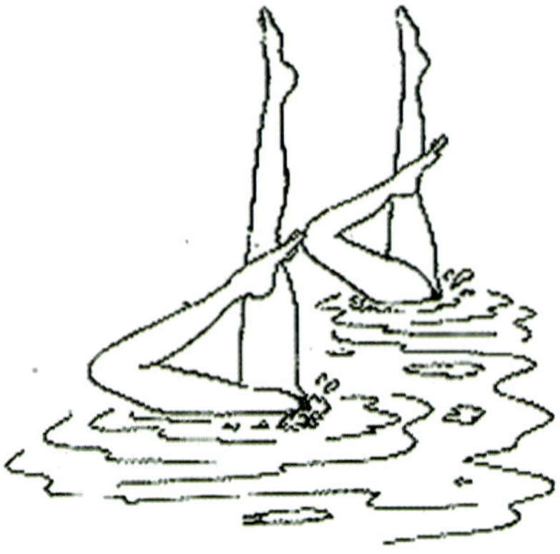

그림 5-6 신경섬유의 발화는 잘 훈련된 수중발레를 보는 것처럼 일관된 동기화가 진행되어야 한다.

같은 소리는 여러 경로를 거치더라도 일관된 강도와 시간으로 일차 청각피질까지 도달해야 한다. 마치 잘 훈련된 선수들이 하는 수중발레나 군무를 보는 것처럼 여러 개의 신경섬유가 신경 정보를 전달하더라도 한 치의 오차가 없어야 한다(**그림 5-6**).

청각처리(auditory processing)는 우리가 들은 소리를 이해할 수 있도록 통합하고 분석하는 것을 말하며, 뇌에서만 수행되지는 않는다. 청각처리는 말초 청각기관부터 대뇌까지 모든 과정에서 각각의 역할이 정확하게 수행되어야 한다. 이러한 과정은 소리의 방향성, 청각적 변별력, 청각 자극 양상의 인식, 소리의 시간적 측면 이해, 경쟁잡음이 있는 상황에서의 수행 능력, 왜곡된 소리에 대한 수행 능력 등을 말한다.

의사소통 과정에서 상대에게 말을 할 수 있는 것은 상대방의 소리를 느끼고(탐지, detection), 말소리의 고저장단을 구분하여(변별, discrimination), 들었던 소리의 정보를 검토하는 과정(확인, identification)을 거쳐 학습과 기억으로 저장된 소리의 뜻을 판단(이해, comprehension)한 후라야 가능하다. 그러나 이 모든 과정을 처리하기까지는 외부 자극에 적절하게 반응할 수 있는 단어를 고르는 데 0.2초, 문법에 맞춰 말을 구성하는 데 0.12초, 발음을 결정하는 데 0.13초, 입으로 소리를 내는 데 0.15초를 합해 모두 0.6초의 시간밖에 걸리지 않는

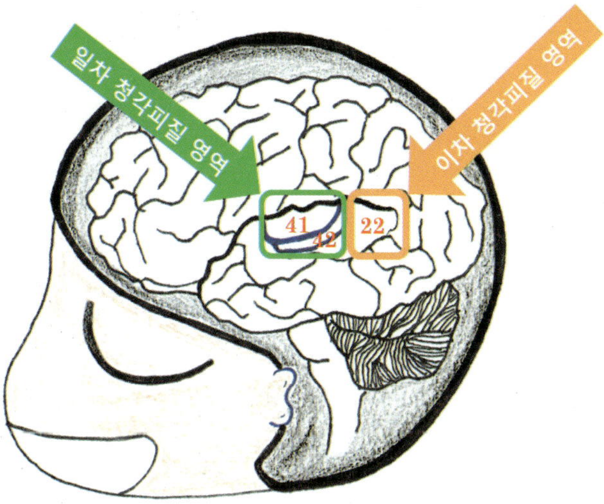

그림 5-7 뇌의 청각중추 영역

다. 청각은 단순한 소리를 의미가 있는 다양한 형태의 언어로 해석하는 처리 과정을 뜻하며, 이러한 종합적인 처리 과정을 수행하는 곳을 청각중추라고 한다.

청각중추는 대뇌의 청각영역인 일차 청각피질(primary auditory cortex)과 이차 청각피질(secondary auditory cortex)이 있다(**그림 5-7**).

일차 청각피질은 측두엽(temporal lobe) 안에 있으며, 브로드만 41번 영역(42번 영역을 포함하기도 함)에 해당하고, 대부분은 실비우스열(Sylvius fissure)에 깊게 묻혀 있으며 헤쉴이랑(Heschl gyrus)이라고도 한다. 내슬상체로부터 진행해 온 소리는 나선신경절에서 위치 이론에 따라 결정된 주파수별 일차 청각피질의 특정 영역으로 투사한다. 일차 청각피질에는 특정 주파수만을 선택적으로 수용하는 영역이 구분되어 있으며, 저주파수 대역은 앞쪽에서, 고주파수 대역은 뒤쪽에서 수용한다.

이차 청각피질은 두정엽 하부에 위치한 브로드만 22번 영역[베르니케 영역(Wernicke area)]을 포함하기도 하고 청각연합영역(auditory association area)이라고도 한다. 이차 청각피질에서 신경 정보를 토대로 음성언어를 해석하고 통합한다. 측두엽과 두정엽에 걸쳐 분포하는 감각통합영역이나 언어의 수용중추인 베르니케 영역 또는 언어의 운동중추인 브로카 영역(Broca area) 등으로 신경 정보를 투사한다. 이 외에도 후두에 있는 시각 및 체성감각 정보와 상호 교환하면서 청각적 정보를 분석한다.

청각피질은 가상 주파수 청취(virtual pitch perception), 음색의 구분, 공간적 차원의 음원 분석, 신호 대 잡음비 개선 등 높은 수준의 정보 처리를 수행한다.

우리가 듣는 소리는 단순하지 않고 고저장단, 위치의 차이 등 매우 복잡하다. 소리가 들리는 방향의 구별은 한 귀로 들어서는 어렵고 두 귀로 들어야만 가능하다. 소리는 같은 장소에서 듣게 되고, 이때 매질 조건이 모두 같기 때문에 소리의 물리적 진행 속도와 감쇄 정도가 일정하다. 따라서 소리의 위치를 구별하기 위해서는 두 귀로 들어야 하고, 두 귀로 전달되는 소리의 시간적 차이[양이 시간 차(interaural time difference, ITD)]와 소리의 크기 차이[양이 강도 차(interaural intensity/level difference, IID/ILD)]를 이용하게 된다. 대개 1,400 Hz 정도를 중심으로 낮은 주파수의 소리는 시간 차이를, 높은 주파수의 소리는 크기 차이를 이용한다.

특히 소음이 많은 곳에서 말소리 듣기는 두 귀 듣기가 큰 역할을 하는데, 자신이 관심 있는 소리에 집중(orienting response)할 수 있도록 주위 소리를 억제(adaptation)하여 신호 대 잡음비를 개선한다. 만약 2대의 스피커를 통해 음악을 듣는데, 한쪽 스피커의 출력 시간을 5~30 ms 정도 늦추면 한쪽으로만 듣는 것처럼 느끼지만, 여기서 정상적으로 출력되는 스피커의 음량을 10 dB 정도 낮추면 다시 2개의 스피커에서 소리가 나는 것처럼 느끼게 된다(Hass effect). 또한 대중음식점이나 직장인들이 소주 한잔 나누면서 스트레스를 푸는 공간은 매우 소란스럽다. 이러한 장소에서도 사람은 자신이 듣고자 하는 사람의 말소리만 선택해서 들을 수 있는 능력이 있으며, 이것을 칵테일파티 효과(cocktail party effect, 선택적 주의 집중)라고 한다. 칵테일파티 효과는 양이 청취와 청신경 전달로 청각중추의 역할에 의한 것이다.

신경계통은 한 번 손상되면 재생되지 않는다. 그러나 신경계통을 지속적으로 자극하여 사용하면 신경 발화 효율성을 높일 수 있다. 신경 발화 효율성은 신경의 가소성(plasticity), 적응과 순화(adaptation and acclimatization), 정향반응(orienting response) 등에 의해 높아진다. 이러한 현상은 신경계의 연접(synapse)에 의한 것으로 특히 대뇌 피질에서 그 변화가 크다.

가소성은 신경이나 대뇌에 강렬한 자극, 기억, 학습 등을 통해 새로운 연접 또는 신경전달로를 만들면 이 채널의 자극이 제거된 후에도 사라지지 않고 유지되다가 이 자극이 들어왔을 때 효율적으로 전달하는 현상, 즉 유전자가 스스로 지니고 있는 정보를 환경에 따라 바꾸는 것을 말한다. 여러 과학자들은 가소성을 '뇌가 그때그때의 상황을 봐 가면서 기존의 틀을 바꿔 새롭게 정비하는 능력'(James Olds)이며, '신경을 재배치하여 새로운 통로(지도)를 만드는 것'(Michael Mezenich)이라고 말한다.

외부 자극에 대한 첫인상은 신경계에서 적절한 전달 통로를 만들고, 한동안 소강 상태에 있다가도 그 자극이 다시 나타나면 이미 만들어진 통로를 다시 사용하는 것이다. 이 과정은 계속 반복할수록 통로가 더욱 분명해지는 것이다. 인공와우 이식 후 기능적 자기공명영상(functional magnetic resonance image, fMRI)으로 뇌를 관찰하면 시간이 흐를수록 발화되는 영역이 많아지는 것은 가소성에 의해 뇌의 활동 지도가 새롭게 바뀌고 있음을 증명하는 것이다.

적응(adaptation)은 유전과 진화에서 흔히 사용되는 용어이다. 신경계통은 외부 자극을 변화시킬 수 없고, 외부 자극을 무시하는 것이 유리하다고 판단하면 외부 자극에 적합하도록 스스로를 변화시키는 것을 말한다. 순화(순응)는, 히말라야를 등반하는 사람이 혈중 산소 농도를 적절하게 유지하기 위해서 등반 속도를 조절하는 것을 볼 수 있는데, 이렇게 속도를 조절하면 인체 기관이 어느 정도 환경에 순응하는 것을 말한다. 그 예로 시각의 암순응이나 명순응을 들 수 있다. 청각은 잡음과 같은 소리가 계속해서 반복 자극되면 청신경계통이 이에 대한 반응을 약화하거나 소실(decay)시킨다.

정향반응은 새로운 자극이나 상황에 대해서 특별히 각성하는 반응이다. 많은 사람들이 모여 떠드는 곳에서 정향반응에 의해 가족이나 친구가 자신을 찾는 목소리를 알아듣거나 대화가 가능한 것이다.

중추 청각영역에서의 심리생리학적 내용에 대해서는 아직도 수많은 연구 과제가 남아 있고, 이를 해결하기 위한 연구가 진행되고 있다. 인공와우 이식 후

자기공명영상은 이러한 관점에서의 연구이다. 중추성 난청은 정신과학, 심리학, 영상의학 등 다양한 관련 학문과의 공동 연구는 물론 베르니케 실어증 또는 브로카 실어증과 같은 언어병리학적 문제와도 함께 접근할 필요가 있다.

Your Questions & Comments

CHAPTER 6

듣기와 청력손실 그리고 경청

'소리를 듣는다(hearing)'는 것은 주변의 모든 소리에 대해서 관심을 갖거나 아니면 무심하게 흘려버리는 데에는 상관하지 않고 청각기관을 자극하여 신경의 흥분을 일으키는 것을 말한다.

라디오 방송 진행자들은 자신의 방송 프로그램을 듣는 사람에 대해 단순히 '듣는 사람'이라는 의미의 '청자(듣는 사람)'라고 표현하지 않고, '듣고 의미를 취하는 사람'이라는 의미의 '청취자(자주 들으면서 의미를 취하는 사람)' 또는 '듣고 의미를 즐기는 사람'이라는 의미가 담긴 '애청자'라는 표현을 사용한다. 강연에 참석한 청중에게 감사를 표현할 때에도 '귀를 기울여 관심을 갖고 듣는다'의 의미로 '경청해 주셔서 감사합니다'라고 한다. 이처럼 '경청(listening, 귀 기울여 듣기, 귀를 모아 듣기)'은 마음을 집중하여 적극적으로 듣고, 이 소리를 뇌로 보내 소리에 담긴 의미를 해석하는 것까지를 포함한다.

'듣는다'는 것과 '듣기에 어려움을 느낀다'는 것 그리고 '경청하지 않는다'는 것은 **그림 6-1**과 같이 나타낼 수 있다.

청각학 분야, 특히 진단청각학에서는 일차적으로 '듣기(hearing)'에 더욱 관심을 가지고, 고급 진단청각학과 재활청각학 분야에서는 듣기는 물론 경청에까지 깊은 관심을 갖게 된다. '듣기에 어려움을 느낀다(청력손실, hearing loss)'는 데는 듣기와 경청을 모두 고려해야 하지만, 경청은 다양한 요인이 복합적으로 작용하기 때문에 청각학 분야에서는 듣기에 더 큰 관심을 갖는다. 그러나 청

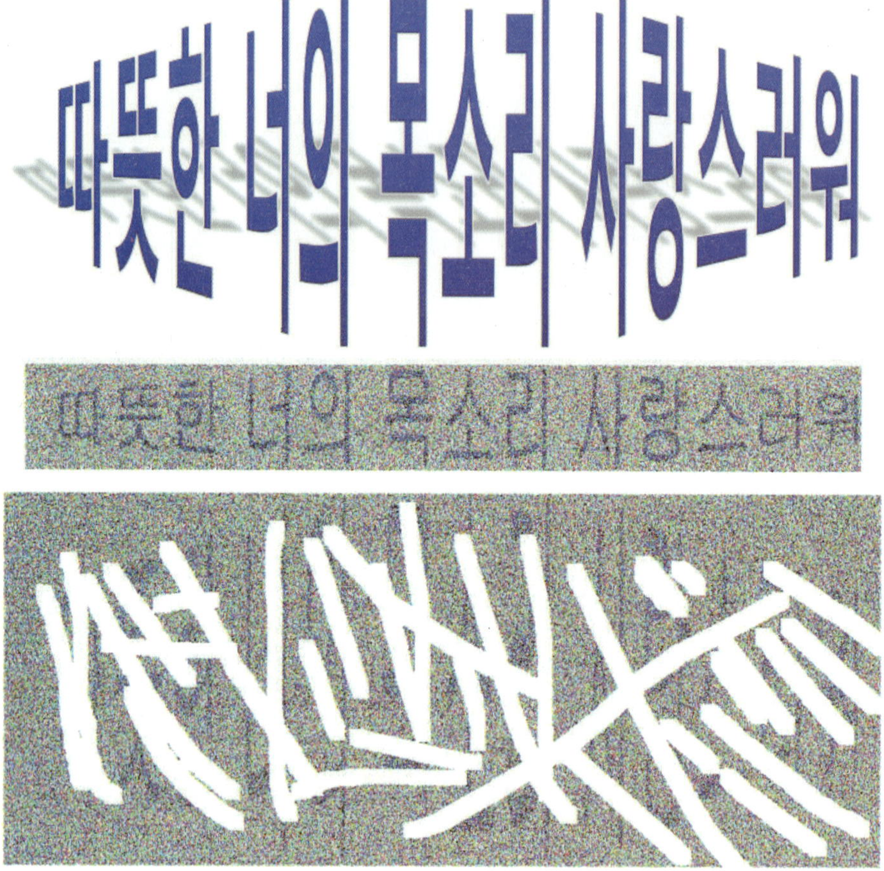

그림 6-1 위부터 '소리를 듣는 것(듣기)', '듣기에 어려움을 느끼는 것(청력손실)', '경청하지 않는 것'

각평가 과정에서 경청에 관련된 문제가 있을 것으로 추정된다면 청각처리 질환(auditory processing disorder, APD)에 관련한 추가 평가 계획도 고려해야 한다. '듣기', '청력손실', '경청하지 않는 것'은 **그림 6-1**과 같이 표현할 수 있다.

'청력손실(hearing loss)'은 '듣기에 어려움을 느낀다'라는 뜻으로 '청각불능(hearing disability)', '청각장애(hearing handicap)'라는 용어와 함께 사용하고 있다. 이러한 용어는 청각학 및 관련 분야 전문가조차도 혼동하는 경우가 많다. 관련 분야 전문가는 듣기에 어려움을 느끼는 사람들의 인격을 존중하고 그들을 차별하지 않아야 하며, 이러한 숙고 과정을 거쳐 적절한 용어를 결정하는 데 기여하고, 일반 대중이 부적절한 용어를 사용하지 않도록 계몽해야 한다. 로마에서는 로마의 법을 따르라는 말처럼 사회적 통념과 규약도 무시할 수 없다. 이미 널리 통용되고 있는 말을 바꾸기는 쉽지 않지만, 우리나라에서 청각학을 포함한 거의 모든 관련 분야 전문가들은 물론이거니와 일반 대중은 '청각장애'라는 표현을 아무 거리낌 없이 사용하고 있다. 그러나 이 용어는 난청자들과 그 가족들의 가슴에 비수를 꽂는, 매우 심각한 차별적 의미가 담긴 표현이다.

'장애'는 영어로 'handicap'에 해당하는데 여기에는 차별적 의미가 담겨 있어서 대신 'disability' 등으로 순화해서 사용한다. '장애'라는 용어는 '해부학적, 심리학적, 또는 생리학적으로 그 구조의 결손이나 기능의 이상을 의미'(WHO)이며, 우리나라는 '신체적, 정신적 장애로 인해 장기간에 걸쳐 일상생활 또는 사회생활에 상당한 제약이 있는 것'(장애인복지법)으로 정의하고 있다. 장애와는 다소 거리가 있지만, 산업재해나 사고를 입은 후 남은 행동의 제약을 장해라 한다. 장해는 '부상 또는 질병이 치유되었으나 신체에 남은 영구적인 정신적 또는 육체적 훼손으로 인해 노동 능력이 손실되거나 감소된 상태'(산업재해보상보험법)를 의미한다.

듣기에 어려움을 느끼는 것에 대한 표현 중 가장 차별하지 않는 용어는 '청력손실'이다. 청력손실은 단순히 청각기관의 해부학적 구조물의 이상과 이에 따른 기능적 손실만을 언급한 용어이다. 다시 말해서 청력손실은 듣기에 어려움을 느끼는 것, 즉 생리학적 기능의 감퇴에 국한한 표현으로 가장 권하고 싶은 용어이다. 따라서 청력손실이 있는 사람도 '청력손실자' 또는 '난청자' 정도로 표현하는 것이 가장 차별하지 않고 인격을 존중하는 표현일 것이다.

'불능(disability)'이라는 용어는 대부분의 지구인들이 핵과 북한을 연관 짓는데 가장 많이 떠오르는 단어일 것이다. '청각불능'은 난청자가 듣는 데 어려움을 느끼고 스스로 자신의 행위를 제한하는 것까지 포함하는 용어이다. 그 범위는 다양한 원인으로 인하여 청각기관이 듣는 데 지장을 느끼는 것을 포함하고, 이로 인하여 난청자가 '상대방의 말을 못 들으면 어떻게 하지' 하면서 망설이는 것까지 포함된다. 이렇게 생리학적 기능의 감퇴 또는 손실로 인하여 난청자가 스스로 심리적인 위축을 느끼는 것도 포함된다. 그 원인은 여러 가지가 있으며,

난청자의 소극적인 성격이나 망설이는 난청자를 포용하지 못하는 주변 환경도 원인이 된다.

'청각장애'는 가장 완곡하고도 차별적인 용어이다. 청각장애는 청력손실, 청각불능을 포함하여 난청자의 행동과 신체적 · 정신적 자유를 차별하는 사회적 구속과 법적 제한까지도 포함한다. 즉 난청자가 단순하게 듣는 데 어려움을 느끼는 것에서 출발하여, '저 사람의 말을 못 들으면 어떻게 하지' 하는 순수하고도 타인을 배려하는 마음으로 사회 접근을 두려워하는 것, 그리고 이렇게 망설이는 난청자에 대해 '반사회적'이고 '답답하고 어눌해서' 함께하려니 답답하다고 느끼면서 함께 어울리기를 피하고 따돌리는 것까지를 포함하는 용어이다.

미미한 청력손실은 난청자 자신은 물론이고 타인조차도 인지하지 못하고 지내는 경우가 많다. 편안하고도 자연스럽게 말하는 음성을 듣고 대답할 수 있어서 의사소통이 가능하고, 가족 단위의 소규모 모임에서 의사소통이 가능하다면 정상 청력으로 볼 수 있을 것이다. 여기에서 정상 청력의 기준은 사회적 필요성에 따른 약속일 뿐이다. 현재 우리가 인정하고 널리 사용하는 정상 청력의 범위도 한 가지만 있는 것은 아니다.

청력은 말소리 강도를 기준으로 정상과 청력손실(hard of hearing), 전농 난청(total deafness)으로 구분하기도 했다(**표 12-3, 그림 6-2**).

말소리의 크기는 작게 말할 때가 20 dB HL(40 dB SPL), 보통으로 말할 때가 40 dB HL(60 dB SPL), 소리 높여 말할 때가 60~65 dB HL(80~85 dB SPL) 정도이다. 관련 분야 전문가들은 가정이나 몇몇 친구들과 이야기하기 어려운 정도를 청력손실로 보고 있다. 속삭이는 말소리를 듣지 못하는 것은 단둘이 은밀하게 나누는 특별한 경우로 한정하고 청력손실에 포함하지 않기도 한다. 그러나 청력검사 결과와 무관하게 보통의 말소리를 듣지 못하면 청력손실(hard of hearing)로, 큰 소리도 듣지 못한다면 고도 난청(profound deafness)으로, 그리고 검사기에서 낼 수 있는 최대 소리도 듣지 못하면 전농(total deafness)으로 구분했다. 이 기준을 근거로 40 dB HL까지를 정상 청력(serviceable hearing), 40~65 dB HL 범위를 청력손실, 65~70 dB HL 이상을 고도 난청, 100~110 dB HL 이상을 전농으로 구분했다. 이 기준은 청각학적 재활 과정에서 지금도 이용

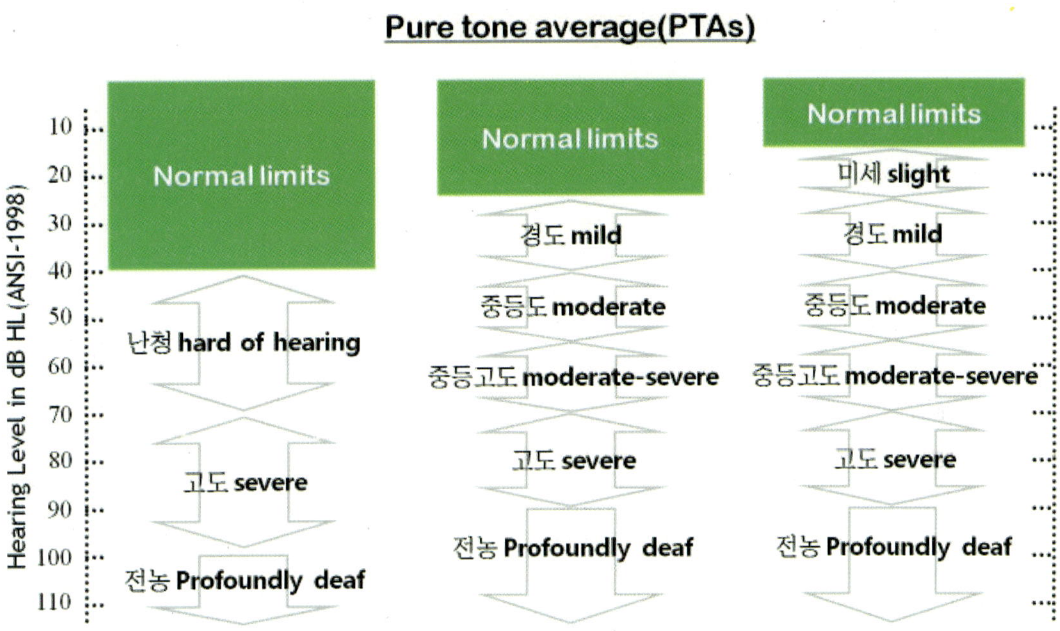

그림 6-2 청력손실 정도에 따른 난청 분류

되고 있다. 만약 두 귀 모두 35 dB HL 정도의 난청자가 의사소통 능력이 있는 성인이며, 사람들과 접촉이 적고 주로 혼자서 일한다고 가정하자. 청력은 현재 기준으로 정상 범위를 벗어나 있지만 대화 기회가 적어서 청력보상 욕구가 약할 수 있고, 때로는 자신을 집중시키는 데 유리할 수도 있다. 사람들이 일부러 속삭이지 않는다면 듣는 데 어려움을 느끼지 않을 수도 있다(serviceable hearing). 이런 경우라면 보청기 사용을 강하게 추천하기보다 보청기의 제한적 사용(part time use)이나 청각 생활 습관 등에 대한 본인과 가족 및 친지와의 상담만으로도 충분할 수 있다.

시력의 경우 일정한 거리를 두고 영어 철자나 동그라미의 터진 입구가 어느 쪽을 향하는가를 어느 정도 볼 수 있는지 판단하는 고전적인 검사가 있다. 이 검사를 스넬렌 차트(Snellen chart) 검사라고 한다. 여기서 일정한 거리는 일상적이고 보편적인 사회활동을 하면서 보고 인지할 수 있는 거리를 의미하며, 6 m(약 20피트) 정도이다.

이와 같은 방법으로 청력손실 유무와 그 정도(degree of hearing loss)를 판단했으며, 다양한 정밀검사 장비를 활용하고 있는 지금도 이를 통해 청력의 상태를 예측할 수 있다. 이 검사는 보통 대화 음성으로 검사한다고 해서 회화 음성 검사법(conversation voice test)이라고 한다.

회화 음성 검사는 청각전문가의 연기력과 발성 요령이 필요하다. 우선 검사자는 피검자와의 거리를 자연스럽게 6 m 정도로 유지한다. 발성은 숨을 자연스럽게 내뱉고 폐 속에 남은 잔기만을 이용한다. 이때 검사자는 피검자의 이름을 부른다거나 매우 일상적인 내용의 한두 가지 질문을 한다. 만약 피검자가 듣고 대답했다면 25 dB HL 이내 정상 청력으로 판단한다. 만약 대답하지 않으면 한 족장씩 가까이 다가가면서 대화를 시도한다. 피트는 서양 사람의 한 족장을 의미하므로, 한 족장씩 앞으로 다가갈 때마다 30 cm 정도씩 거리가 단축된다는 것을 의미한다. 이렇게 하여 자연스럽게 대화할 수 있는 거리를 측정하면 청력을 평가할 수 있다. 이 과정에서 피검자 자신이 청력검사를 받고 있다는 것을 인식하지 않는 것이 무엇보다 중요하다. 대화가 가능한 거리를 기준으로 3~6 m는 청력을 26~40 dB HL 정도로 판단한다. 이 정도 거리에서 들을 수 있다는 것은 일반 아파트 거실 정도 공간에서 경쟁잡음이 없고 조용할 경우 마주 보고 나누는 대화에 어려움을 느끼지 않을 수 있다. 따라서 사람들과의 접촉이 적고 혼자 하는 일이 많다면 본인은 물론 가까운 사람들조차도 청력손실을 인지하기 어렵다. 청취 거리마다 예상할 수 있는 청력손실의 정도는 150~300 cm에서 41~50 dB HL 정도, 90~150 cm에서 51~70 dB HL 정도, 60 cm에서 71~90 dB HL 정도, 그리고 30 cm나 이보다 가까이 단축되면 91 dB HL 이상의 청력손실이 있는 것으로 판단한다. 그러나 이 방법은 한 귀의 청력이 잘 들리는 경우 평가에 한계가 있고, 두 귀가 모두 잘 들리지 않지만 그 정도가 다르다면 잘 듣는 귀의 결과만을 반영한다는 단점이 있다.

청력손실은 함께하는 사람들과의 모임에 집중하지 못하기도 하고 다른 사람들과의 대화에 관심을 갖지 못하기도 하면서 이따금 질문과 상관없는 엉뚱한 대답을 하기도 한다. 이러한 영향으로 사회성이 부족하다는 말을 들을 수 있다. 학령기 아동의 경우 '학습 태도가 좋지 않다'는 지적을 받기 쉽고, 수학과 같이 혼자서 해결할 수 있는 과목보다 참여와 토론 등을 통해서 문제 해결 능력을

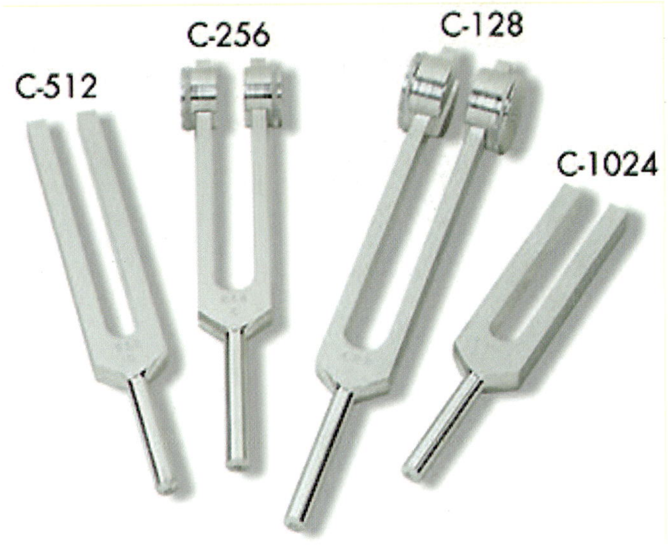

그림 6-3 여러 가지 음차

키우는 과목의 성적이 낮은 경우가 많다. 또 '지능지수가 떨어진다'는 말도 들을 수 있다. 지능도 감각 자극을 통한 경험적 학습을 통해 발달하기 때문에 듣지 못하는 경우 낮아질 수 있다. 지능 문제가 난청에 의한 것이면 보청기나 인공와우를 사용해서 청각적 단서를 효과적으로 제공하고, 다양한 경험과 교류를 통해 심리적인 안정을 얻으면 개선된다. 그러나 청력손실을 숨기고 혼자서 고민한다면 정서적으로 불안해지기 쉬워 문제 행동을 일으킬 수 있다.

청력손실은 청각기관 다양한 부위의 손상으로 나타나며, 그 손상 부위에 따라 청력손실의 성질(type of hearing loss)을 분류한다. 청력손실의 성질은 진동하는 음차(tuning fork) 소리를 들려주고 듣는 방향을 통해서도 간단하게 감별할 수 있다(**그림 6-3**).

음차는 진동시켜 치아로 물게 하거나 이마 또는 광대뼈 등 두개골에 댄다. 이렇게 음차가 두개골에 닿으면 진동이 두개골과 조직을 매질로 와우에 직접 또는 중이와 외이를 지나 와우에 도달한다. 또 에너지의 일부는 외이도를 통해 외부로 누설되기도 한다. 만약 '아'라고 소리 내면서 외이도 입구를 손가락을 꼭 막았다가 열기를 반복하면 자신의 목소리 크기가 달라지는 것을 느낄 수 있다.

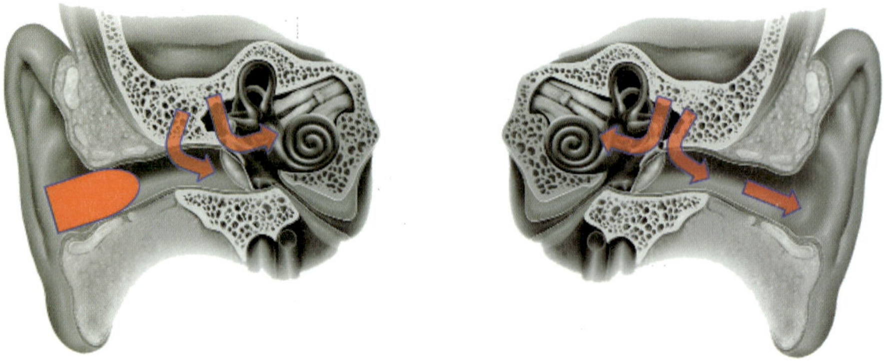

그림 6-4 폐쇄효과. 왼쪽 그림은 외이도를 막았을 때 골도에서 누설한 소리 에너지가 내이로만 진행하는 것을, 오른쪽 그림은 내이와 외부로 진행하는 것을 보여 준다. 폐쇄효과는 왼쪽 그림에서 나타난다.

외이도를 막지 않을 때는 평소의 소리처럼 들리지만 막으면 약간 크고 울리는 느낌으로 소리가 들린다. 이러한 현상은 폐쇄효과(occlusion effect)에 의해서 나타나며, 폐쇄효과는 외이도 길이에 따라 다소 차이는 있지만 300 Hz 범위에서 최대 약 10 dB의 증폭이 생긴다. 이러한 폐쇄효과는 외이와 중이 상태가 건강할 때만 나타난다.

한 귀는 잘 들리지만 나머지 한 귀는 답답하고 잘 들리지 않는다고 가정하자. 이때 음차 소리를 골도로 들려주거나 자신의 음성을 들어 보게 한다. 만약 소리가 잘 들리는 쪽으로 들린다면 폐쇄효과가 나타났을지라도 청력손실이 있는 귀의 골도청력이 나쁘기 때문에 들을 수 없다는 것을 의미한다. 따라서 청력손실이 있는 귀는 난청의 원인이 외이나 중이가 아니라 내이 또는 청신경에 있다는 것이다. 반대로 소리가 청력손실이 있는 귀로 들린다면 골도청력은 좋다는 것을 의미하며, 골도를 통해 중이 등으로 누설된 소리가 외이나 중이 손상으로 밖으로 나가지 못하고 내이로 진행한다(**그림 6-4, 12-15**). 따라서 난청 귀의 청력손실 원인은 외이나 중이에 있다는 것을 의미한다.

경청은 청력의 정상 여부를 구분하지 않고 듣고 이해하는 데 어려움을 겪는 것을 모두 포함한다. 청력이 정상일 경우 과거에는 심리적인 요인으로 결론 내리는 경우가 많았다. 그러나 현재는 청각처리장애(auditory processing disorder, APD)를 포함하여 주의력 결핍 및 과잉행동장애(attention deficit and hyperactivity disorders, ADHD), 정서적인 문제 등 다양한 측면에서 그 원인과 해결 방안을 모색하고 있다.

청각학적 측면에서 경청의 문제는 청각처리장애가 가장 시급하다. 청각처리장애는 청력손실이 없거나 경미한 경우 또는 두 귀의 비대칭성 난청일 때 음성언어의 처리(경청하기)에 어려움을 겪는 것으로 정의할 수 있다. 때로는 조용한 곳에서 문제를 느끼지 않으나 환경잡음이 있을 경우 이 잡음에 의해 음성언어 처리에 곤란을 겪는 경우도 있다. 우리가 살아가는 세상에는 사람들이 이야기하는 소리부터 바람 소리, 빗소리, 파도 소리, 자동차 소리, 동물들의 소리 등 온갖 소리가 존재한다. 그런데 이 모든 소리는 청각처리에 어려움을 겪는 사람들에게 언어를 이해하는 데 방해 요인이다. 심각한 문제는 여러 가지 요인이 복합적으로 작용할 것이라고 추측하고 있을 뿐 아직도 뚜렷한 원인과 해결 방안을 제시하지 못하고, 체계적인 도움을 줄 수 없다는 것이다. 현재로서 APD에 대한 재활은 절대 포기하지 않아야 하고 신호 대 잡음비를 개선할 수 있는 장치 사용을 포함하여 난청자와 주변 사람들의 지속적인 관심 및 노력과 함께 재활이 이루어져야 한다. 아울러 반드시 중재해야 하며, 소리를 눈으로 보는 능력을 길러 주고 뇌의 가소성을 기대하는 것이 그나마 정립된 해결책이다. 학령기 아동의 경우 읽기와 쓰기 능력이 떨어질 수 있고, 수줍어서 말도 못하는 것 같은 태도를 보이며, 산만하고 학습 참여도가 낮을 수 있다. 학령 전기 아동의 경우 표현과 수용언어 발달이 늦어지고 상황에 적절하지 않은 반응을 보인다. 특히 잡음이 있는 상황에서 그 정도가 심해진다.

Your Questions & Comments

CHAPTER 7

청각학적 평가의 분류

청각학적 평가는 아주 다양한 장비와 도구를 이용하거나 청각전문가로서 전문적 지식을 통해 완성된다. 이 청각학적 평가는 기준을 어떻게 정하는가에 따라 여러 가지로 분류할 수 있다.

피검자의 협조 여부에 따라서는 주관적 평가(subjective assessment)와 객관적 평가(objective assessment)가 있다. 역치를 찾는 것인가, 아니면 역치보다 큰 소리를 주고 청각의 특정 상태를 평가하는가에 따라서는 역치 평가(threshold evaluation)와 역치상 평가(suprathreshold evaluation)가 있다. 그리고 청력손실의 유무만을 평가하고자 하는 것인지, 난청 정도와 성질까지 정밀하게 평가하고자 하는 것인지에 따라서는 정밀 평가와 간단(또는 선별) 평가가 있다.

피검자가 청각학적 평가 과정에서 적극적으로 협조할 수 있는 경우도 있고, 그렇지 못한 경우도 있다. 피검자의 적극적이고 신뢰할 수 있는 반응이 없다면 여러 가지 생체 신호를 이용한 객관적 평가를 통해 청각학적 정보를 획득할 수 있다. 반대로 다양한 청각적 반응을 지속적으로 감시하거나 역치상 청각 자극에 대한 행동 등을 관찰하기에는 주관적 평가가 유리할 수 있다.

주관적 평가는 피검자의 적극적이고 믿을 수 있는 협조를 통해 검사자가 원하는 청각 정보를 얻을 수 있으며, 때로는 청각 행동 반응만으로 원하는 결과를 얻는 평가 방법이 있다. 이들 각각의 검사는 상세한 청각 정보를 획득할 수도 있고, 청력손실의 유무만을 간단하게 판단할 수도 있다.

적극적인 협조를 바탕으로 정확한 가청역치를 구하는 정밀한 평가 도구로는 순음청력검사(pure tone audiometry)를 비롯하여 교정순음청력검사(aided/implanted pure tone audiometry), 자기청력검사(Bekesy audiometry), 어음청력검사(speech audiometry)의 어음청취역치검사(speech reception threshold, SRT)와 PB_{50}(phonetically $balanced_{50}$), 교정어음청취역치검사(aided/implanted speech reception threshold) 등이 있고, 전기 자극에 대한 역치로 와우갑각전기자극검사(promontory stimulation test)와 안면에 분포하는 측두분지(temporal brance), 관골분지(zygomatic branch), 협분지(buccal branch), 하악분지(mandibular branch), 경분지(cervical brancd) 등의 안면신경을 전기 자극하여 흥분역치를 구하는 안면신경흥분도검사(7th nerve excitation test)가 있다.

유아는 다른 사람과 소통하는 것이 미숙하다. 이들에게 모든 검사 과정은 까다롭고 지루할 수 있다. 이때 검사자는 소리 자극에 대한 행동의 변화를 관찰하여 청력손실의 유무를 확인하거나 어느 정도의 가청역치를 예상할 수 있다. 청각 자극에 대한 행동반응으로 역치를 확인할 수 있는 검사로는 행동관찰청력검사(behavioral observation audiometry, BOA), 놀이청력검사(play audiometry), 요지경검사(peep show test), 시각강화청력검사(visual reinforcement audiometry) 등이 있다. 행동관찰청력검사를 제외한 놀이, 요지경, 시각강화청력검사는 조건반사를 이용하여 보상과 격려로 훈련시켜(operant conditioning) 검사한다.

때로는 다양한 청각 정보를 획득하지 않아도 되며, 모든 검사 주파수의 기도와 골도 등을 검사하지 않아도 되는 경우가 있다. 주로 많은 대중 중에서 난청자를 가려내는 선별검사이다. 이러한 검사로는 6 m(20피트) 거리에서 보통 말소리로 이야기하여 말을 이해하고 바르게 반응하는가를 확인하는 회화음성법, 1 kHz, 4 kHz 기도 순음의 역치만 확인하는 순음선별검사(pure tone screening test), 요지경검사, 시각강화검사, 어음선별검사(speech screening test) 등이 있다.

신생아나 영아에게는 협조를 기대할 수 없다. 그래서 이들에게는 강한 소리 자극을 주었을 때 보이는 다양한 동작을 관찰하여 그 동작이 청각과 관련되는 것인가를 판단하고, 청력손실의 유무를 결정한다. 이 행동반응을 근거로 청력손실 유무를 판단하는 검사로는 청각요람반응(auditory cradle responses), 청각안기반사(Moro reflex, auditory embrace reflex), 청성경악반응(auditory startle responses), 청성눈꺼풀반사(auditory palpebral reflex) 등이 있다.

객관적 청각평가는 피검자의 협조를 기대하지 않고 소리의 물리적 특성을 이용하거나 소리나 전기로 생체 전기반응을 유발시켜 다양한 청각학적 정보를 획득한다.

소리의 물리적 특성을 이용하는 평가 도구로는 이미턴스청력검사(immittance audiometry)가 있다. 이 검사에는 고막운동성평가(tympanometry), 등골근반사역치검사(acoustic/stapedial reflex threshold test, ART/SRT), 등골근반사소실검사(acoustic reflex decay test), 이관기능검사(Eustachian tube function test) 등이 있으며, 소리 대신 전기를 자극하여 등골근의 반사를 확인하는 전기자극 등골근반사역치검사(electrically acoustic/stapedial reflex threshold test, EART/ESRT)도 있다. 이 중 등골근반사역치검사만 청력손실의 유무를 어느 정도 예측할 수 있고, 등골근반사역치검사를 포함한 모든 검사는 역치상 자극에 대한 다양한 청각생리학적 변화를 관찰하여 중이나 청신경과 뇌간 하부의 전반적인 상태를 예측하는 검사이다. 보청기 전기음향특성(hearing aid electroacoustic characteristics)검사는 보청기의 증폭 특성을 기계적으로 또는 직접 외이도에서 측정하여 효과적인 청력손실 보상에 이용한다.

청성 유발 생체 전기반응(청성유발전위, auditory evoked potentials, AEP)을 이용하는 검사로는 이음향방사(otoacoustic emission, OAE), 와우전기반응(electrocochlear graphy, ECoG), 청성뇌간유발반응(auditory brainstem responses, ABR), 청성중간반응(auditory middle latency responses, AMLR), 청성후기반응(auditory late latency responses, ALLR), 사건유발전위(event-related potentials, ERP) 등이 있다. 이와 같이 다양한 청성유발전위는 소리 대신 전기로 자극해서도 기록할 수 있으며, 전기로 자극한 경우 이를 밝히기 위해 검사의 명칭 앞에 'electrically'를 붙이면 된다. 또 전기를 자극하여 안면신경 각 분지

표 7-1 청각학적 평가의 분류

주관적 평가		객관적 평가	
행동반응	적극적 협조	음향물리	전기생리
정밀 역치평가			
행동관찰청력검사(behavioral observation audiometry) 놀이청력검사(play audiometry) 요지경검사(peep show test) 시각강화청력검사(visual reinforcement audiometry)	순음청력검사(pure tone audiometry) 교정청력검사(aided/implanted audiometry) 자기청력검사(Bekesy audiometry) 어음청취역치(speech reception threshold) 어음 강도별 일음절어이해곡선(PI-PB function)(PB_{50}, PBHPL) 안면신경흥분도 검사(7th nerve excitation test) 와우갑각전기자극(promontory stimulation)	등골근반사역치(acoustic reflex threshold, ART)	이음향방사(otoacoustic emissions, OAE) 자발이음향방사(spontaneous OAE) 유발이음향방사(evoked OAE) 변조이음향방사(distortion product OAE) 유발전위(evoked potentials) 와우전기반응(electrocochlear graphy) 복합활동전위(CM, CAP) 청성뇌간유발반응(auditory brainstem responses, ABR) 청성중간반응(middle latency responses) 청성후기반응(late latency responses) 300ms 양전위(P300 responses) 음전위 불일치(mismatch negativity) 사건유발전위(event related potential, ERP) 청성지속반응(auditory steady state responses, ASSR) 40 Hz ERP 전기 자극 유발전위(electrically EP) 전기 자극 복합활동전위(ECAP) 전기 자극 청성뇌간유발반응(EABR) 전기 자극 청성중간반응(EMLR) 전기 자극 청성후기반응(ELLR)

의 전기 전도 정도를 평가하는 검사도 유발전위(evoked potential) 검사의 하나이며, 안면신경 전기전도검사(electroneuronography, ENoG)라고 한다. 이러한 유발전위검사는 자극과 기록 방법을 달리하여 역치나 청신경 또는 안면신경의 상태를 객관적이고 정밀하게 평가할 수 있다. 유발전위검사의 선별평가 이용은 특정 자극에 대한 반응의 유무만을 평가한다. 이러한 검사로는 자동화 이음향방사(automated otoacoustic emission, automated OAE)와 자동화 청성뇌간유

주관적 평가		객관적 평가	
행동반응	적극적 협조	음향물리	전기생리
정밀 역치상 평가			
	이명도검사(tinnitography) 가청범위(loudness chart) Tullio test Audiometric Weber 순음소실(tone decay) 역치상피로(suprathreshold adaptation) 소증폭인지도(short increment sensitivity index) 단이음량균형(monaural loudness balance) 양이음량균형(alternate binaural loudness balance) 주파수판별역치(difference limen of frequency) 음강도판별역치(difference limen of intensity) 어음이해도(speech discrimination score) 어음 강도별 일음절어이해곡선(PI-PB function, PBmax)	고막운동도 (tympanogram audiometric gelle) 등골근반사역치 (ART) 등골근반사소실 (acoustic reflex decay) 이관기능(E tube function) 전기자극등골근반사역치 (electrically ART) 보청기 전기음향 특성(electro-acoustic characteristics)	유발전위(evoked potentials) 와우전기반응(electrocochleargraphy-CM, SP/AP ratio) 청성뇌간유발반응(ABR)–(neurologic evaluation) 안면신경흥분도검사(7th N. excitation test) 안면신경전기전도검사 (electroneurono graphy) 전기 자극 유발전위(electrically EP) 전극 접촉저항(electrode impedance) • electrode integrity • speech processor integrity 전기 자극 복합활동전위(ECAP) • speech processor integrity • electrode integrity 전기 자극 잡음(stimulogram) • electrode integrity
간단 역치평가			
청각요람반응 (auditory cradle responses) 청각안기반사 (Moro reflex) (auditory embrace reflex) 청성경악반응 (auditory startle responses) 청성눈꺼풀반사 (auditory palpebral reflex)	회화음성법(conversational voice test) 순음선별검사(pure tone screening) 요지경검사(peep show test) 놀이청력검사(play audiometry) 시각강화청력검사(visual reinforce audiometry) 어음선별검사(speech screening)	등골근반사역치 (ART) 전기 자극 등골근반사역치 (electrically ART)	자동화 이음향방사(automated OAE) 자동화 청성뇌간유발반응(automated ABR)
간단 역치상 평가			
	음차검사(tuning fork test)	등골근반사역치 (ART)	

발반응(automated auditory brainstem responses, automated ABR 또는 AABR)
이 있다.

Your Questions & Comments

CHAPTER 8

청각학적 평가 장비

청각학적 평가에 이용하는 대부분의 장비는 기본적으로 자극부와 반응부로 나눌 수 있다. 자극부는 정해진 소리의 주파수와 음 강도를 선택할 수 있거나 전기의 전류량을 결정할 수 있는 부분을 말한다. 반응부는 다양한 자극에 대한 반응을 확인할 수 있는 부분을 말한다. 만약 청각학적 평가에 두 가지 이상의 장비를 이용해야 한다면 각각의 장비에 대한 기본 구성과 자극부 및 반응부 사이의 회로 연결망만 이해하면 다양하게 연결하여 응용할 수 있다.

8.1 음압(소음) 측정기

음압(소음) 측정기(sound level meter)는 제조 회사마다 외형에 차이가 있을 수 있다. 그러나 기본적인 구성으로 송화기(microphone)와 청감보정회로(weighting scale), 표시 장치 등이 있다(**그림 3-17, 8-1**). 송화기는 공기 압력 변화인 소리 에너지를 감각하여(sensing) 전기계측장치에서 처리할 수 있는 전기 신호로 변환하는 역할을 한다. 주파수 특성이 좋고 안정성이 높아야 하며, 음압을 그대로 수용할 수 있는 무지향성(omnidirectional)인 것이 좋다. 송화기는 주로 콘덴서(condenser) 방식을 사용한다. 송화기가 변환한 전기신호를 곧바로 보정회로

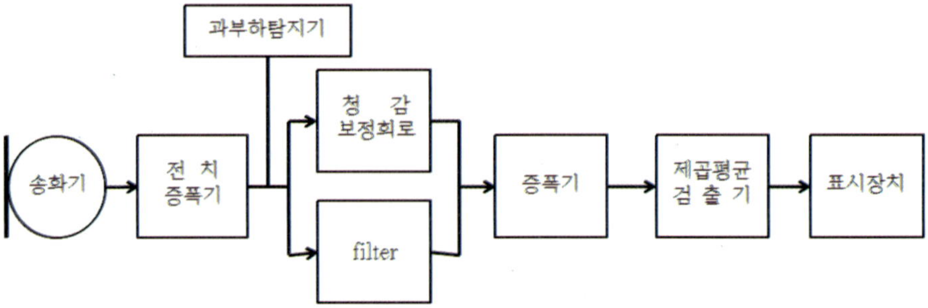

그림 8-1 음압(소음)측정기의 기본 구조

와 (주)증폭기로 보내면 그 신호가 너무 작고 증폭기 감도에도 맞지 않아 정확도가 낮아질 수 있다. 이러한 문제를 개선하기 위한 장치가 전치증폭기(preamplifier)이다. 전치증폭기는 증폭기 감도에 맞도록 사전에 증폭하는 역할을 한다. 청감보정회로는 주파수마다 다양한 음압 특성을 등가 음량 곡선에 맞추어 변환한다. 청감보정회로에 대해서는 3.3절 '소리 강도 측정과 소음'에서 이미 설명하였다. 과부하 탐지기(overload detector)와 여과기(fileter)는 음압 측정 범위를 정하여 사용하는 장비에서 정해진 범위를 초과할 경우 이를 알리거나 측정주파수 범위를 1음계(1 octave), $\frac{1}{2}$음계, $\frac{1}{3}$음계 등으로 나누어 음압을 측정할 때 사용한다. 중심주파수인 1 kHz를 1음계 단위로 분석하면 여과기 대역은 약 707~1,414 Hz 범위이고, $\frac{1}{3}$음계로 분석하면 대역의 최고주파수가 최저주파수의 1.26배를 보이는 두 주파수 사이의 범위이다. 이렇게 측정한 결과를 액정 같은 표시장치로 보여 주며, 일시기억 장치에 저장해 두었다가 개인용 컴퓨터로 옮겨 정밀한 분석에 이용할 수 있다. 제곱평균(root mean square)은 이차 평균(quadratic mean)이라고도 한다. 주로 사인함수처럼 계속해서 변화하는 함수 값 차이의 제곱들을 산술평균의 제곱근으로 구하는 통계적 척도이다. 이 제곱평균 검출기는 계속해서 변하는 소음의 음압을 측정하기 위한 것이다. n개에 대한 변화 값, 구간에 대한 변화 값, 전체 시간에 대한 변화 값을 각각 구할 수 있다.

8.2 순음 및 어음 청력검사기

순음청력검사기는 진동발생기(발진기, oscillator), 주파수 전환 장치(frequency selector), 소리 강도 조절 장치(intensity controller), 소리 단속 장치(interrupt switch), 음향 전달 장치(transducer), 반응 확인 장치(response button) 등으로 구성된다(**그림 8-2**).

발진기는 순음(pure tone)과 백색잡음(white noise), 광대역잡음(broad band noise) 및 협대역잡음(narrow band noise), 어음잡음(speech noise) 등을 발생할 수 있어야 한다. 일반적으로 순음은 주된 채널(channel 또는 main channel)로 보내고 잡음은 나머지 채널(channel 2)로 보낸다.

주파수 전환 장치는 125 Hz부터 250 Hz, 500 Hz, 1 kHz, 2 kHz, 4 kHz, 8 kHz의 음계와 750 Hz, 1.5 kHz, 3 kHz, 6 kHz, 12 kHz의 중간 음계의 순음을 선택할 수 있어야 한다. 이 외에도 12 kHz 이상의 고주파 순음 발생이 가능한 경우도 있다. 잡음은 백색잡음과 대역잡음, 어음잡음을 포함하여 어음역 주파수 중에서 저음역 신호만 통과시킨 저역 통과 어음잡음(low pass filtered speech noise), 이와 반대로 고음역 신호만 통과시킨 고역 통과 어음잡음(high pass filtered speech noise) 등을 사용할 수 있어야 한다. 순음은 특정 주파수를 선택하면 눈금에 표시된 주파수 순음이 표준오차 범위로 출력되어야 한다. 잡음도 주

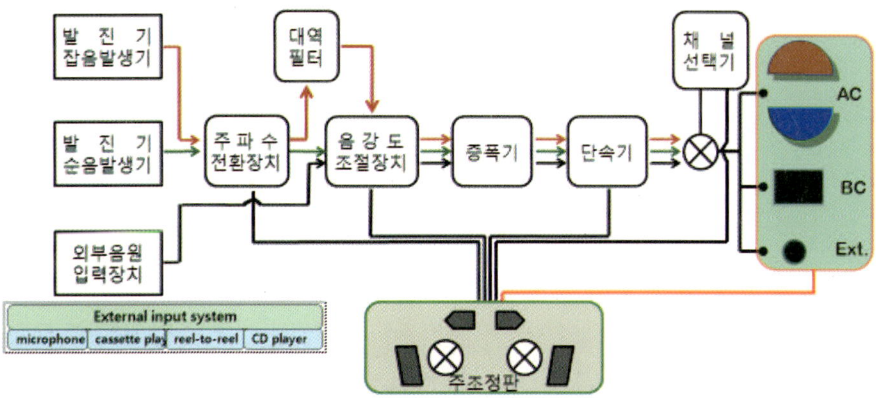

그림 8-2 순음 및 어음 청력검사기의 기본 구조

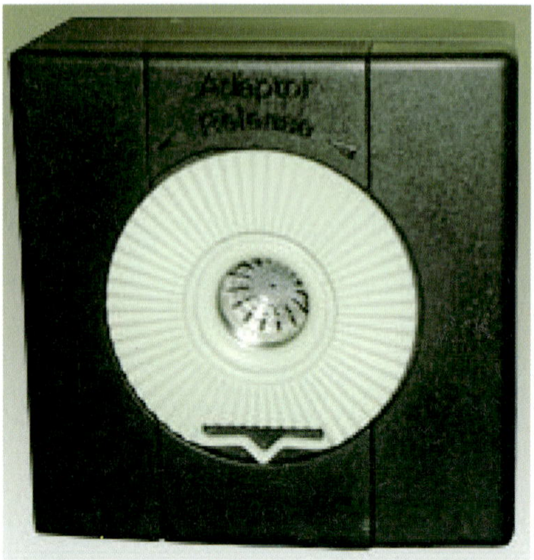

그림 8-3 고정 음압 출력기

파수 대역에서는 정해진 강도만큼 출력되어야 한다. 외부 음원 입력 장치는 녹음이나 CD 재생 장치(미디어파일 재생 장치) 등을 별도의 단자에 연결할 수 있어야 한다. 청각전문가의 육성통화 장치(talk-forward)나 검사용 마이크로 피검자에게 직접 들려줄 수 있어야 한다. 육성통화 장치는 고정 음압 출력기(**그림 8-3**)로 수시로 보정하는 것이 좋다. 피검자 응답이나 요구 등은 talk-back 통화 장치를 이용한다. 외부 음원 입력 장치는 어음청력검사는 물론 순음청력검사에서 피검자의 주의를 환기시키는 데도 이용한다.

소리 강도 조절 장치는 기도 수화기의 경우 −10 dB HL부터 최대 125 dB HL까지, 골도 수화기의 경우 −10 dB HL부터 최대 80 dB HL까지 출력할 수 있어야 한다. 이 범위에서 소리 강도 조절은 1 dB, 2 dB, 2.5 dB, 5 dB 단위로 조절할 수 있다. 최저 강도는 모든 장비가 −10 dB HL부터 출력할 수 있지만 최대 강도는 장비의 사용 목적과 기도 수화기의 종류에 따라 달라진다(**표 8-1**). 선별검사 장비의 최대 강도는 기도가 90~110 dB HL, 골도가 30~60 dB HL이다. 정밀평가용 장비의 경우 기도를 100~125 dB HL, 골도를 40~80 dB HL까지 출력할 수 있다. 청력검사 주파수 역외 고음역 검사 장비는 최소 출력 강도를 8 kHz 이상 모든 음역이 −20 dB HL까지 출력할 수 있어야 하고, 최대 출력 강도는 8

표 8-1 장비 사용 목적에 따른 분류와 장비의 최대 출력 강도(dB HL) 기준

		125 Hz	250 Hz	500 Hz	750 Hz	1 kHz	1.5 kHz	2 kHz	3 kHz	4 kHz	6 kHz	8 kHz
type I	Air	70	90	120	120	120	120	120	120	120	110	100
		삽입형 수화기 사용 시 위 최대 출력 강도보다 10 dB 낮아도 가능										
	Bone	—	45	60	60	70	70	70	70	60	50	—
type II	Air	60	80	110	—	110	110	110	110	110	100	90
	Bone		45	60	—	70	70	70	70	60	—	—
type III	Air	—	70	100	—	100	—	100	100	100	90	80
	Bone	—	35	50	—	60	—	60	60	50	—	—
type IV	Air	—	—	70	—	70	—	70	70	70	70	—
		청력보존 프로그램 목적으로 사용할 경우 최대 출력 강도는 90 dB HL 이상이어야 함										
type V		최소 및 최대 출력 한계에 대한 제한이 없음										

kHz, 11.2 kHz는 90 dB HL 이상, 12~16 kHz 범위는 50 dB HL 이상을 출력할 수 있어야 한다.

증폭기는 선택한 주파수의 소리를 장치가 출력할 수 있는 최대 강도까지 출력할 수 있도록 증폭한다. 단속기는 단추를 조작할 때만 또는 연속적으로 소리를 자극하는 것을 결정하여 선택할 수 있어야 한다.

채널 선택기는 오른쪽만, 왼쪽만, 한쪽은 순음, 반대쪽은 잡음, 양쪽 모두 순음, 양쪽 모두 잡음 등과 같이 검사 목적에 따라 2개의 채널에 어떤 식으로 소리를 전달할 것인가를 결정할 수 있어야 한다. 또 APD 평가 등에 이용할 수 있도록 채널 간 위상차를 주거나 지연시간을 줄 수 있는 것이 좋다.

음향 전달 장치는 크게 기도 수화기와 골도 수화기로 나눌 수 있는데, 기도 수화기는 차음 헤드폰(auradome 또는 audiocup), 헤드폰(headphone), 삽입형 수화기(insert phone), 스피커(loud speaker) 등이 있다. 골도 수화기는 골도 진동자(bone vibrator)를 말한다. 이러한 수화기 중에서 헤드폰과 골도 수화기는 머리띠(headband)가 피검자에게 400~600 g 정도의 압력을 줄 수 있어야 정해진 음압이 전달된다(**그림 8-4**).

수화기는 장치가 발생한 순음을 올바르게 출력시키는 것은 물론, 여러 가지 음향 조절에도 불구하고 방음실 내부의 미세한 소음을 차단하는 효과도 있

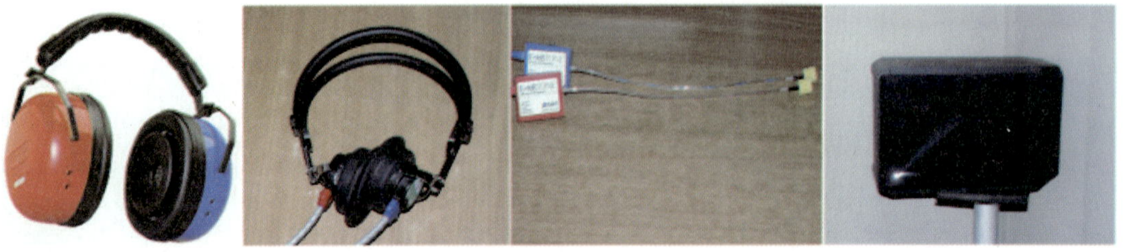

그림 8-4 여러 가지 기도 수화기. 왼쪽부터 차음 헤드폰, 헤드폰, 삽입형 수화기, 스피커

어야 한다. 다만 골도 수화기와 스피커는 외이도를 개방하고 검사하기 때문에 수화기에 의한 방음효과를 기대할 수 없다. 따라서 정밀 평가를 위해서 청각평가실은 공간적으로 건물 내부에서 소음으로부터 가장 안전한 곳이 좋고, 충분한 방음효과가 있는 방음 설비를 갖추는 것이 무엇보다 중요하다. 환경잡음과 방음효과에 대해서는 '청각학적 평가 및 상담을 위한 공간 조건'에서 설명할 것이다.

차음 헤드폰과 헤드폰 그리고 삽입형 수화기 사용에 따른 외부 소음의 감쇄 효과는 실이 계측(real ear measurement)으로 확인할 수 있으며, 실이 감쇄(real ear attenuation) 정도는 **표 8-2**와 같다.

피검자의 반응 확인 장치는 버튼, 스위치가 기본이지만 손을 들게 하거나 대답 또는 어음청력검사의 경우 받아쓰는 방법 등 다양하게 확인할 수 있다.

표 8-2 기도 수화기 착대에 따른 $\frac{1}{3}$음계마다의 실이 차음 정도

	125 Hz	250 Hz	500 Hz	1 kHz	2 kHz	4 kHz	8 kHz
삽입형 수화기							
	29.9 dB	31.4 dB	33.7 dB	34.0 dB	34.1 dB	38.6 dB	42.7 dB
차음 헤드폰							
AuradomeII	4.4 dB	10.1 dB	13.0 dB	22.1 dB	32.2 dB	34.3 dB	35.7 dB
Audiocup	4.1 dB	11.6 dB	15.6 dB	27.8 dB	32.0 dB	38.5 dB	34.0 dB
Madsen ME-70	9.1 dB	15.6 dB	18.3 dB	23.1 dB	30.4 dB	38.5 dB	31.0 dB
헤드폰							
	6.0 dB	4.0 dB	5.0 dB	12.5 dB	19.5 dB	25.5 dB	23.0 dB

8.3 이미턴스검사기

이미턴스검사기는 탐침용 자극음 발생 장치(probe tone generator), 압력 조절 장치(manometer), 계측용 송화기(pick up microphone)를 기본으로 하며, 탐침이 꽂힌 귀와 반대측 귀에 순음 및 잡음 발생 장치를 추가한다(**그림 8-5**).

자극음 발생 장치는 기본적으로 226 Hz 85 dB SPL 순음을 사용하며, 필요에 따라 660 Hz 80 dB SPL이나 1,000 Hz 70 dB SPL의 고정 주파수 고정 강도의 순음이나 연속 주파수 순음(sweep frequency)을 사용한다.

226 Hz 85 dB SPL 순음을 기본으로 사용하는 것은 중이의 임피던스(교류저항, impedance, Z)는 다른 고주파 순음에 비하여 800 Ω 정도로 비교적 높으나 저항(직류저항, resistance, R)은 전 음역에서 비교적 안정되어 결과에 영향을 줄 수 있는 요인이 2% 정도로 미약하고, 고막과 중이에 의한 반작용 힘(stiffness reactance, X)은 비교적 높다(Z≒X). 임피던스는 반작용 힘의 구성비가 높아서 고막 운동성에 의한 진달 능력(교류 전류의 흐르려는 힘, admittance, Y)과 서로 상반된 관계를 유지하고 있기 때문이다(Y↔Z).

외이도에 압력을 부하하는 이미턴스 검사는 대기압에 따라 간혹 이상현상을 보이기도 한다. 이것은 장비의 고장보다 기압과 온도에 의한 영향으로 보는 것이 좋다. 우리나라는 특별히 높은 산악 지역이 아니고 기압의 변화가 심하지

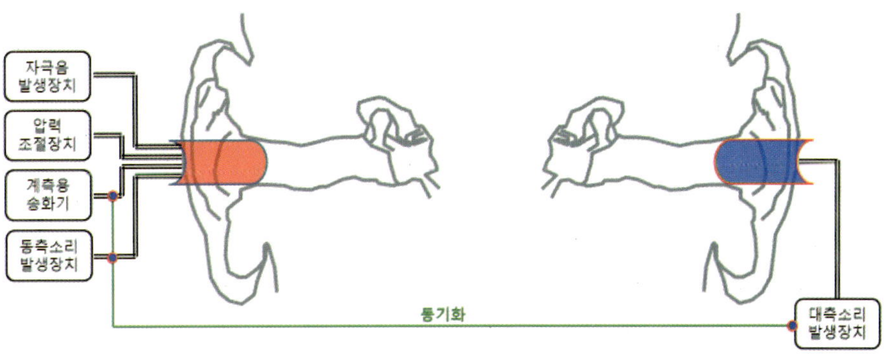

그림 8-5 이미턴스검사기의 기본 구조

표 8-3 GSI 33 중이 이미턴스검사기의 해발고도에 따른 용적(compliance) 보정 값

해발고도	0	1,000	2,000	3,000	4,000	5,000	6,000	7,000	8,000
0.5 cc cavity	0.5	0.52	0.54	0.56	0.58	0.60	0.62	0.65	0.67
2.0 cc cavity	2.0	2.07	2.15	2.23	2.31	2.40	2.49	2.59	2.69

않기 때문에 장비의 이상현상이 자주 나타나지 않는다. 일부 장비는 해발 고도와 기압에 따른 영향을 최소화하기 위하여 보정하기도 한다(**표 8-3, 그림 8-6**).

이미턴스검사기가 외이도에 부하하는 압력은 기본적으로 200~−400 daPa 범위를 사용하고, 필요에 따라 400~−600 daPa까지 사용한다. 부하 압력을 400~−600 daPa으로 하는 경우에는 유·소아의 외이도 수축과 팽창에 따른 고막운동도의 변화, 고막 재건 수술 후 고막의 손상, 천공 고막의 이관기능검사에서 중이 및 이관 점막에 의한 차단(locking) 현상 등에 주의해야 한다.

압력의 조절은 양압에서 정상압, 그리고 음압으로 이동하는 것이 원칙이며 역방향으로 하면 고막운동도의 최대음향전달 공명점이 양압 쪽으로 약간 이동한다. 압력 변화율은 12.5~300 daPa/S 중 하나를 선택하여 일관되게 사용해야 한다. 압력 조절 장치 지시침 값과 외이도에 부하되는 압력의 오차는 최고 ±10% 또는 ±10 daPa 이하여야 한다.

계측용 송화기는 음압(소음) 측정기와 마찬가지로 고감도의 콘덴서(condenser, capacitor mic) 방식을 사용한다. 콘덴서 송화기는 정전용량 변화를 이

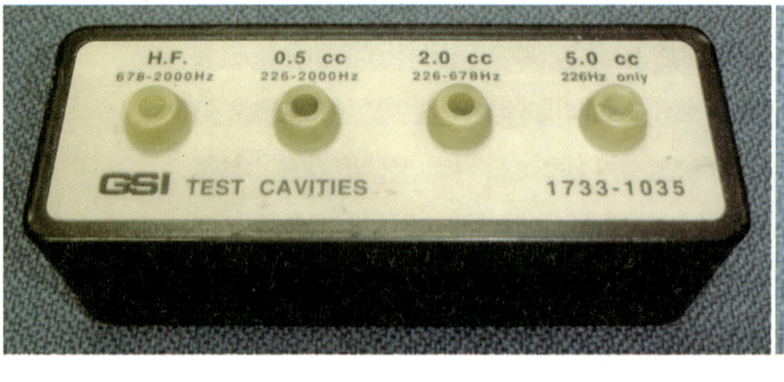

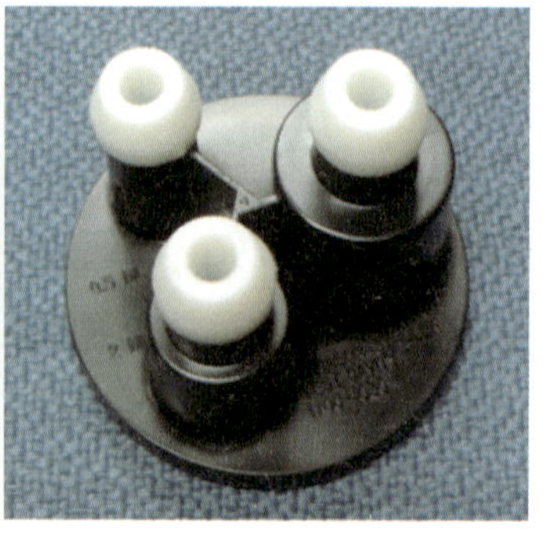

그림 8-6 이미턴스 장치 보정용 test cavity

용하여 음향 신호를 전기 신호로 변화시키는데, 주파수 반응과 원음 재생력이 가장 좋고 가청범위가 넓으면서도 왜곡이 적어서 고성능 정밀 계측 장치에 널리 사용된다.

동측 및 대측 소리 발생 장치는 등골근 반사 확인을 위하여 순음과 다양한 대역을 가진 잡음을 발생시킬 수 있어야 한다. 순음은 500 Hz부터 1, 2, 4 kHz를 30 또는 50 dB HL부터 최대 120 dB HL까지, 잡음은 저역 통과(low pass), 고역 통과(high pass), 광역 잡음을 동측과 대측에서 모두 발생시킬 수 있어야 한다. 그러나 간이 선별검사 장치는 순음 및 잡음 발생 장치가 없는 경우도 있다.

Your Questions & Comments

8.4 이음향방사검사기

이음향방사검사기는 크게 자극부와 기록부로 나눌 수 있다. 자극부는 펄스 또는 순음발생 장치(oscillator), 감쇄기(attenuator), 탐침(probe)으로, 기록부는 송화기(pick up microphone), 평균가산기(averager), 표시장치(display)로 각각 구성된다.

순음발생 장치는 이음향방사를 유발하기 위하여 소리를 발생시키는 부분이며, 유발이음향방사검사기와 변조이음향방사검사기는 자극부에 약간의 차이가 있다. 유발이음향방사검사기는 100 μs click이나 tone burst나 tone pip 또는 일정한 주파수의 순음을 출력시킬 수 있어야 하고(**그림 8-7**), 변조이음향방사검사기는 일정한 비율의 차이가 있는 2개의 순음을 주파수를 바꿔 가면서 연속적으로 출력시킬 수 있어야 한다(**그림 8-8**). 감쇄기는 검사에 필요한 강도로 출력할 수 있게 조절하는 부분이다. 소리는 공간적 영향을 많이 받는다. 여러 가지 주파수 성분이 포함된 click의 경우 외이도 내부 공간에 영향을 받아 주파수 성분과 강도가 변할 수 있으며, 탐침이 움직이더라도 영향을 받을 수 있다. 이들

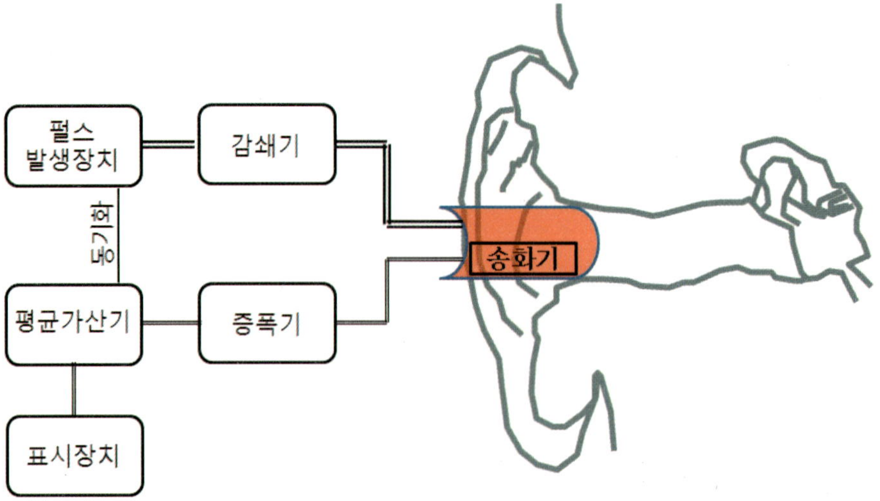

그림 8-7 유발이음향방사검사기의 기본 구조

요인에 의해 소리 특성이 바뀌면 이음향방사 결과에도 영향을 줄 수 있다. 따라서 이음향방사검사기는 이러한 문제를 극복하기 위하여 검사 전 외이도로 자극되는 소리의 자극주파수와 강도 특성을 감시할 수 있고, 검사 진행 과정에서도 이를 지속적으로 감시한다. 이렇게 감시한 소리가 일관된 특성을 유지하면서 자극되었는지를 나타내는 용어가 자극 안정성(stability)이다.

탐침은 외이도를 밀봉하고 소리를 들려주거나 방사음을 받아들이는 부분이다.

송화기는 소리 자극 후 일정한 잠복시간을 두고 외이도로 유발된 이음향방사를 수집하는 부분을 말하며, 콘덴서형을 주로 사용한다. 증폭기는 송화기가 수집한 미세한 이음향방사를 검사장치가 처리할 수 있도록 증폭하여 2개의 완충기억장치(buffer A, B)를 통해 평균가산기로 보낸다.

평균가산기는 소리 자극 후, 이음향방사검사기 수화기로부터 외유모세포까지 전도시간과 외유모세포로에서 전위(방사음) 발생시간, 그리고 다시 방사음이 역행하여 외이도까지 되돌아오는 시간 등을 고려하여 자극 직후 곧바로 나타나는 방사음은 가산평균하지 않는다. 방사음의 잠복기는 대략 1～12 ms 정도로 평균 5 ms 정도이다. 그러나 생리학적 측면에서 살펴보면 헤드폰의 경

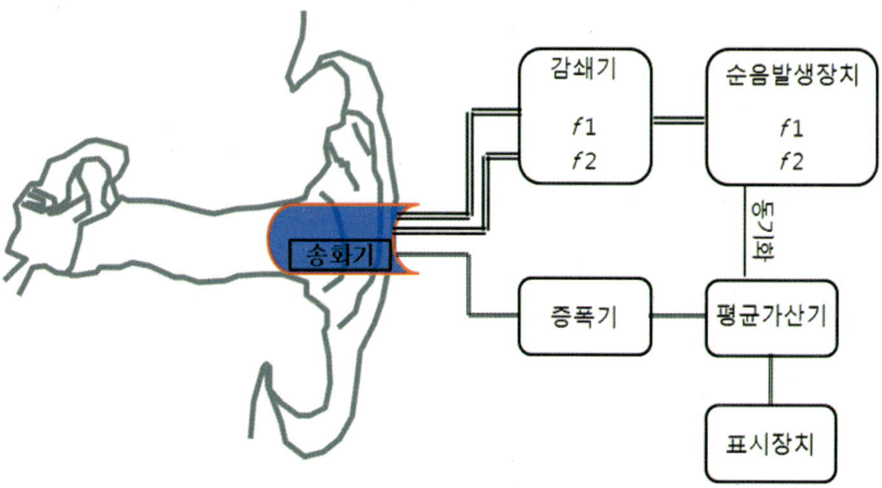

그림 8-8 변조이음향방사검사기의 기본 구조

우 수화기 박막에서 소리가 발생하여 청신경 말단에 도달하기까지 전도시간은 약 1.5~2 ms 정도이고, 다시 유모세포의 분극으로 발생된 전위가 정원창을 빠져나와 중이와 외이도를 지나 탐침에 있는 송화기까지 되돌아 나오는 시간으로 추정할 수 있다. 이러한 측면을 고려하여 잠복시간을 2~3(2.5) ms 정도로 보고, 잠복시간은 기록과 평균가산에서 제외한다. 일반적인 전위 기록시간(recording window)은 2.5~20 ms이고, 이 기록시간 동안 260회 정도 평균가산을 한다. 여기서 2개의 완충기억장치는 방사음의 크기, 주변 소음의 정도, 소음과 방사음 강도를 서로 비교하며, 이러한 변수가 일치되면 방사음으로, 그렇지 않으면 잡음으로 평가한다. 2개의 완충기억장치가 서로 평가한 변수의 일치 정도는 재현성(reproducibility)이라는 용어로 결과 화면에 표시한다.

자극의 안정성(stability)과 방사음의 재현성(reproducibility)은 일반적으로 두 변수 모두 50% 이상이면 양호한 것으로 수용하고 있다. 그러나 자극의 안정성은 가급적 높은 비율이 될 수 있도록 탐침의 삽입 및 검사 진행 과정에서의 움직임과 주변 잡음을 통제하는 것이 중요하다.

Your Questions & Comments

8.5 청성유발전위검사기

청성유발전위검사기(auditory evoked potential system)는 외형상 1대의 장비가 있는 것으로 보이지만 실제로는 자극과 기록의 장비 2대가 서로 독립되어 있다. 이들 장비는 전원절환 스위치(on/off switch)를 이용하여 서로 신호를 주고받으면서 자극과 동시에 기록할 수가 있다(동기화). 동기화는 내장된 두 장비 사이뿐만 아니라 별도의 장비와도 신호를 주고받을 수 있으며, 최근에는 소리 자극 외에도 전기나 자기 등으로 자극하는 경우가 많으므로 별도의 동기화 신호 발신 단자(trigger out)와 수신 단자(trigger in)가 하나 이상 내장되어 있는 것이 좋다(**그림 8-9**).

자극 장치는 수 ms 또는 수십 ms의 짧은 시간 동안 전위를 충분히 기록할 수 있도록 매우 짧은 지속시간을 가진 자극음을 출력할 수 있어야 한다. 주로 사용되는 자극음으로는 click을 비롯하여 filtered click, tone burst(pip), notch filtered tone, logon 등이 있고(**그림 3-29**), 차폐는 광역잡음이나 대역잡음 등을 이용한다. click음은 tone pip이나 tone burst와는 달리 주파수 특이성이 없으나 생성시간과 지속시간이 짧고 주로 1,000~4,000 Hz 범위의 고음역 주파수 신경

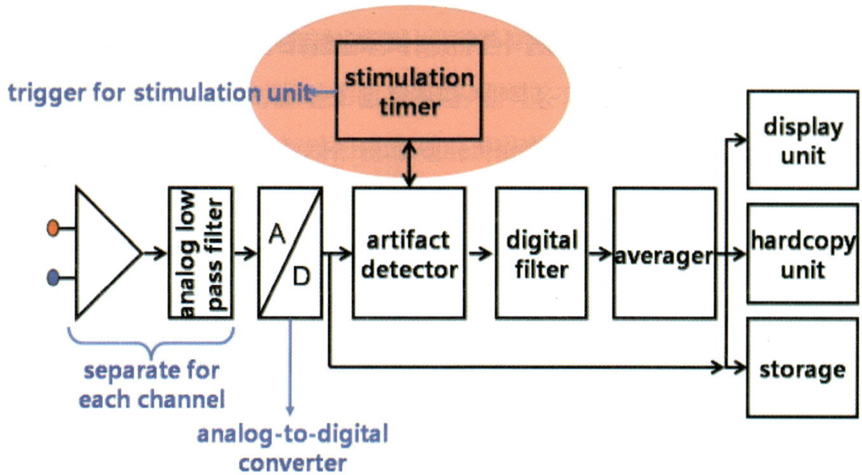

그림 8-9 유발전위검사 장비의 기본 구조

정보를 전달하는 청신경원을 동시에 효과적으로 흥분시킬 수 있다. 최근에는 청신경 반응의 주파수 특이성을 높이기 위해서 자극뿐만 아니라 기록 장치도 다양한 여과기 선택이 가능하므로 이를 적극 활용하는 것이 좋다.

자극음의 지속시간(duration)은 음이 '0'에서 원하는 크기로 도달되기까지의 생성시간(rise time), 원하는 크기의 소리가 일정하게 유지되는 자극 유지시간(plateau time), 그리고 소리가 다시 '0'으로 변하는 소멸시간(fall time)을 모두 합한 시간을 말한다. click 음은 지속시간이 20～400 ㎲ 범위, tone burst/pip은 최소 주기가 3개 이상은 있어야 한다.

자극음의 극성은 수화기의 박막에서 공기압의 상태를 표현하는 것으로 압축상(condensation or positive polarity), 희박상(rarefaction or negative polarity), 교대상(alternating polarity)이 있으며, 이러한 위상을 모두 출력시킬 수 있어야 한다. 압축상은 수화기 박막이 고막 쪽으로 밀려서 외이도 내부 공기압이 표준 상태보다 높아진 상태를 말하며, 고막은 중이 쪽으로 밀리고 와우의 기저막은 아래쪽으로 움직인다. 희박상은 수화기 박막이 고막 반대쪽으로 당겨져서 외이도 내부 공기압이 표준 상태보다 낮게 된 상태를 말하며, 고막은 중이 바깥쪽으로 당겨지고 와우의 기저막은 위쪽으로 움직인다. 교대상은 희박상과 압축상을 교대로 사용하므로 초기에 나타나는 자극잡음(stimulus artifact)을 상쇄할 수 있어서 흔히 사용된다.

청성유발전위에서 음 강도 단위는 dB nHL(normal hearing level)이며, 0 dB nHL은 10～15명의 성인 정상 청력자에게 10～20개/sec의 click 음을 주고 구한 가청역치의 평균이다. 0 dB nHL은 28.28 dB peSPL(peak equivalent sound pressure level)이다.

트랜스듀서는 자극 발생 장치에서 발생된 전기 에너지를 음향 에너지로 변환하여 전달하는 장치를 말한다. 트랜스듀서의 종류에는 헤드폰, 삽입형 수화기, 음장 수화기, 골도 수화기 등이 있으며, 삽입형 수화기와 TDH-39, TDH-49 형식의 헤드폰이 널리 사용된다. TDH-49 헤드폰은 고음역이 약간 연장된 광역 스펙트럼을 보이고, TDH-39 헤드폰은 전자장이 형성되는 단점이 있으나 전기 저항이 낮은 것이 특성이다. 골도 수화기에는 B-70A, B-71, B-72 등이 있으며, 2 kHz 범위에서 최대 출력을 보이고 모두 35~45 dB nHL 정도 출력할 수 있다. 헤드폰은 미끄러져 외이도 중심축으로부터 벗어나면 수화기 박막에서 생긴 자극음의 압력이 손실되어, 특히 고음역의 역치가 10~15 dB 높게 나타날 수 있으므로 주의해야 한다. 삽입형 수화기는 TDH 헤드폰의 미끄러짐 현상을 피할 수는 있으나 도음관(sound tube) 길이에 따른 잠복시간 손실(ER-3A 형식의 경우 0.9 ms)을 보상해야 한다. 골도 수화기는 일반적으로 유양돌기 부위에 대지만, 전두부에 대었을 때는 500 Hz에서 15 dB, 1 kHz에서 10 dB, 2 kHz에서 8.5 dB, 4 kHz에서 6.5 dB 정도 높은 에너지가 와우에 전달된다. 외이도를 폐쇄하면 500 Hz에서 약 20 dB 정도, 1 kHz에서 약 10 dB 정도 역치가 올라간다. 또한 검사 시 파형의 왜곡이 잘 생기고 골도 수화기를 대는 위치와 피부 두께, 두개골 저항 등의 영향을 받아 피검자 간 파형이 다양하게 나타난다. 차폐는 성인의 경우 항상 해야 한다. 1세 전후는 양쪽 청력 차이가 15~25 dB, 신생아는 25~35 dB 이상일 때 차폐를 시행한다.

청성유발전위 검사기의 자극음은 순음 및 어음, 이음향방사, 이미턴스 검사기와 마찬가지로 2개 이상의 발진기, 증폭기, 주파수 선택 및 음 강도 조절기, 단속기 등이 필요하며, 여기에 동기화(synchronization) 장치는 필수적이다. 동기화 장치는 각각의 자극 시작시간을 기록 장치로 알려 주는 전원절환 스위치와 같은 구조이다.

기록 장치는 전극으로부터 전치증폭기, 대역 필터, 디지털 변환기(analog-to-digital convertor), 잡파 검출기(aritfact detector), 디지털 필터, 평균가산기, 출력 장치 등으로 구성되어 있다.

전극은 형태와 재질 등에 따라 disk(EEG cup)형, earclip형, skin-staple형, ear-canal형, 고막형 등이 있다(**그림 8-10**). 전극과 전극 상자의 연결은 전자파 방해 등을 고려하여 1 m 전후의 차폐 전선을 사용한다.

disk형은 전극의 중앙에 2 mm의 구멍이 있고 외부 직경이 4~10 mm 정도인 돔 형태로 널리 사용되고 있다. 전기전도성이 높은 금속 재질로 된 disk 표면에는 금, 은, 주석, 백금 등이 도포되어 있으며, 염화은(silver-chloride)이 도포된 것을 많이 사용하고 있다. earclip형은 2개의 disk형 전극에 스프링을 장치하여

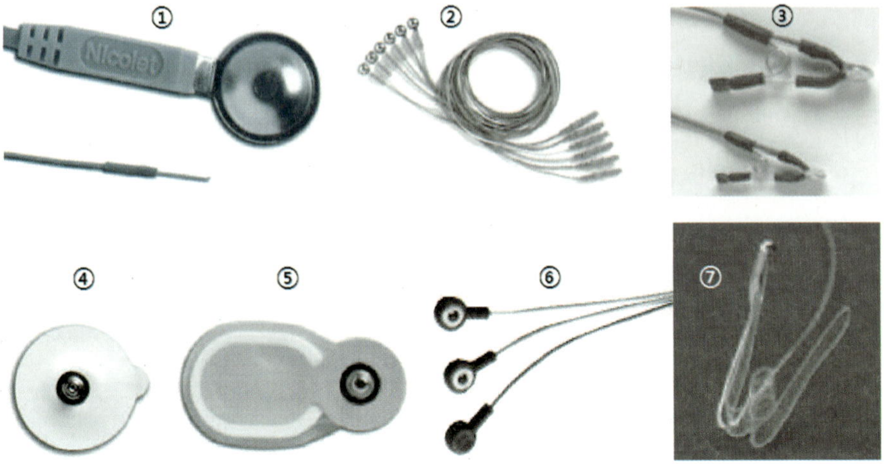

그림 8-10 청성유발전위 기록용 각종 전극. ① disk형과 유도선, ② disk형과 유도선, ③ earclip형, ④ 일회용 반창고형, ⑤ 일회용 반창고형, ⑥ 일회용 반창고형 전극 유도선, ⑦ 외이도형

이개를 물 수 있게 설계된 것으로, 헤드폰을 쓰면 유양돌기에 닿아 이개뿐만 아니라 유양돌기의 전위도 기록되어 I파의 진폭이 증강되는 장점이 있다. skin-staple형은 심한 화상이나 피부이식 환자를 위한 전극으로 접착력이 있는 전도성 물질을 사용한다. ear-canal형과 고막형은 전기와우청력검사에서 비침습적으로 사용할 수 있도록 설계된 것으로, disk형에 비하여 I파의 진폭이 커지고 전기와우청력검사와 뇌간유발반응을 동시에 시행할 수도 있다.

흔히 전극 상자(electrode/head box)로 불리는 전치증폭기는 두피에서 수집한 매우 낮은 전위의 진폭이 기록 장치가 수용(averaging system의 sensitivity) 가능한 정도로 증폭시키는 역할을 한다.

생체에서 발생되는 모든 전위는 수면 단계에 따라 변하는 뇌파와 같이 서로 다른 고유의 주파수 특성이 있다. 대역 필터는 전위의 고유주파수 특성을 고려하여 일정한 범위의 대역을 정하고 대역을 벗어나면 배제하는 역할을 한다(**그림 8-11**).

필터는 수집한 전위에 포함된 여러 주파수 성분 중에서 원하는 않는 성분을 배제하는 것을 말하며, 다른 의료 장비, 사무실에 비치된 여러 가지 가전제품, 영상의학물 관찰 상자(view box) 등에서 발생하는 60 Hz 잡음이나 불특정

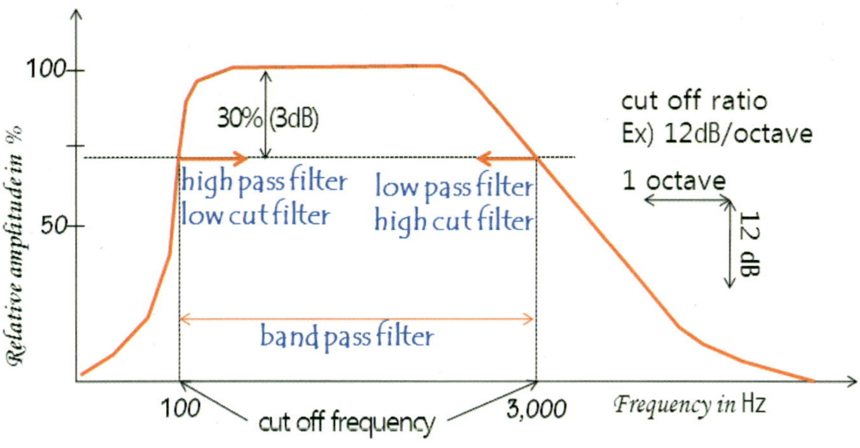

그림 8-11 필터의 개념

주파수 잡음, 피검자 움직임에 의한 전위(0.05~50 Hz), 근전위(100~500 Hz), 뇌파(30 Hz 이하) 등을 제거하여 신호 대 잡음비를 개선하는 데 유용하다. 필터의 종류에는 고역통과(저역차단, high pass, low cut) 필터, 저역통과(고역차단, low pass, high cut) 필터, 대역(band pass) 필터, 절흔(notch) 필터 등이 있다(**그림 8-11**). 필터의 동작 범위를 이해하기 위해서는 여기에 사용되는 '차단주파수(cut off frequency)'와 '차단율(cut off ratio)'를 이해해야 한다. 차단주파수는 저역 또는 고역 차단주파수를 말하며, 소리의 강도가 최대 정점(peak)을 벗어나는 시점이 아니라 소리의 강도가 줄어들기 시작하여 최대 정점으로부터 약 30%(3 dB) 정도 감쇄된 주파수를 말한다. 차단율은 1음계마다의 소리 강도가 줄어드는 정도를 말하며 'dB/octave'로 표시한다. 감쇄율은 필터의 주파수 특성을 결정하는 데 중요한 인자이다. 절흔(노치) 필터는 특정 범위의 좁은 주파수 대역 주파수 성분을 급격하게 감소시키는 필터로 'band reject filter' 중의 하나이다.

그림 8-11은 청성뇌간유발전위의 수집에서 흔히 사용하는 100~3,000 Hz 대역 필터를 소개한 것이다. 저음역 차단 필터는 소리 강도의 최대 정점으로부터 3 dB 낮은 강도의 주파수인 100 Hz가 된다. 고음역 차단 필터는 마찬가지로 최대 강도로부터 3 dB 낮은 강도를 보이는 3 kHz가 된다. 차단율은 1음계마다 12 dB씩 줄여 주므로 12 dB/octave이다.

청성뇌간유발반응 검사에서 고역통과 차단주파수는 신생아의 선별청력검사 시에는 10~50 Hz, 그 외의 경우에는 50~300 Hz 정도로 한다. 10 Hz 이하에서는 뇌파가 혼입될 수 있고 150 Hz 이상에서는 유발전위의 손실이 많다. 저역통과 감쇄주파수를 1,500 Hz로 사용할 경우 파형이 비교적 깨끗하게 관찰되지만 V파의 잠복시간이 연장되는 단점이 있다. 일반적으로 3,000 Hz가 사용되며 1,500 Hz 이하로 낮추지는 않는다.

디지털 변환기는 수집된 전위를 증폭하고 걸러서 디지털 신호로 변환하는 장치이다. 청성유발전위는 그 진폭이 수 μV에서 수십 μV 이상을 초과하지 않는다. 잡파검출기는 이러한 청성유발전위의 특성을 이용하여 특정 전압 이상의 신호는 잡파로 인지하고, 인지한 신호를 배제한다(artifact rejection).

디지털 필터는 청성유발전위를 처리하여 이러한 신호가 가지는 일정한 특성을 획득한다. 이전 단계의 대역 필터(아날로그 필터)와는 달리 고속 푸리에 변환(fast fourier transform)을 이용하여 정확하게 수치를 계산한다. 따라서 유발전위의 신호를 안정되고 깨끗하게 기록할 수 있다.

두피 전극을 통해 얻은 전위에는 청성뇌간유발전위보다 10배 또는 그 이상 강한 잡음이 자극과 관계없이 불규칙하게 발생되어 포함된다. 평균가산기는 자극과 무관한 불특정 신호가 평균화 과정을 통해 소멸시키고, 자극에 의해 유발된 일정한 잠복시간과 진폭을 가진 전위만을 평균가산을 통해 안정화한다. 따라서 자극할 때마다 평균가산하면 잡음의 진폭이 현저하게 감소하고 유발전위는 일정하게 유지된다. 대체로 평균가산에 의한 잡음은 $1/\sqrt{n}$의 관계로 감소하며 유발전위의 진폭이 잡음의 진폭보다 4배 정도일 때 파형이 이상적이어서 평균가산 처리를 위한 최소 자극 횟수는 2,000회 정도가 적당하다. 만약 피검자의 협조 상태가 양호하고 검사실이 전자파 방해로부터 안정되어 있다면 512회 이상으로도 만족할 만한 파형을 관찰할 수 있다. 그러나 역치 부근에서는 평균가산 횟수를 충분히 하는 것이 좋다.

출력 장치는 화면과 인쇄 장치 등이 있다.

8.6 와우갑각전기자극검사기

와우갑각전기자극검사(promontory stimulation test, PST)는 와우갑각에 댄 전극을 통해 전류로 자극하여 청신경의 상태를 평가한다. 이 검사는 순음청력검사, 순음소실검사(tone decay), 소증폭 인지도(short increment sensitivity index)와 같은 방법으로 전류에 대한 감각역치와 역치상 지속적 또는 간헐적 자극을 잘 변별하고 있는가를 통해 청신경의 상태를 평가한다.

와우갑각전기자극검사기(promontory stimulator)는 구형파(square pulse) 전류의 강도를 조절할 수 있어야 하고(current amplitude), 구형파 전류를 매초 수십부터 수천 회 정도의 비율로 조절할 수 있어야 하며(pulse rate), 수십에서 수백 밀리초(millisecond, ms) 정도의 간격을 두고 자극할 수 있어야 한다(gap length).

장치는 피검자의 전기적 안전을 위하여 충전지를 사용하는 격리 전원(isolation power)을 사용해야 한다.

Your Questions & Comments

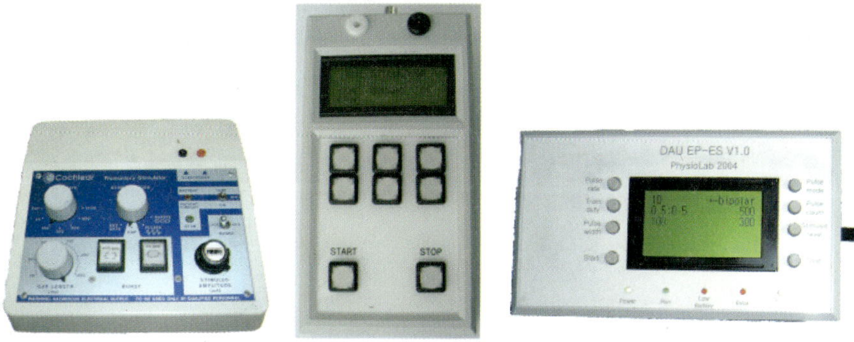

그림 8-12 와우갑각전기자극검사기

8.7 전기 자극 청성유발전위검사기

전기 자극 청성유발전위검사기(electrically auditory evoked potentials)는 이미 설명한 청성유발전위검사기에 전기 자극기만 추가한 것이다(**그림 8-13**). 따라서 청성유발전위 기록 장치 부분은 설명을 생략한다. 다만 청성유발전위 기록 장치는 전기 자극기의 자극을 감지할 수 있는 동기화(synchrony, trigger) 단자가 필요하다. 대체로 두 장치 사이의 동기화는 스위칭 회로에 5 V 신호를 보내는 출력 동기 방식을 사용한다.

전기 자극기는 와우갑각전기자극검사기와 같으나 전류 강도를 미세하게 조절해야 하는 점에서 다르다. 생체 안전을 위하여 건전지나 충전식 전원을 사용하는 분리 전원(isolated power)을 사용해야 하고, 전류가 조절 장치로 설정한 허용 범위를 벗어나면 자동으로 차단하는 안전 장치가 필요하다.

전기 자극기는 최소한 구형파를 발생할 수 있어야 하며, 펄스는 그 폭

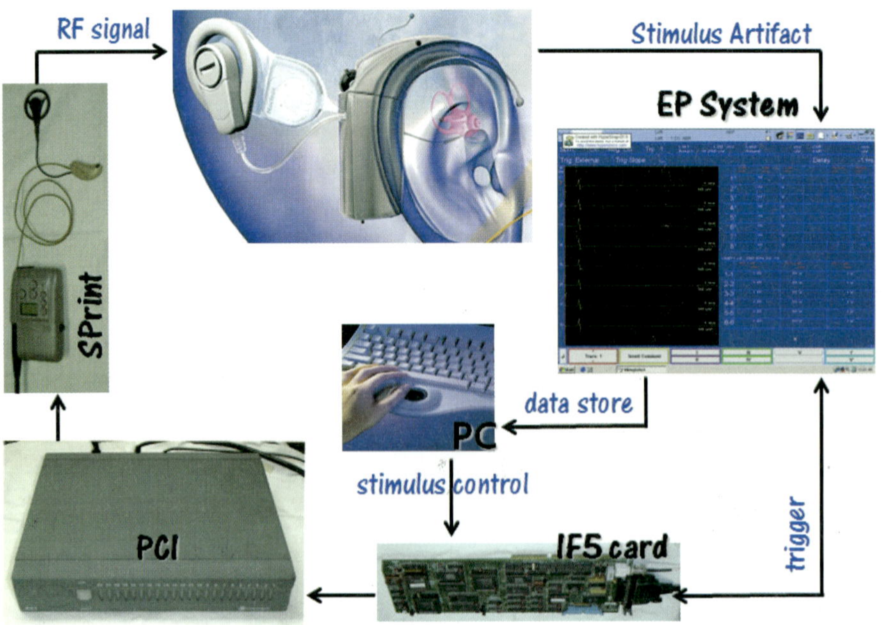

그림 8-13 전기 자극 청성유발전위검사 장비의 기본 구성

(pulse width)이 수 마이크로초(microsecond, μs)부터 수 ms 정도의 범위를 수십 μs 단위로 조절할 수 있는 것이 좋다. 펄스의 위상(phase)은 '+' 또는 '−'의 단위상과 '+/−' 또는 '−/+'의 양위상, '+/−/+' 또는 '−/+/−'와 같이 삼위상 이상의 복수 위상을 출력할 수 있으면 좋다. 이때 서로 다른 위상이 나란히 인접한 두 구형파 사이의 간격(inter phase interval/gap, IPI/IPG)이 반드시 있어야 전기적 안전을 보장할 수 있다. 그러나 IPI가 너무 크면 각각의 위상을 하나의 자극으로 인지할 수 있으므로 10 μs 이내로 해야 한다(**그림 8-14**).

단위상 또는 양위상 구형파는 수 초마다 1개 또는 초당 수십 개를 자극할 수 있도록 조절할 수 있어야 하며(pulse rate), 유발전위를 수집하는 데 충분한 모든 자극(total number of sweep)을 하는 동안 지속적으로 자극하거나 0.5초

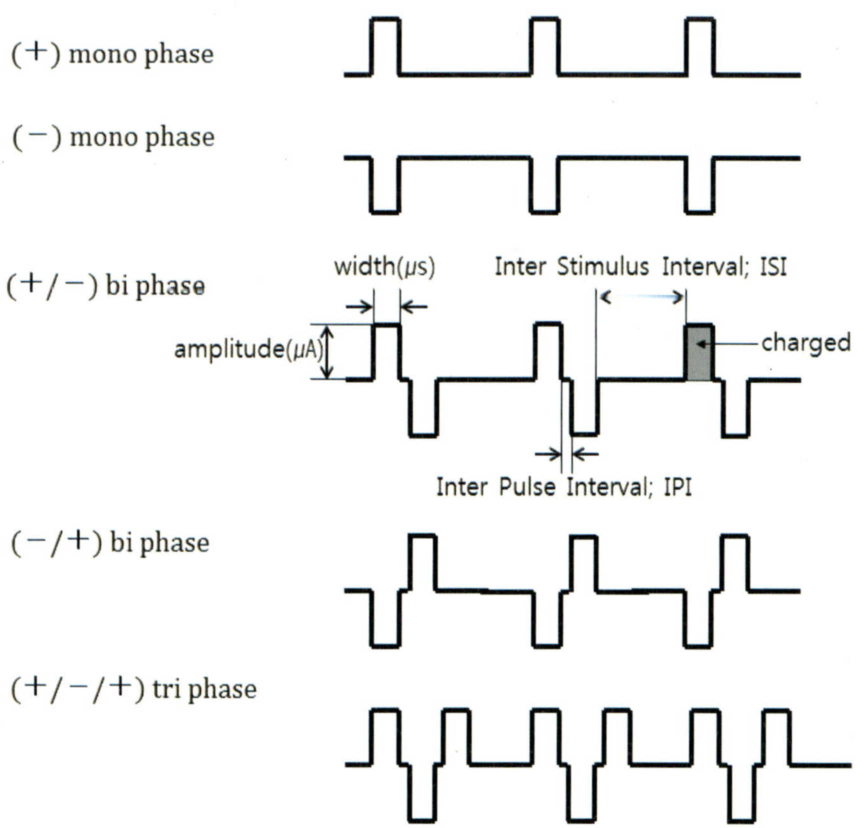

그림 8-14 구형파

또는 1초마다 자극과 휴식을 반복하는 방식(train mode)으로 자극할 수 있어야 한다.

전류 강도는 전극과 조직 사이의 접촉 저항(electrode-to-tissue contact impedance)과 자극 부위에 따라 차이가 있다. 최대 자극 전류는 전극-조직 접촉 저항이 약 10 kΩ 이하이며, 청신경원 가까이(near field stimulation) 자극하는 경우 2,000~2,500 μA 정도가 적당하고, 50~100 μA 단위로 조절할 수 있으면 좋다.

Your Questions & Comments

8.9 인공와우 관련

인공와우 이식과 관련한 평가는 크게 수술 직전, 수술 중, 수술 후 평가로 나눌 수 있다. 또 이러한 단계마다에서는 인공와우 이식 후보자의 해부학적, 청각생리학적, 외과적 상태 등을 확인하는 과정과 이식 예정 및 이식 장치의 작동 상태를 확인하는 과정이 있다. 그러나 단계별 평가에 대해서는 다음 책에서 따로 논하기로 한다. 여기서는 평가에 사용되는 인공와우 장치에 대해서만 간단히 설명하겠다.

인공와우 이식에는 외부 장치와 내부 장치가 필요하다. 수술 직전에는 외부 장치보다 이식할 내부 장치의 작동 상태를 확인하는 것이 시급하고 중요하다. 만약 제조 회사의 배송 과정이나 수술 과정에 손상이 발생하고 이를 확인하지 못했다면 수술팀 모두에게 매우 큰 낭패가 아닐 수 없다. 물론 누구보다도 이식자에게는 커다란 상처가 된다.

내부 장치는 배송받고 소독 직전까지 그 상태를 평가해야 한다. 이 과정에는 정상적으로 작동하고 있다는 것이 확인된 어음처리기와 MAPping용 프로그램, 연결선 등이 필요하다(**그림 8-15**).

외부 장치 평가는 늦어도 어음처리기를 장착하기 직전(switch on MAP)까지 시행해야 한다. 이 과정에는 가상 전극(simulator)과 MAPping용 프로그램 및

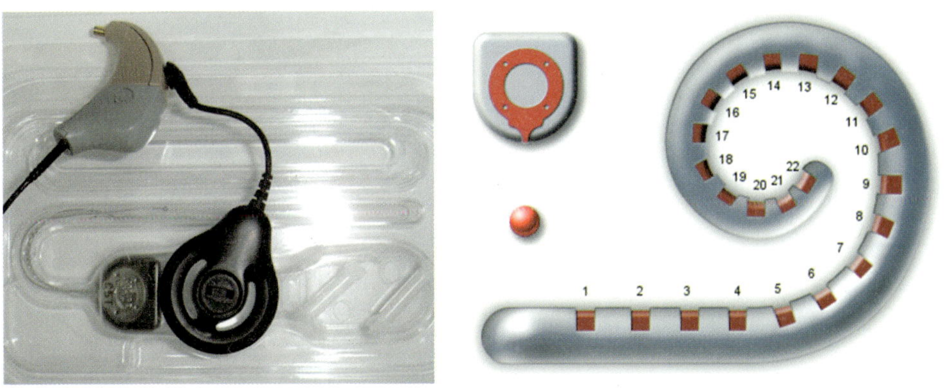

1	117.60
2	117.77
3	117.73
4	117.77
5	117.69
6	117.77
7	117.69
8	117.65
9	117.69
10	117.65
11	117.73
12	117.73
13	117.77
14	117.77
15	117.77
16	117.73
17	117.77
18	117.73
19	117.77
20	117.69
21	117.65
22	117.77

그림 8-15 시술 직전 이식 예정 전극의 상태 평가와 그 결과

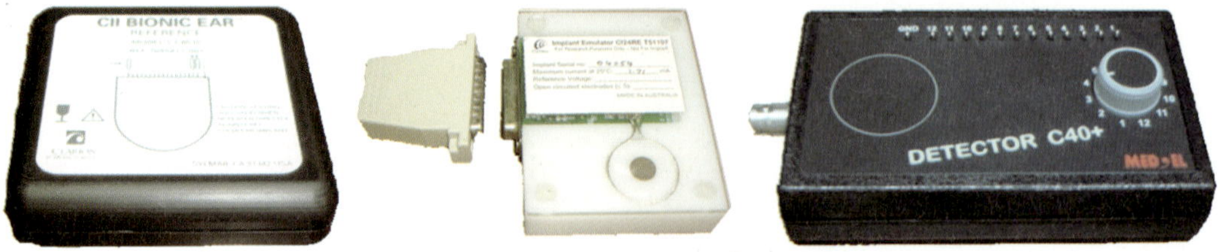

그림 8-16 인공와우 어음처리기 상태 평가 검사용 가상 전극. 왼쪽부터 AB사, Coclear사, MedEl사

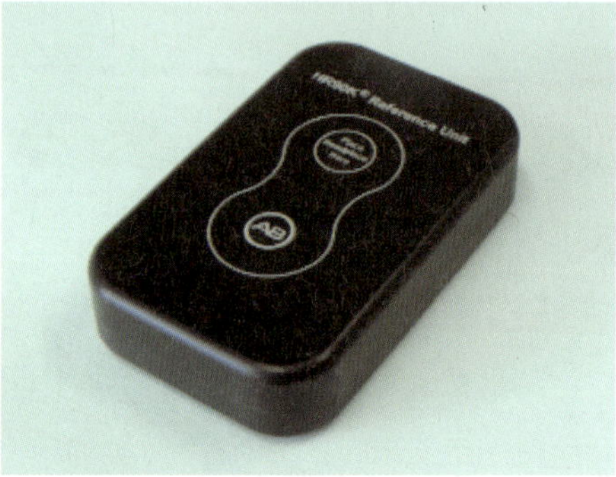

그림 8-17 AB사 가상 전극. HiFocus®용

연결선 등이 필요하다(**그림 8-15~8-18**). 가상 전극은 생체에 이식할 전극과 동일한 모델을 말하며, 여기에 전극-조직 사이 저항(electrode-to-tissue)을 대신할 저항기(resistor)를 활성 전극마다 연결하였거나 할 수 있는 것을 말한다. **그림 8-18**은 장치를 연결하여 평가하는 모습이다.

수술 도중이나 수술 후 전극의 상태를 평가하는 데에는 MAPping용 프로그램 및 연결선 등이 필요하다. **그림 8-19**는 이식한 전극의 상태를 평가하기 위해 사용한 양위상 구형파의 모습을 시작으로 이식한 전극의 형태 그리고 정상 작동 전극에서의 자극 잡파(그림 오른쪽 위)와 고장 전극에서의 자극 잡파(그림 오른쪽 아래)의 모습이다.

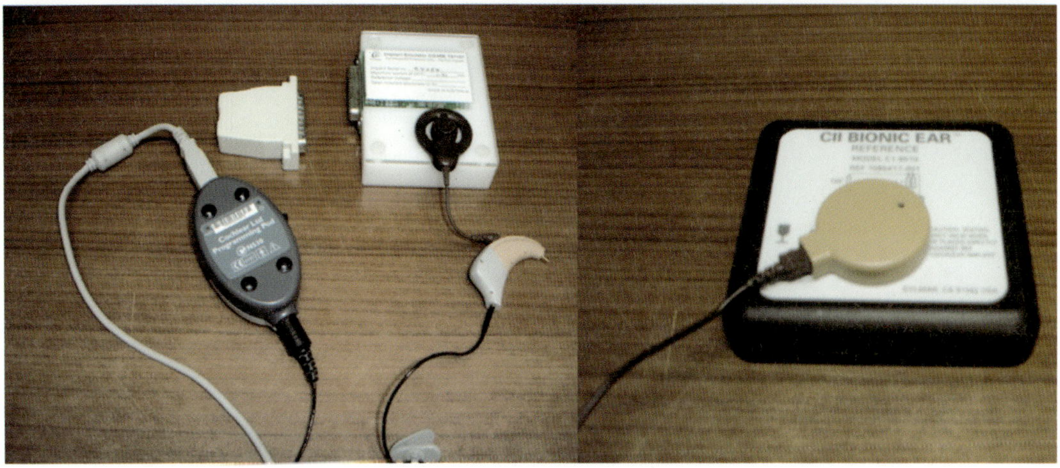

그림 8-18 어음처리기 상태 평가를 위해 어음처리기 외부 안테나를 연결한 모습. 왼쪽부터 Coclear사, AB사

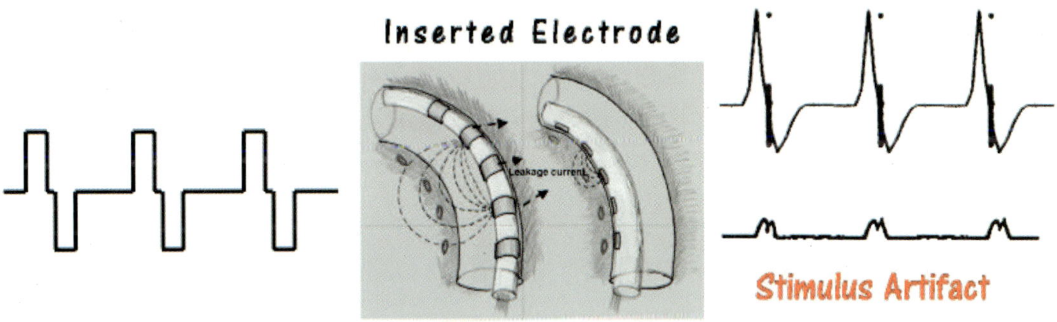

그림 8-19 이식 전극 상태 평가(stimulogram). 왼쪽부터 자극하는 위상 구형파, 반지 및 접점형 전극, 자극 잡파이며, 자극 잡파는 위쪽이 정상 작동의 예이고 아래쪽이 전극 고장의 예이다.

Your Questions & Comments

CHAPTER 9

청각학적 평가 및 상담 공간과 장비 보정

청각학적 평가는 대부분 정밀계측 장비를 이용하여 다양한 청각적 정보를 수집한다. 정밀계측 장비는 안정된 전원 공급과 다양한 전자파의 간섭으로부터 안전해야 한다. 우리나라의 전기 사정은 계절적 수요에 의해 매우 불안정한 경우도 있다. 전원이 불안정한 상황에서 가장 확실한 보호막으로 무정전 송전 장치(uninterrupted power supply, UPS)를 갖추는 것이 이상적이다. 무정전 송전 장치를 갖추는 것이 현실적으로 어렵다면 적어도 전원 안정 장치(automatic voltage regulator, AVR)는 갖추어야 한다. 이러한 장비는 국가에 따라서 필수 장비로 지정되어 있는 경우도 있다. 전자파의 간섭으로부터 안전하기 위해서는 외부에서 발생한 모든 전파 환경으로부터 보호받는 공간, 즉 전자파 차폐실(electromagnetic shielded room)이 필요하다. 청각학적 평가에서는 특히 청성유발전위와 이음향방사 장비가 매우 예민하다.

청각학적 평가 서비스 제공에서 시설(청력검사실) 공간에 대한 소음 규제가 없는 것으로 알고 있는 경우가 많다. 그러나 정밀검사뿐만 아니라 간이 선별검사일지라도 평가를 수행하는 공간에 대한 소음 기준이 마련되어 있다. 청각학적 평가를 시행하는 공간의 자체 소음 수준은 정밀평가의 경우 35 dB(A), 선별평가의 경우 50 dB(A) 정도 이하로 낮출 수 있어야 하고(**표 9-1**), 방음실을 사용하여 40 dB 이상을 추가로 줄일 수 있어야 한다(**표 9-2**). 여기에 기도 수화기를 이용하여 외이도를 막으면 추가로 소음을 차단할 수 있다(**표 9-3**).

표 9-1 0 dB HL을 구하기 위한 청각학적 평가 공간의 음계별 허용 소음 수준

	125 Hz	250 Hz	500 Hz	1 kHz	2 kHz	4 kHz	8 kHz
정밀평가(ANSI S3.1)	47.5 dB(A)	33.5 dB(A)	19.5 dB(A)	26.5 dB(A)	28.0 dB(A)	34.5 dB(A)	43.5 dB(A)
선별검사(OSHA)	—	—	40.0 dB(A)	40.0 dB(A)	47.0 dB(A)	57.0 dB(A)	62.0 dB(A)

표 9-2 방음실의 방음효과

	125 Hz	250 Hz	500 Hz	1 kHz	2 kHz	4 kHz	8 kHz
Industrial Acoustic Company, 401A	31 dB	39 dB	50 dB	57 dB	61 dB	68 dB	62 dB
Eckel Industries, Inc., heavy duty option	24 dB	31 dB	41 dB	46 dB	50 dB	49 dB	50 dB

표 9-3 외이도를 개방하였을 때와 막았을 때 0 dB HL을 구하기 위한 ANSI S3.1의 음계별 소음 허용 음압

	125 Hz	250 Hz	500 Hz	1 kHz	2 kHz	4 kHz	8 kHz
외이도 개방 시							
음계별	28.0 dB SPL	18.5 dB SPL	14.5 dB SPL	14.0 dB SPL	8.5 dB SPL	9.0 dB SPL	20.5 dB SPL
$\frac{1}{3}$음계별	23.0 dB SPL	13.5 dB SPL	9.5 dB SPL	9.0 dB SPL	3.5 dB SPL	4.0 dB SPL	15.5 dB SPL
외이도 폐쇄 시							
	34.0 dB SPL	22.5 dB SPL	19.5 dB SPL	26.5 dB SPL	28.0 dB SPL	34.5 dB SPL	43.5 dB SPL

귀대기를 사용하여 외이도를 막는 기도 수화기는 약 10~30 dB 정도의 소음 감쇄효과가 있는데, ANSI S3.1은 이런 점을 고려하여 방음실 내부 소음을 외이도를 개방하였을 때와 폐쇄하였을 때의 0 dB HL을 구하기 위한 음계별 소음 허용 음압을 규정하고 있다(**표 9-3**).

상담실은 피상담자 또는 피상담자의 주 양육자가 가장 편안하고 쾌적한 상태에서 부담을 갖지 않고 진솔하게 이야기할 수 있는 공간이어야 한다. 이를 위해서는 별도로 독립된 공간이거나 이러한 느낌이 드는 공간이 좋다. 그러나 내부 공간은 집 안처럼 친숙한 분위기를 연출하는 것이 무엇보다 중요하다. 아울러 상담에 필요한 피검자에 대한 다양한 평가 정보 등에 쉽게 접근할 수 있어야 한다.

상담실은 피상담자나 주 양육자의 이야기를 글로 기록하거나 녹취할 수 있는 장치가 드러나지 않도록 배치해야 한다. 상담시간 관리를 위해 시계 등이 필

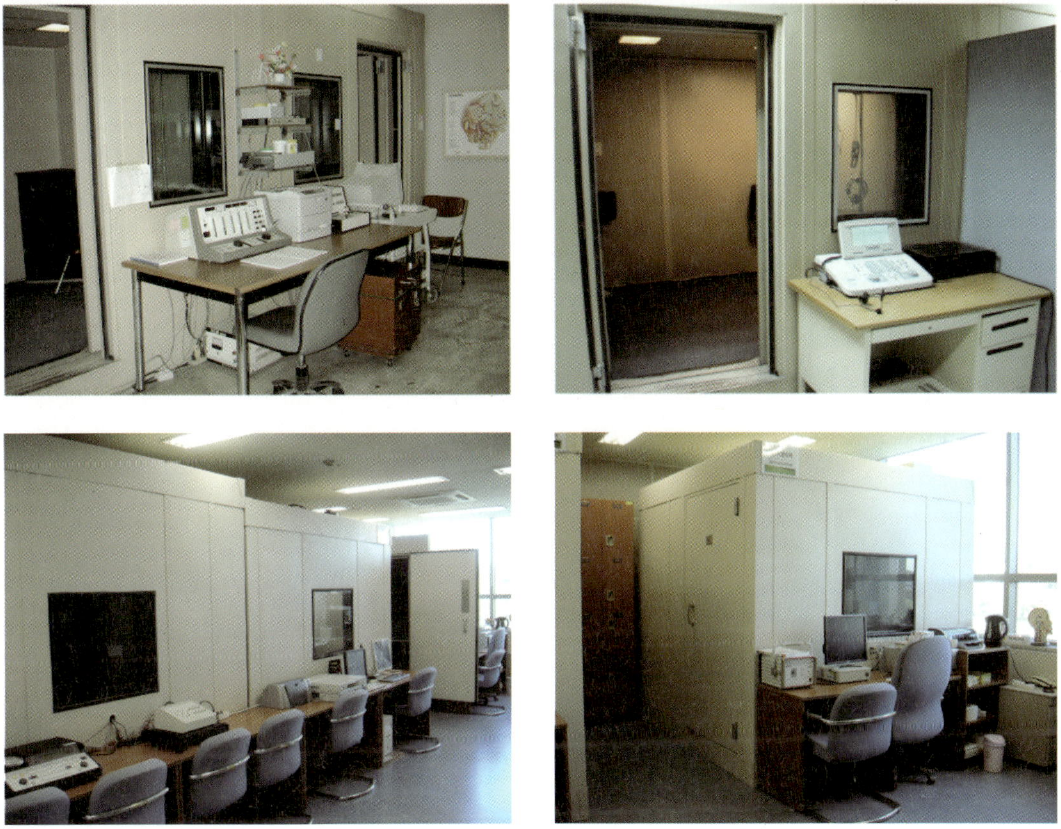

그림 9-1 방음실과 청력검사 장비의 배치

요할 경우 벽시계보다는 탁상시계를 눈높이 또는 시선을 크게 바꾸지 않고도 볼 수 있는 곳에 두는 것이 좋다. 만약 고개를 돌려야 할 곳에 시계 등을 배치하면 피상담자가 배려받지 못한다고 생각할 수 있고, 쉽게 공감대를 형성하기 어렵다.

일정한 주기로 지속적으로 시행하는 재활 상담인 경우에는 서로 신뢰감이 형성되어 있기 때문에 좌석의 배치는 크게 고려하지 않아도 좋다. 그러나 최초 상담인 경우 좌석 배치는 직접 마주 보고 앉는 것보다 상담자가 피상담자를 약간 비스듬하게 바라보는 상황을 연출하는 것이 좋다. 피상담자의 시선이 분산되도록 하는 것이 좋으며, 피상담자의 시선이 닿는 곳은 부드럽고 밝은 색으로 하여 안정감과 따뜻한 느낌을 가질 수 있게 하고 잘 정리된 것이 좋다. 또 출구나 창은 가급적 피상담자의 뒤쪽에 위치하는 것이 좋다. 외부 소리가 들리는 곳이면 피상담자가 자신의 목소리가 외부로 들릴 것을 우려하므로 이에 대해서도 배려하는 것이 좋다.

청력손실이 있는 난청자들 사이, 주 양육자들 사이, 또는 난청자들과 양육자들 사이의 효과적인 정보 공유의 장이 되는 것도 권장한다. 이를 위해서는 소규모 응접실 또는 원탁 회의실 형태의 공간 구성도 좋다. 이 경우 너무 딱딱한 느낌이 들지 않도록 배려하는 것이 중요하다.

Your Questions & Comments

9.1 청력검사기 보정

청력검사기 수화기에서 출력되는 모든 소리는 동일 피검자의 추적 검사, 피검자 간 또는 검사기관 간 비교 등을 위하여 표시한 주파수와 강도의 소리가 항상 일정해야 한다. 이 장치의 일관성은 동일 기관은 물론 서로 다른 기관에서 시행하더라도 유지해야 한다. 이를 위해서는 관련 분야 모든 전문가들이 서로 전문적 의견을 교환하면서 국제적으로 사용할 수 있는 과학적이고 합리적인 기준을 만들 필요가 있다. 이렇게 정한 기준을 표준(standard)이라 한다. 청각학적 표준은 국제표준기구(International Organization for Standardization, ISO)와 미국표준연구소(American National Standards Institute, ANSI)의 기준이 널리 이용된다. 이러한 표준은 청각전문가, 음향전문가 등 관련 분야 전문가들이 회의를 통해 대략 4~5년마다 수정하고 있다. 우리나라에 통용되고 있거나 여러 기관에서 채용한 기준은 이들 연구소의 표준을 준용하고 있다.

장비 보정은 청각전문가가 사용하는 장비가 국제/국내 표준내로 적절하게 작동할 수 있도록 각종 연결선과 스위치 작동부터 수화기의 출력 음압을 관리하는 것 등을 모두 포함한다. 보정에는 일일점검(biologic check), 실이 보정(real ear calibration), 전자 보정(의이 보정, electronic earphone calibration, artificial ear earphone calibration) 등이 있다. 일일점검이나 실이 보정은 정상 청력을 가진 청각전문가가 자신의 중간 음계를 포함한 전체 음계의 가청역치를 기억하거나 기록해 두고 있어야 한다.

일일점검은 다음과 같이 가장 초보적인 방법으로 청력검사기를 관리하는 것을 말한다.

① 전원을 켜고 예비 작동을 한 후, 수화기를 착용한 상태에서 연결 단자와 전선을 가볍게 흔들거나 꼬았을 때 잡음이 발생하지는 않는가?

② 여러 가지 조절기가 느슨하거나 겉돌지는 않는가?

③ 모든 검사 주파수의 중등도 자극 강도(60 dB HL) 순음을 청력이 정상이고 잘 훈련된 검사자가 들었을 때 평상시와 다름이 없는가?

④ 항목 ③의 절차에서 주파수 변환기 조작에 따른 이상 잡음이 없는가?
⑤ 모든 검사 주파수 순음 30 dB HL 정도를 두 귀 청력이 정상인 검사자의 양 귀로 들었을 때 소리 크기에 차이가 있는가?
⑥ 항목 ⑤의 절차에서 주파수 변환기 조작에 따른 이상 잡음이 없는가?
⑦ 자극음 단속기 조작 시 이상 잡음은 없는가?
⑧ 1~2주 정도의 간격으로 검사자의 청력을 검사하였을 때 검사 결과가 ±10 dB 이상의 차이가 발생하지 않았는가?

실이 보정은 이과적 병리가 없고 청력이 정상 범위에 있는 18~25세 성인을 대상으로 가청역치를 구하고 이들의 평균을 0 dB HL로 정하는 기준을 말한다(ANSI S3.6-1989). 지금은 거의 사용되지 않지만 전자 보정을 한 후, 다음 보정 기간까지 장비의 출력 음압 상태를 점검하는 데 유용하다.

외이 보정은 음압(소음) 측정기와 coupler, artificial mastoid(mechanical coupler) 등을 이용하여 청력검사기가 출력하는 음압을 국제/국내 기준에 맞추는 것을 말한다. 청각학적 평가 신뢰도에는 의이 보정이 가장 밀접한 영향을 준다. 이 표준을 중심으로 청력검사기 보정에 대해 설명하겠다.

Your Questions & Comments

9.2 순음청력검사기 보정

청력검사 장비는 수화기 종류마다 그리고 주파수마다 국제적으로 통용되는 기준대로 출력되어야 한다(**표 9-4**).

순음청력검사기 보정은 음압(소음) 측정기와 6 cc coupler를 사용하여 헤드폰, 2 cc coupler를 사용하여 삽입형 수화기, artificial masoid를 사용하여 골도 수화기 주파수마다의 출력 음압을 표준화하는 과정을 말한다(**그림 9-2~9-9**). 장비의 보정은 잡음으로부터 안전하고 효과적으로 방음이 되고 실제로 검사를 시행하는 곳에서 진행해야 한다.

coupler는 다양한 기도 수화기의 출력 상태를 음압을 측정하기 위하여 수

표 9-4 주파수별 0dB HL 기준 음압(ANSI-1989)

	기도 수화기							골도 수화기‡
	헤드폰*		삽입형 수화기§	음장 스피커†				
	TDH 39	TDH 49/50		Bin 0°	Mon 0°	Mon 45°	Mon 90°	
125	45.0	47.5	26.0	22.0	24.0	23.5	23.0	
250	25.5	26.5	14.0	11.0	13.0	12.0	11.0	67.0
500	11.5	13.5	5.5	4.0	6.0	3.0	1.5	58.0
750	8.0	8.5	2.0	2.0	4.0	0.5	-1.0	48.5
1,000	7.0	7.5	0.0	2.0	4.0	0.0	-1.5	42.5
1,500	6.5	7.5	2.0	0.5	2.5	-1.0	-2.5	36.5
2,000	9.0	11.0	3.0	-1.5	0.5	-2.5	-1.5	31.0
3,000	10.0	9.5	3.5	-6.0	-4.0	-9.0	-6.5	30.0
4,000	9.5	10.5	5.5	-6.5	-4.5	-8.5	-4.0	35.5
6,000	15.5	13.5	2.0	2.5	4.5	-3.0	-5.0	40.0
8,000	13.0	13.0	0.0	11.5	13.5	8.0	5.5	
speech	19.5	20.0	12.5	14.5	16.5	12.5	11.0	55.0

* in dB re 20 μPa using NBS 9A coupler specified in ANSI S3.7-1995.

§ in dB re 20 μPa for Etymotic ER-3A or EARtone 3A using HA-2 coupler with rigid tube specified in ANSI S3.7-1995.

† in dB re 20 μPa at least 1 m from loudspeaker at measurement reference point.

‡ in dB re 1 μN, mastoid placement of Radioear B-71 using a mechanical coupler specified in ANSI S3.13-1987(R 1993)

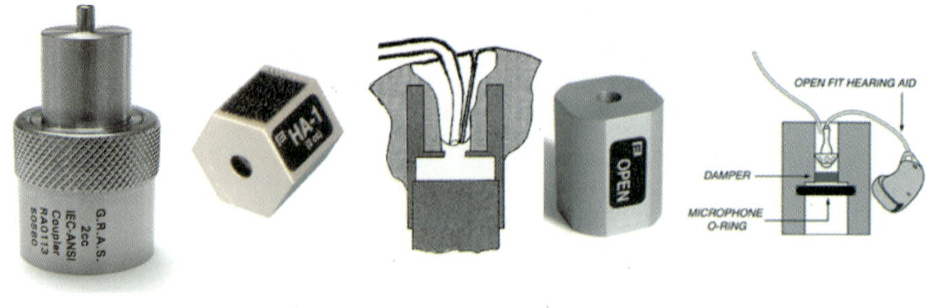

그림 9-2 여러 가지 2 cc coupler와 보청기의 연결

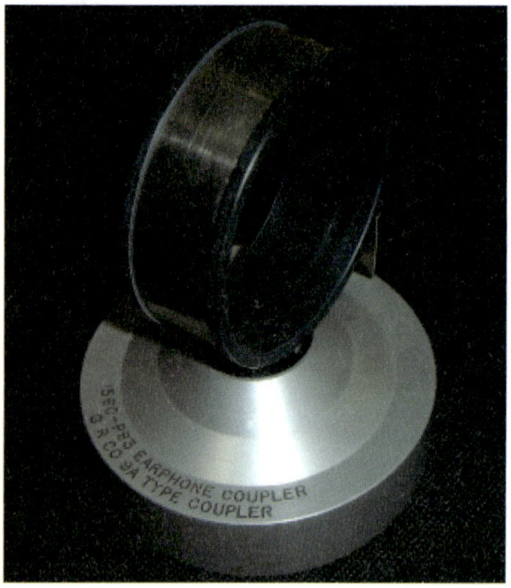

그림 9-3 9A형 6 cc coupler

화기와 음압 측정기 사이를 연결하는 정해진 공간이 있는 부품을 말한다. 수화기에는 기도 수화기와 골도 수화기가 있고, 기도 수화기에는 헤드폰 수화기, 삽입형 수화기, 스피커 등이 있다. 이 외에도 보청기와 같은 모양이 서로 다른 다양한 수화기가 있다. coupler는 서로 다른 수화기의 출력을 사용 환경과 유사한 조건에서 측정할 수 있도록 고안된 장치를 말한다. **그림 9-2**는 보청기 출력 음압을 측정하는 데 사용되는 여러 가지 coupler, **그림 9-3**은 9A형 6 cc coupler, 그리고 **그림 9-4**와 **그림 9-5**는 artificial mastoid(mechanical coupler)와 보정하고 있는 모습이다.

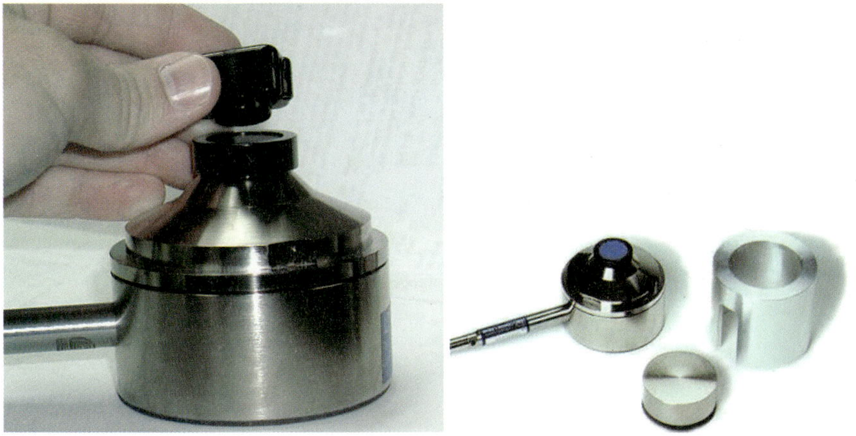

그림 9-4 골도 수화기와 artificial msatoid

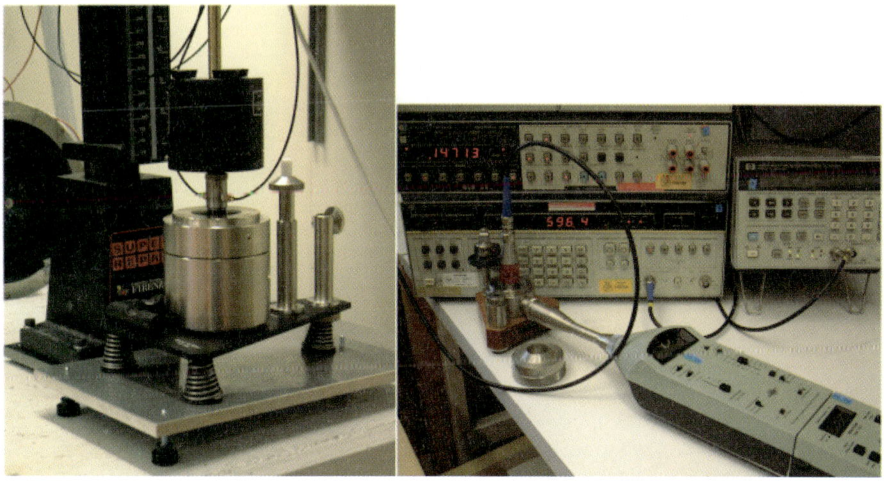

그림 9-5 artificial msatoid의 보정 장면

헤드폰 수화기는 6 cc coupler를 거쳐 음압(소음) 측정기에 연결하여 출력 음압을 확인한다(**그림 9-3, 9-6**). TDH 49/50형 헤드폰은 **그림 9-6**과 같이 연결하는데, 헤드폰은 6 cc coupler를 향하여 약 400 g 정도의 압력이 가해져야 한다. 이때 0 dB HL의 출력 음압은 250 Hz부터 8,000 Hz까지 음계마다 각각 26.5, 13.5, 7.5, 11, 10.5, 13 dB SPL로 관찰되어야 한다(**표 9-4**). 보정 과정에서는 청력검사기로 70 dB HL을 출력하여 위 값(표준)만큼 차이가 나타나는지를 관찰한

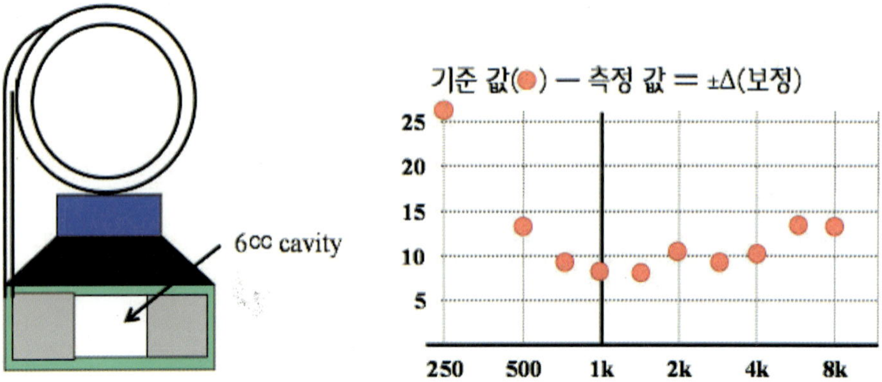

그림 9-6 6 cc coupler와 보정 기준 값

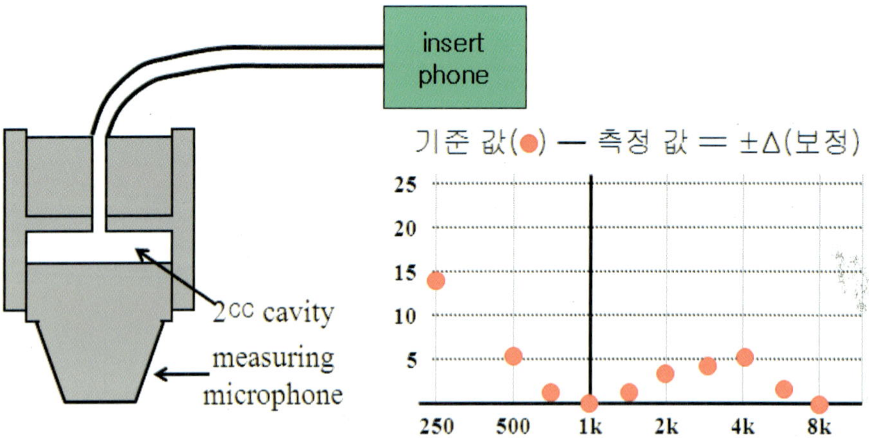

그림 9-7 2 cc coupler와 삽입형 수화기 보정 기준 값

다. 즉 250 Hz부터 차례로 음계마다 각각 96.5, 83.5, 77.5, 81, 80.5, 83 dB SPL로 나타나면 청력검사기가 잘 보정된 상태이다.

삽입형 수화기는 2 cc coupler를 통해 음압 측정기를 연결한다(**그림 9-7**). 삽입형 수화기는 수화기 박막(diaphragm)으로부터 외이도까지는 도음관(sound tube)과 발포고무 재질(foam)의 귀꽂이가 소리 전달에 관여한다. 따라서 삽입형 수화기부터 2 cc coupler까지는 도음관으로 연결한다. 이렇게 연결하여 측정한 0 dB HL의 출력 음압은 250 Hz부터 8,000 Hz까지 음계마다 각각 14,

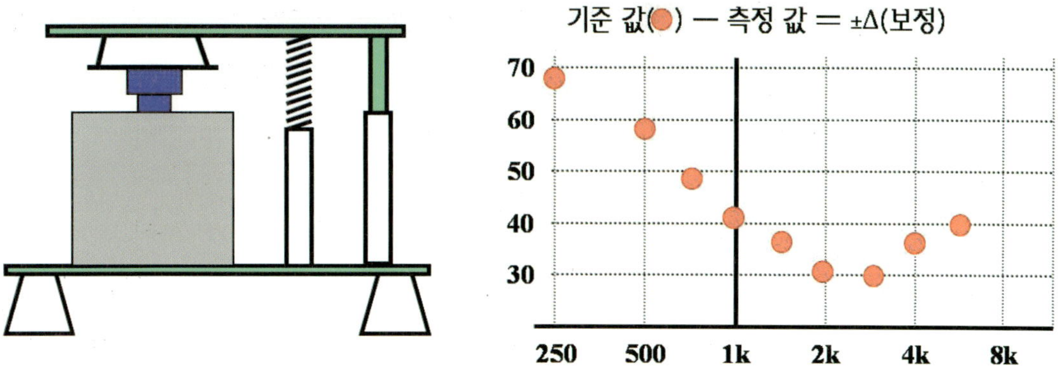

그림 9-8 artificial bone 보정과 보정 기준 값

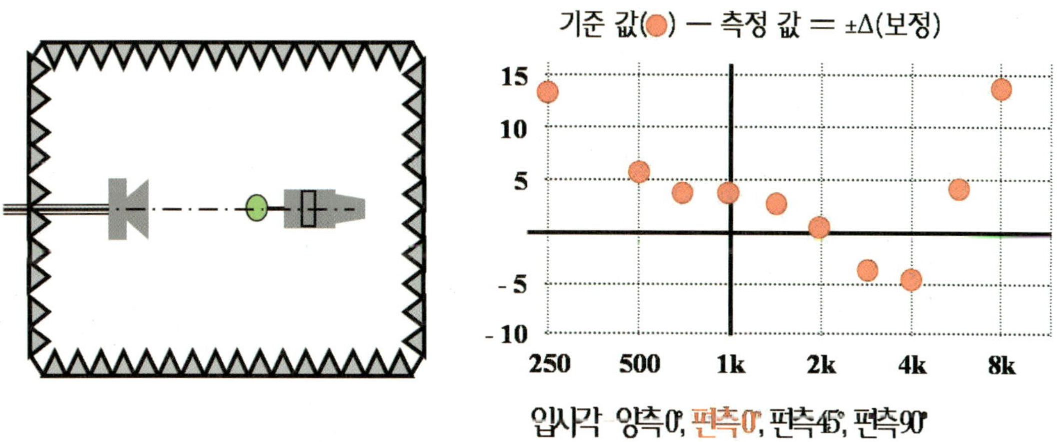

그림 9-9 음장에서 스피커 보정과 보정 기준 값

5.5, 0, 3, 5.5, 0 dB SPL로 관찰되어야 한다(**표 9-4**).

골도 수화기는 artificial bone(mechanical coupler)을 통해 음압을 측정한다(**그림 9-8**). 이때 골도 수화기에는 헤드폰 수화기와 마찬가지로 mechanical coupler를 향해 400 g 정도의 압력이 부하되어야 한다. 골도 수화기 0 dB HL 출력 음압은 250 Hz부터 4,000 Hz까지 음계마다 각각 67, 58, 42.5, 31, 35.5 dB SPL으로 관찰되어야 한다(**표 9-4**).

스피커는 음압(소음) 측정기로 직접 음압을 측정한다(**그림 9-9**). 스피커의 음압 측정은 방음실 벽의 반사 등에 의한 간섭을 배제할 필요가 있다. 이를 위해 스피커와 피검자 사이의 거리(d)는 30~100 cm 정도가 적당하며, 피검자와 방음실 벽 및 스피커와 방음실 벽의 최단 거리는 스피커와 피검자 사이 거리의 2배(2d) 이상 유지해야 한다.

스피커 0 dB HL에 대한 표준 출력 음압은 한 귀 및 두 귀 기준일 때 그리고 입사각 0°, 45°, 90°일 때 모두 각각 다르다. 한 귀 0°일 때 250 Hz부터 8,000 Hz까지 음계마다 각각 13, 6, 4, 0.5, −4.5, 13.5 dB SPL, 두 귀 0°일 때 250 Hz부터 음계마다 각각 11, 4, 2, −1.5, −6.5, 11.5 dB SPL으로 관찰되어야 한다(**표 9-4**).

Your Questions & Comments

9.3 이미턴스청력검사기 보정

이미턴스청력검사기(immittance audiometer)의 공기용적은 calibration cavity (**그림 9-10**)로 측정했을 때 그 값이 허용 범위 이내여야 한다. 이 허용 범위는 적정 고도, 표준 기압에서 결정된 것이므로 장치를 사용하는 환경에 따라 보정해야 한다.

이미턴스검사기에서 출력하는 탐침용 226 Hz 자극음은 주파수 허용 오차 ±1% 이내, 보정용 2 cc test cavity(**그림 8-6**)로 측정한 오차가 0.1 cc이거나 측정값이 최대 5% 이내여야 한다. 탐침용 자극음은 이 외에도 여러 주파수의 순음을 사용한다. 이들 주파수에 대한 측정 값은 다음 공식으로 구한 범위 이내여야 한다.

$$\text{측정오차} = \frac{\text{탐침 자극 주파수}}{226} \times 0.1\ (\text{mmho})$$

$$\text{측정오차} = \frac{\text{탐침 자극 주파수}}{226} \times k\ (\%)$$

위 공식에서 k는 탐침 자극 주파수가 1,500 Hz 이하이면 5%, 이보다 높은 주파수이면 10%로 한다.

등골근 반사를 확인하기 위해서는 탐침이 꽂힌 귀와 반대쪽 귀에 순음과 저역통과잡음, 고역통과잡음, 광역잡음 등을 발생시킬 수 있어야 한다.

다주파수 고막운동성 계측(multifrequency tympanometry) 시 고정 주파수일 때는 220, 660, 1,000 Hz 순음의 허용오차 범위가 모두 ±1% 이내로 출력되어야 하고, 연속 주파수일 때는 1,000 Hz를 기준으로 이보다 낮은 주파수 범위에서는 ±1% 이내, 이보다 높은 주파수 범위에서는 ±2% 이내로 출력되어야 한다.

등골근 반사 역치 검사에 사용되는 자극음의 측정오차 범위는 0.02 *ml* 이내이거나 측정치가 최대 5%(±3%) 이내여야 한다. 또 125~1,600 Hz 범위의 저역

잡음(low band noise), 1,600~4,000 Hz 범위의 고역잡음(high band noise), 125~4,000 Hz 범위의 광역잡음(broad band noise)이 출력오차 범위 ±10 dB SPL 이내, 경계 주파수(cut off frequency) 감쇄율(cut off rate) 12 dB/octave로 출력되어야 한다.

이상 자극음의 화음왜곡(harmonic distortion)은 HA-1형 2 cc coupler로 측정하였을 때 모두 2% 이하가 되어야 한다.

Your Questions & Comments

CHAPTER 10

청력도

청력학적 평가는 의사소통에 중요하고도 필수적인 주파수 범위 소리를 듣는 것에 대하여 알아보는 것이다. 이러한 평가는 다양한 수화기를 사용하여 두 귀 각각에 따로 시행한다. 청력도(audiogram)는 이러한 다양한 평가 정보를 한눈에 볼 수 있도록 기호로 표시하는 것을 말하며, 피검자의 반응에 대한 정보도 상세하게 기록한다. 이렇게 완성한 청력도는 청각전문가는 물론 대상자의 청각적 상태에 관심을 가진 모든 관련 분야 전문가들이 공유할 수 있어야 한다. 따라서 청력도의 기록에는 모두가 공유할 수 있는 표준화한 기호를 사용한다.

청력도에는 순음청력검사 결과를 표기하는 순음청력도(pure tone audiogram)를 비롯하여 어음청력검사 결과를 표기하는 어음청력도(speech audiogram), 중이 이미턴스 결과를 표기하는 이미턴스 청력도(immittance audiogram), 이음향방사(otoacoustic emission, OAE) 결과를 표기하는 일과성 유발이음향방사 청력도(transient evoked OAE audiogram)과 변조이음향방사 청력도(distortion product OAE audiogram), 청성뇌간유발반응(auditory brainstem responses, ABR) 결과를 표기하는 청성뇌간유발반응 청력도(ABR audiogram), 청성지속반응(auditory steady state responses, ASSR) 결과를 기록하는 청성지속반응 청력도(ASSR audiogram), 이명의 성상과 특성 등을 기록하는 이명 청력도(Tinnitogram), 전기 자극에 대한 청신경의 최소 반응과 가장 편안히 느끼는 반응 강도를 기록하는 전기자극 최소반응역치 및 쾌적반응역치(electrically T-/C-gram) 등이 있다.

10.1 순음청력도

순음청력검사는 청각평가에서 가장 필수적이고 기본적인 검사이면서도 매우 중요하다. 순음청력검사로는 청력손실의 정도, 청력손실을 발생시킨 원인이 되는 해부학적 부위에 대한 정보(난청 성질) 등을 알 수 있다. 그러나 이 검사는 피검자의 적극적이고도 신뢰할 만한 협조가 있어야만 청각적 능력을 확인할 수 있다. 따라서 순음청력검사를 포함한 모든 주관적 청각평가 결과에는 신뢰도(reliability)를 반드시 표기해야 한다. 신뢰도는 장치의 일일보정(biological calibration) 결과에 기초한 청력검사기 신뢰도와 청각사의 전반적 상태를 고려한 청각사 신뢰도, 피검자의 협조 정도를 고려한 피검자 신뢰도가 있다. 이러한 신뢰도는 모두 청력도에 기록하는 것이 좋으며, 피검자 신뢰도는 반드시 표기해야 한다.

순음청력도는 가로축을 주파수, 세로축을 소리의 강도로 표시하는 2차원 좌표를 사용한다. 이곳에는 여러 가지 방법으로 두 귀 각각 또는 동시에 들려주고 구한 가청역치를 기록한다. 순음청력도는 가청역치뿐만 아니라 역치상(suprathresold) 검사 결과 등도 기록할 수 있다.

청력도의 크기에 관한 규정은 없지만 가로축 두 정규 음계(regular octave band) 사이의 거리와 세로축 20 dB 사이의 거리가 같은 정사각형 모양을 갖추면 된다. 주파수는 125(128) Hz 또는 250(256) Hz부터 500(512), 1,000(1,024), 2,000(2,048), 4,000(4,096), 8,000(8,192) Hz의 정규 음계와 750, 1,500, 3,000, 6,000, 12,000 Hz의 중간 음계(mid octave)를 표시할 수 있어야 한다. 음강도는 −10 dB HL부터 130 dB HL까지 표시할 수 있어야 한다. 청력검사에 사용하는 dB HL(hearing level)이 정상 청력을 가진 성인들을 기준으로 정해진 단위이다. 가청역치는 피검자에 따라 평균보다 좋은 경우도 있는데, 특히 두개골 크기가 작고 환경소음에 노출 기회가 상대적으로 적은 여성이나 유·소아의 가청역치가 평균보다 좋은 경우가 많다. 따라서 음 강도는 −10 dB HL부터 장비가 출력할 수 있는 최대 강도까지 표시할 수 있어야 한다. 장비의 최대 출력 한계는 간

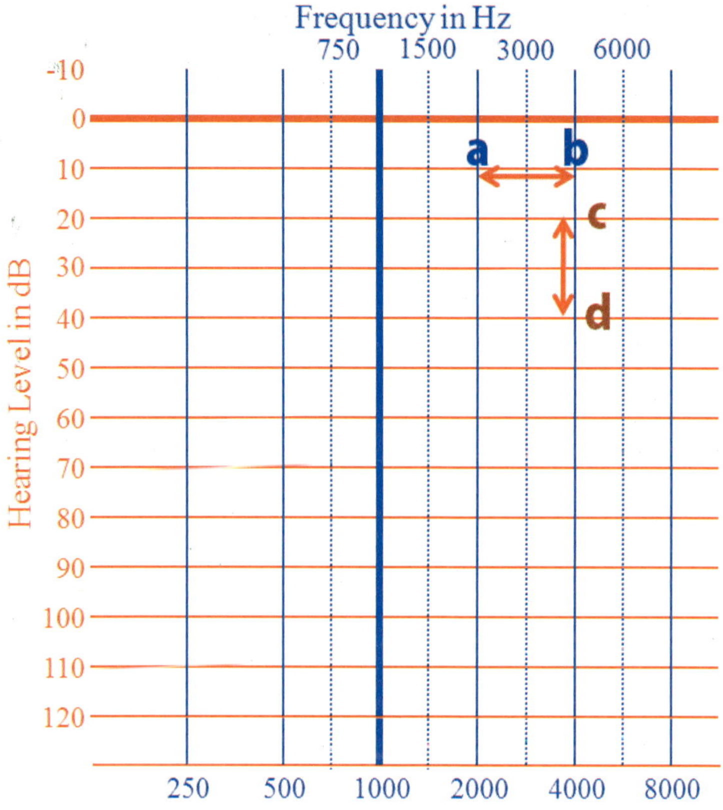

그림 10-1 순음청력도 만들기. 순음청력도는 크기에 대한 기준이 없고, 한 음계 사이의 간격(그림에서 a와 b 사이)과 20 dB 사이의 간격(그림에서 c와 d 사이)이 길이가 같은 정사각형을 유지하면 된다. 정상 청력 기준인 0 dB HL과 중심주파수인 1,000 Hz는 굵은 실선으로, 나머지 음 강도와 음계는 실선으로, 중간 음계는 점선으로 기록한다.

이 선별용, 정밀진단용 등과 같은 장비 규격과 수화기의 종류, 주파수 등에 따라 서로 다르다. 정밀진단용 기도 헤드폰 수화기의 경우 1 kHz에서 125 dB HL로 가장 높게 출력할 수 있다. 하지만 100~120 dB HL 이상의 소리는 사람에게 불쾌감이나 고통을 줄 수 있으므로 자극에 주의가 필요하다. 순음청력도상 최대 자극 강도는 대부분 정밀진단 목적의 검사 결과를 기록하기 때문에 120 또는 130 dB HL까지 기록할 수 있는 것이 좋다(**그림 10-1**). 최대 출력 음 강도는 앞서 설명한 것처럼 수화기 종류마다 그리고 동일한 수화기일지라도 그 주파수마다 서로 다르다. 청력도에 모든 종류의 수화기 출력 한계를 각각 표시할 수 없

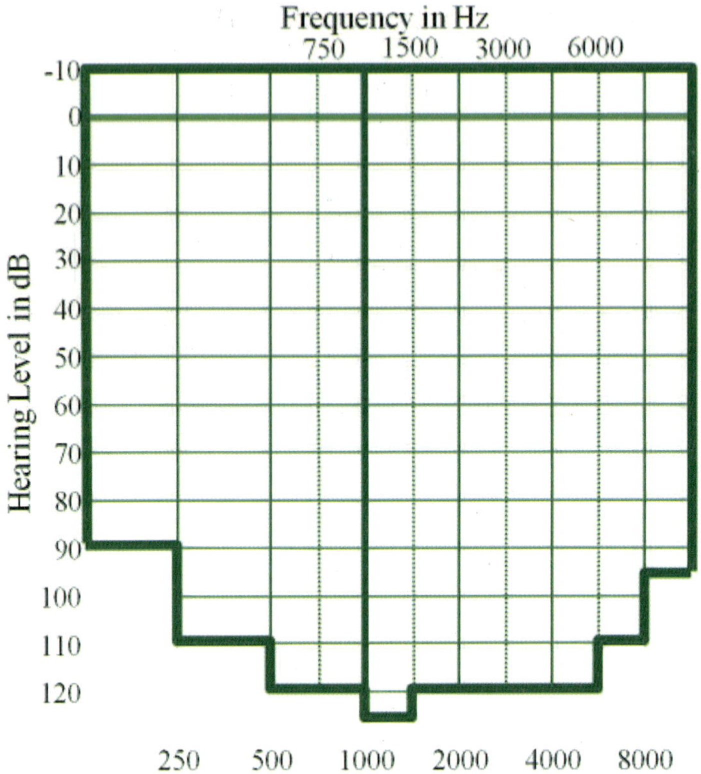

그림 10-2 정밀진단용 순음청력검사기의 헤드폰 수화기 최대 출력 한계

다. 그러나 헤드폰이나 삽입형 수화기 중 항상 사용하는 수화기의 기도 출력 한계와 골도 수화기의 출력 한계만이라도 표시해 둔다면 청력도 해석에 도움이 될 수 있다(**그림 10-2~10.6**).

12,000 Hz 이상 고주파 순음의 가청역치는 표준 순음청력도에는 기록할 수 없다. 따라서 이 주파수 가청역치는 별도의 칸(remarks/comments)에 기록하거나 별도의 청력도를 만들어 사용하면 된다.

기도 수화기의 주파수마다 최대 출력 한계는 순음청력검사기의 사용 목적에 따라 다르다. 또 동일한 진단 목적의 순음청력검사기일지라도 제조 회사에 따라 다르다. 따라서 **그림 10-2**와 같이 주파수마다 최대 출력 한계를 표시할 때는 사용하고 있는 장비의 모델명을 기록하는 것이 좋다. **그림 10-2**는 정밀진단용 순음청력검사기의 헤드폰 수화기, **그림 10-3**은 삽입형 수화기가 나타낼 수

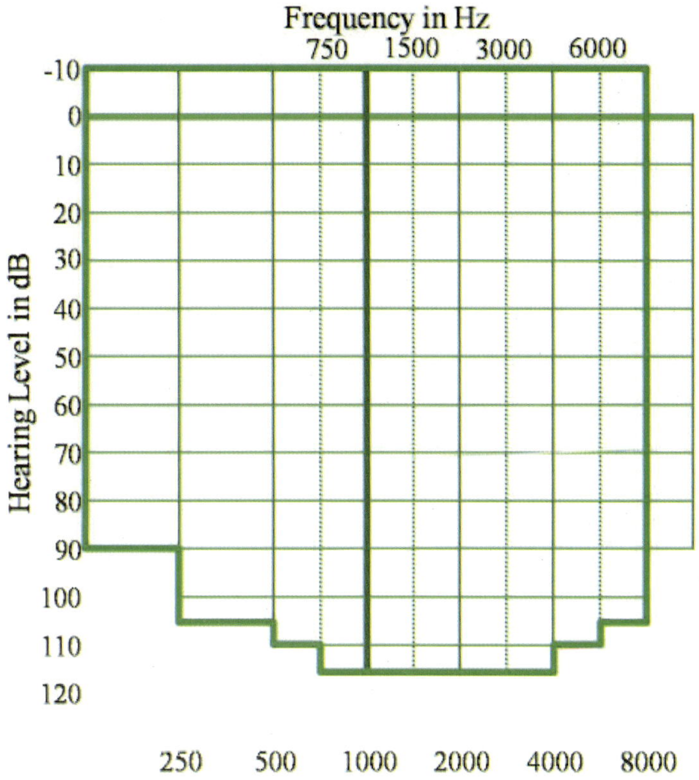

그림 10-3 정밀진단용 순음청력검사기의 삽입형 수화기 최대 출력 한계

있는 최대 출력 한계를 보여 준다.

Your Questions & Comments

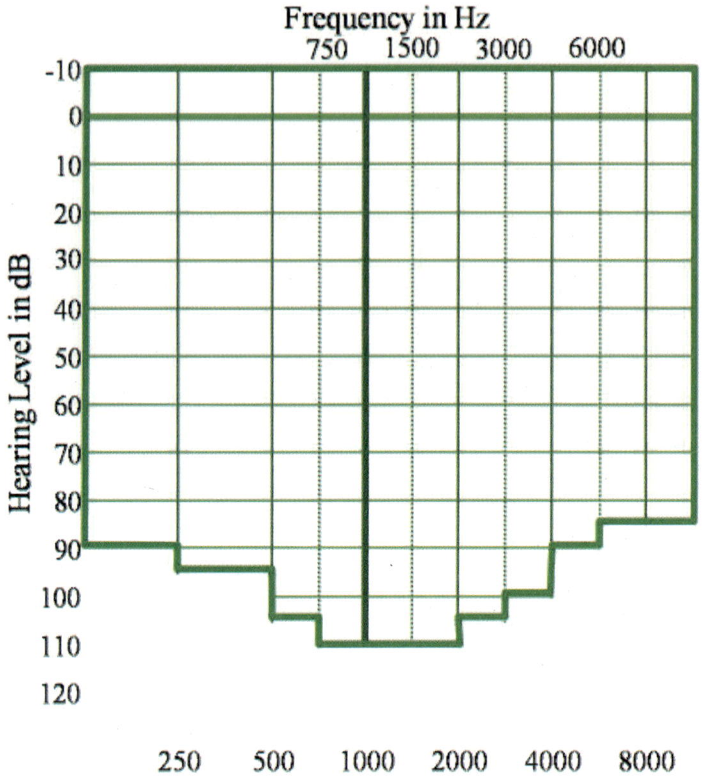

그림 10-4 정밀진단용 순음청력검사기의 스피커 최대 출력 한계

Your Questions & Comments

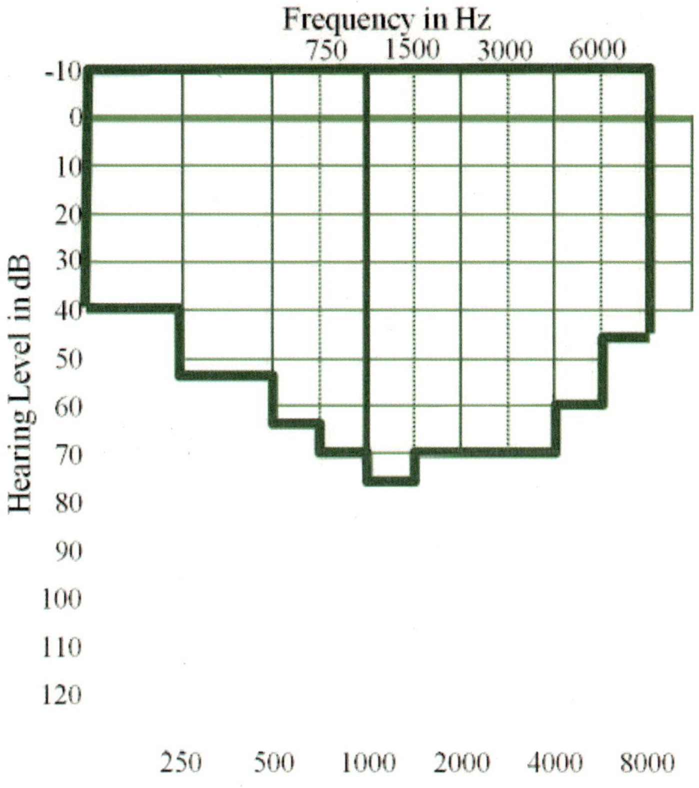

그림 10-5 정밀진단용 순음청력검사기의 골도 수화기 최대 출력 한계

Your Questions & Comments

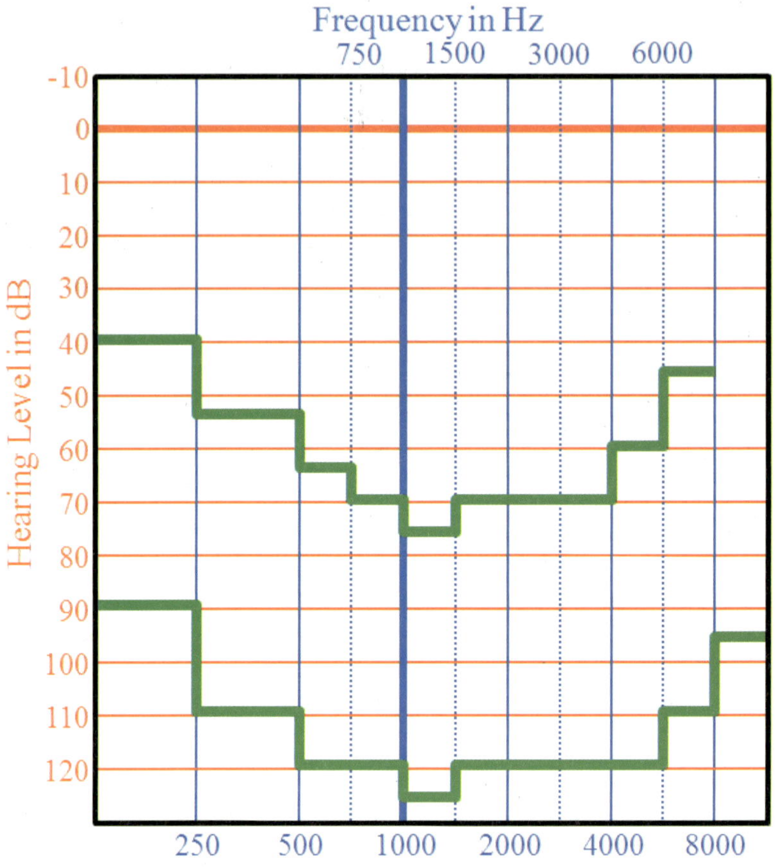

그림 10-6 순음청력도에 표시한 골도 수화기(중앙 굵은 녹색 실선)와 헤드폰 방식 기도 수화기(하단 굵은 녹색 실선) 출력 한계

순음청력도는 **그림 10-6**과 같은 양식이 일반적으로 통용되고 있다. 이 외에도 순음청력도에는 주파수 및 소리 강도 특성을 고려한 환경 소음 관련 그림을 넣어 난청자가 자신의 청력손실에 대한 이해를 돕는 데 사용하기도 하고(**그림 10-7**), 음성언어의 음소 관련 그림을 넣어 난청자와 그 가족들을 위한 청력손실 특성 상담은 물론 청각 언어 재활 계획 수립에 이용하기도 한다(**그림 10-8**). 특히 음성언어의 음소 정보는 속삭이는 말소리 크기(softest speech energy)부터 보통 말소리 크기(average speech energy), 크게 말하는 소리의 크기(loudest speech energy)까지의 영역[long term average speech spectrum(LTASS),

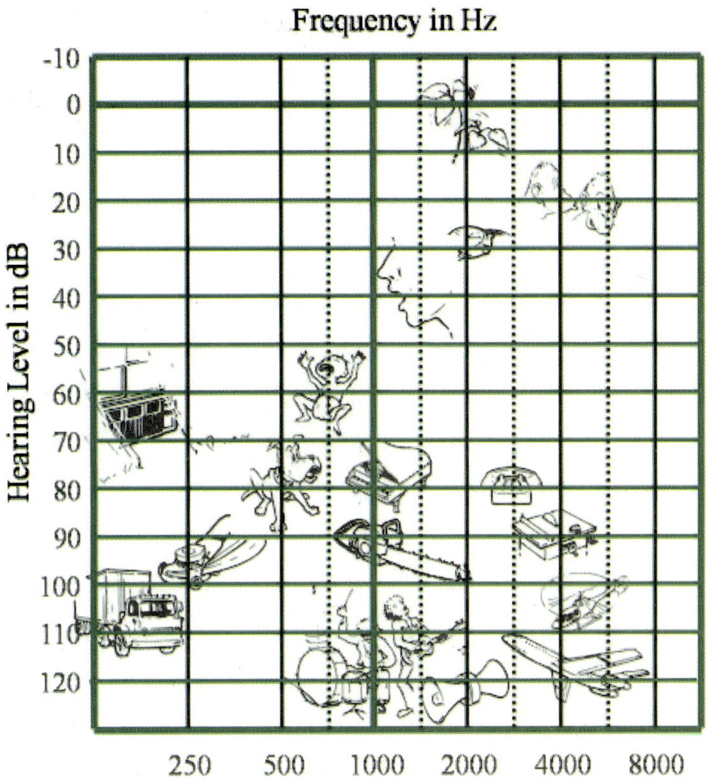

그림 10-7 주파수 및 강도를 고려한 다양한 환경 소음의 순음청력도상 분포. 보통 말소리 크기는 40 dB HL(60 dB SPL) 정도, 속삭이는 소리는 20~30 dB HL 정도, 아이들의 울음소리는 60 dB HL 정도이다. 록 밴드의 강한 연주를 가까이서 듣거나 비행기 이륙 시 수음을 100 m 정도 거리에서 듣는 소리는 110~120 dB HL(130~140 dB SPL) 정도이며, 사람이 이 정도의 소리를 들으면 통증을 느낄 수 있는 매우 강한 소음이다.

speech banana, speech boomerang]과 일상적인 대화에서 사용하는 말소리 크기일 때 음소의 분포가 그림으로 표시되어 있어서 청력손실에 따른 말・언어에 대한 청취와 표현의 한계를 이해하는 데 유용하다(**그림 10-8**).

순음청력도는 청력손실의 정도를 육안으로 확인할 수 있는 정보를 제공한다. 순음청력도상 정상 범위는 언어와 학습 발달 등의 중요한 시기에 있는 유・소아나 학령기 아동 및 섬세한 대화가 직업적으로 필요한 성인의 경우 모든 주파수 순음 15 dB HL, 대부분 성인의 경우 모든 주파수 순음 25 dB HL 이내의 소리를 들을 수 있어야 한다. 또 정상 범위를 벗어날지라도 조용한 환경에서 일대

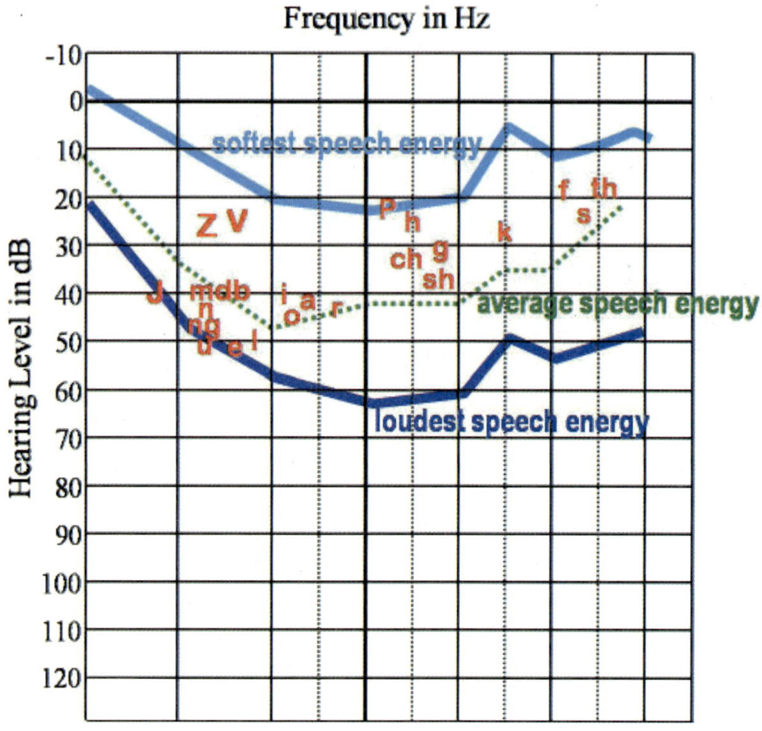

그림 10-8 순음청력도에 표시한 일상적인 생활에서 대화의 크기와 음소 분포

일 대면 대화가 가능하려면 **그림 10-8**의 보통 말소리 크기에 해당하는 40 dB HL 이내의 소리를 들을 수 있어야 하며, 이를 대면 대화 가능 범위(serviceable range)라고 한다.

일부 국가의 경우 소리 강도로 dB HL 대신 dB SPL을 사용한다. 오스트레일리아는 dB SPL을 사용한 순음청력도에 나타난 음소 분포도를 언어 부메랑 분포(speech boomerang)라 한다(**그림 10-9**).

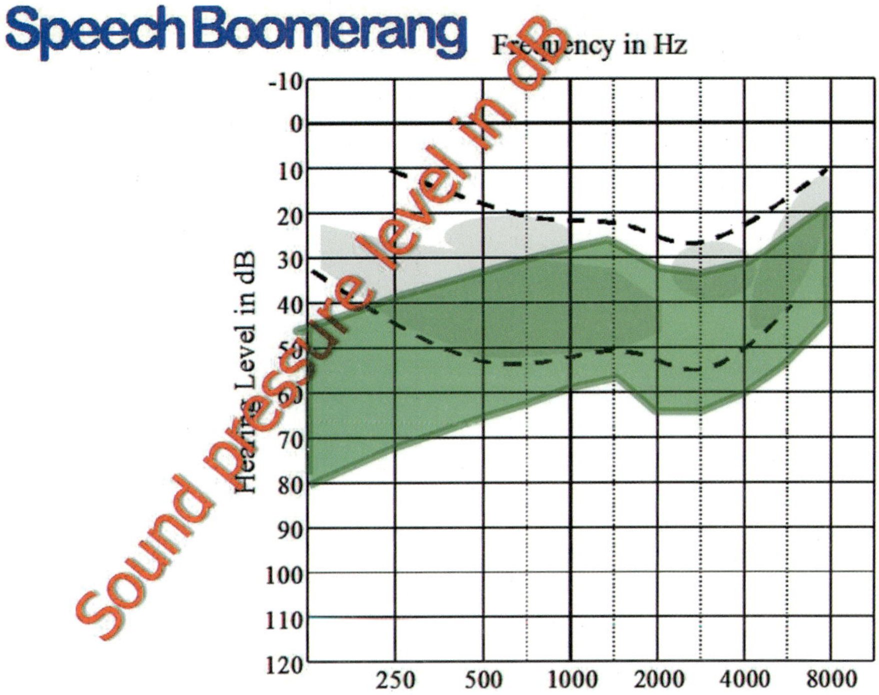

그림 10-9 소리 강도로 음압(dB SPL) 단위를 사용한 순음청력도상 음소 분포도

Your Questions & Comments

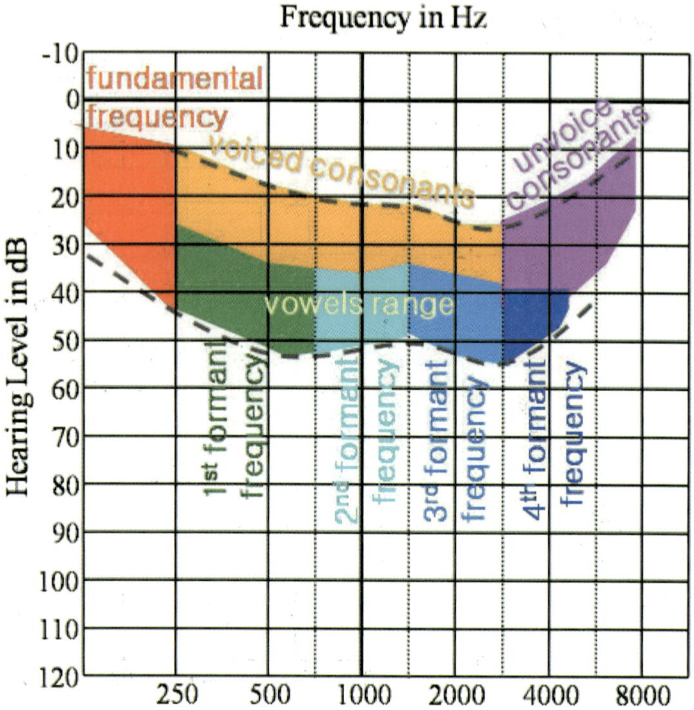

그림 10-10 순음청력도와 기본주파수 및 음영대 주파수의 관계

Your Questions & Comments

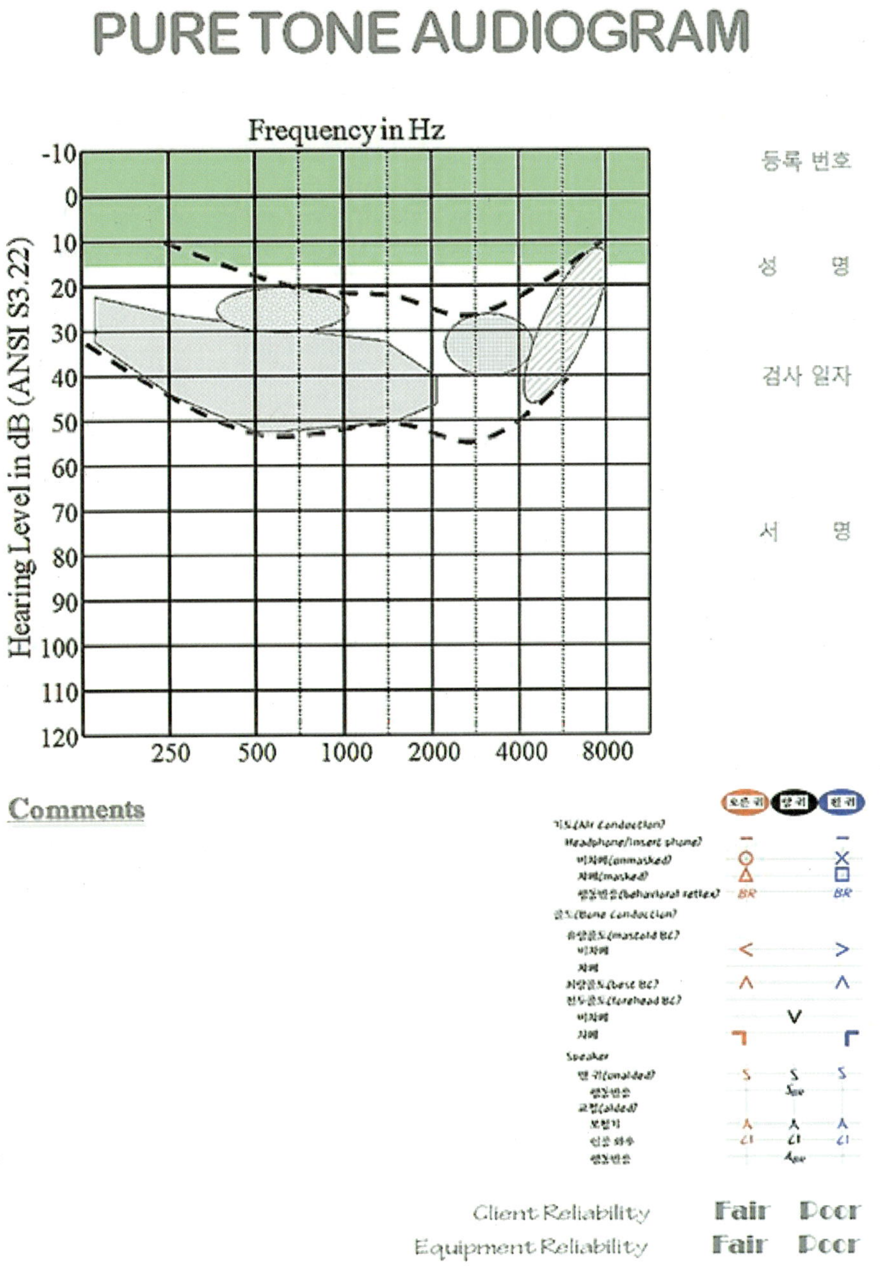

그림 10-11 완성된 순음청력도의 예

10.2 역치

생리학적 관점에서 역치(threshold)는 의미 있는 반응을 일으킬 수 있는 외부 자극의 최소 한계와 반응의 변화를 일으키지 않는 외부 자극의 최대 한계의 평균으로 정의한다. 가중 전위(summating potential)에 의존하는 반응은 역치상의 자극 강도를 높이면 반응이 커진다. 그러나 자극 강도가 일정 범위에 도달하면 반응이 커지지 않는다. 이렇게 반응이 포화되어 자극 강도를 올려도 변하지 않는 부분을 최대 한계라고 한다. 최대 한계는 가중 전위처럼 최소 한계와 차이를 보이기도 하지만 실무율(all-or-none)에 의존하는 각각의 신경섬유나 근섬유의 반응은 최소 한계와 최대 한계가 같다.

시각, 청각, 후각, 촉각 등 감각 자극에 대한 역치는 생체의 감각을 일으킬 수 있는 외부 자극의 '최소 한계(최소 자극 강도)'로 정의한다. 감각기관에서 역치의 차이는 세포의 흥분성이 좋은가 낮은가를 의미하며, 이때 흥분성은 역치와 역수 관계이다. 역치와 역수 관계는 흥분성이 좋다면 역치가 낮고, 흥분성이 낮다면 역치가 높다는 것을 말한다.

역치의 변화는 감각 수용기에 가장 적절한 자극(adequate stimuli)을 주었을 때 낮아지고, 그렇지 않으면 높아지거나 반응하지 않는다. 인간 청각의 경우 가청 음역인 20~20,000 Hz 범위의 주파수 소리를 자극하면 이 주파수 중에서는 중심(중요)주파수인 1 kHz 순음을 주었을 때 역치가 가장 낮다. 역치는 적절한 자극을 주더라도 자극 시간이 지속적으로 길어지면 역치가 상승하여 더 큰 자극을 주기 전에는 자극을 느끼지 못할 수 있는데, 이를 순응(acclimatization)이라고 한다. 순응은 수용기 세포 단위의 역치 변화로 볼 수 없고 신경계통의 처리(processing)에 의한 현상이다.

청각학에서 역치는 '가청역치(hearing threshold level)'라는 용어를 사용한다. 가청역치의 단위는 순음 및 어음청력검사, 등골근반사 역치검사의 경우 자극하는 소리의 척도인 dB HL(deciBel hearing level)을, 청성뇌간유발반응의 경우 dB nHL(desiBel normalized hearing level)이나 dB peSPL(deciBel peak

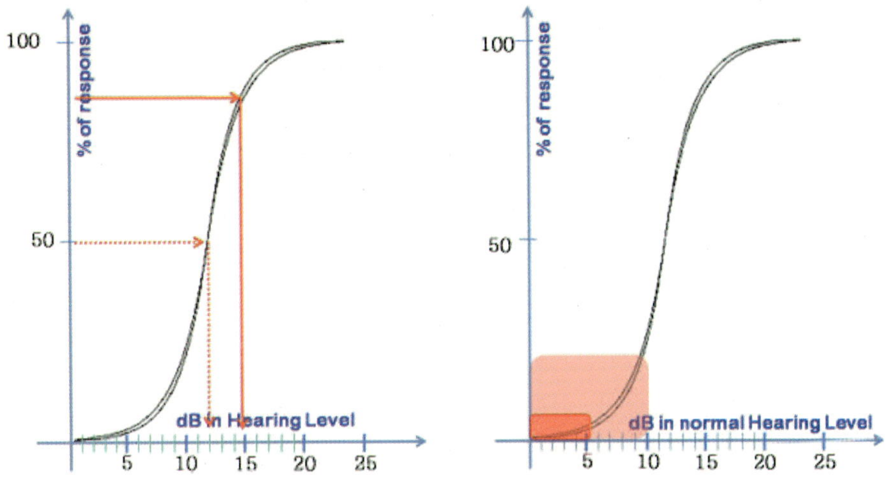

그림 10-12 순음 및 어음청력검사 등 주관적 평가(왼쪽)와 청성뇌간유발반응 등 객관적 평가의 역치(오른쪽) 개념

equivalent sound pressure level)을 각각 사용하고, 이음향방사는 반응 강도, 즉 방사음 강도 중 신호 대 잡음비인 dB SNR(signal-to-noise ratio)을 사용한다.

그림 10-12를 통해 주관적 평가와 객관적 평가의 역치 개념을 비교하면, 주관적 평가는 피검자가 50% 반응을 하는 가장 낮은 소리 자극 강도를 사용하고, 객관적 평가는 신경 흥분을 일으키는 가장 낮은 소리 자극 강도를 사용한다. 또 주관적 평가는 자극음 강도를 1 dB 또는 그보다 낮게 하지 않고, 모두 5~10 dB 단위를 사용하기 때문에 피검자가 50~80% 정도의 반응을 보이는 자극 강도를 가청역치로 정하게 된다. 단순히 이런 사실만을 고려한다면 객관적 평가의 가청역치가 주관적 평가의 가청역치보다 낮을 수 있다. 그러나 객관적 평가는 전위가 인체 내부 깊숙한 곳에서 발생하고, 기시부에서 발생한 전위가 두피의 전극으로 진행하면서 매질 저항에 의해 감쇄되며, 장비에서 잡음을 제거하기 위해 신호를 처리하면서 손실이 생기기 때문에 가청역치가 주관적 평가에서 얻은 결과보다 다소 높게 나타난다. 청각학적 평가 결과를 해석하는 과정에서 이러한 차이는 매우 중요한 의미를 갖는다. 이러한 평가 간 역치의 차이는 대상이나 장비 등에 대한 정상치를 따로 구하여 임상에 적용하는 것이 무엇보다 중요하다.

10.3 순음청력도 기호

순음청력검사는 두 귀 각각에 따로 소리를 들려주기도 하고(monotic stimulation), 음장(free field, sound field)검사에서는 주파수 변조음(frequency module tone)이나 대역잡음(narrow band noise)을 두 귀에 동시에 들려주기도 한다(양이 동시 자극, diotic stimulation). 그러나 때로는 검사하는 귀는 신호음을, 반대쪽 귀는 음영청취를 막기 위하여 잡음을 들려주기도 한다(양분 자극 또는 이분자극, dichotic stimulation). 이렇게 여러 가지 검사 조건과 두 귀 각각이나 동시 자극 검사에서 얻은 결과는 항상 일관된 색상과 기호로 표시해야 하고, 이 기호는 모든 관련 분야의 전문가들이 함께 인정하고 이해해야 한다.

청각학적 평가는 한 귀씩 각각 평가하는 것이 일반적이어서 한 귀 자극을 주로 한다. 같은 종류의 소리를 두 귀에 동시에 자극하는 경우는 앞에서 설명한 음장검사가 가장 일반적이며, 보청기 교정 청력(aided hearing), 인공와우 교정 청력(implanted hearing), 두 귀가 동일한 크기로 듣는 음량(volume)을 찾는 양이음량균형검사(alternate binaural loudness balance, ABLB), 청성중기반응

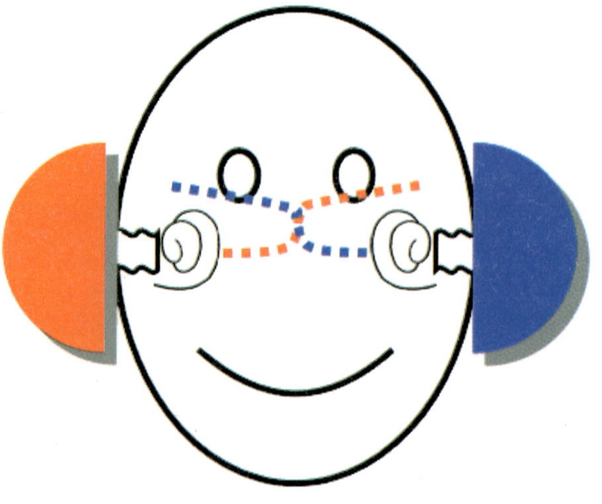

그림 10-13 청각평가 과정에서 두 귀 각각을 표시하는 방법. 청각학에서는 항상 오른쪽은 빨간색, 왼쪽은 파란색으로 표시하며, 두 귀를 동시에 검사한 경우에는 검은색으로 표시한다.

(auditory middle latency responses, AMLR), 청성후기반응(auditory long latency responses, ALLR) 등도 동시 자극을 하기도 한다. 서로 다른 소리를 두 귀에 각각 자극하는 경우는 앞서 설명한 차폐와 와우 유모세포의 운동성을 평가하기 위해 반대 귀에 잡음을 주고 나머지 귀의 이음향방사 강도 변화를 확인하는 대측 억제 이음향방사(contralateral suppression otoacoustic emission) 등이다. 그러나 소리나 음성 자극을 청각이 처리하는 과정(auditory processing)은 diotic 및 dichotic 자극을 상황에 따라 적절하게 활용한다.

이미 언급한 것처럼 모든 청각학적 평가는 대부분 두 귀를 각각 검사하는 것이 일반적이다. 검사 방법과 필요에 따라서는 두 귀를 함께 평가하기도 하는데, 이때 방향 표시는 오른쪽을 빨간색, 왼쪽을 파란색, **두 귀를 동시에 검사한 경우 검은색**으로 표시한다. 등골근 반사(stapedial/acoustic reflex)와 같이 소리

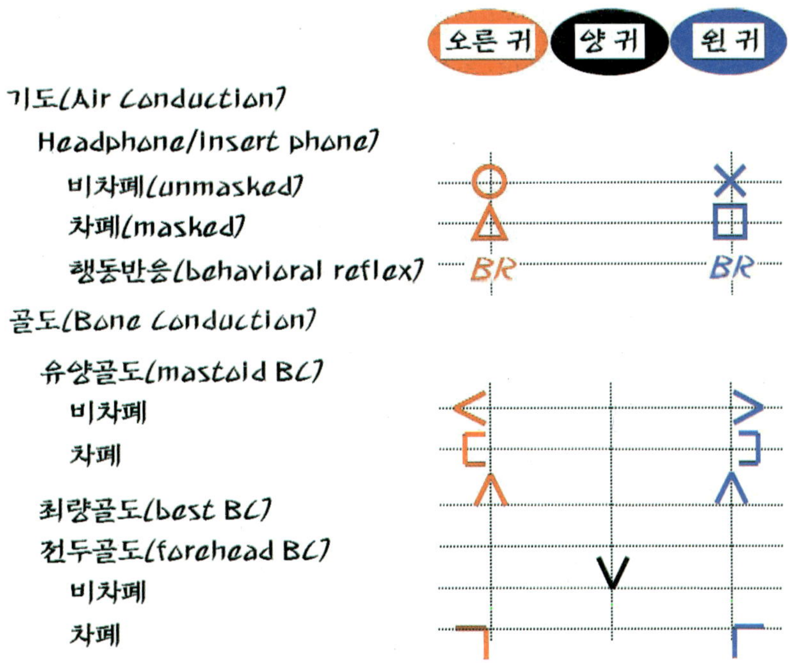

그림 10-14 순음청력도 기호. 기호는 오른쪽을 빨강, 왼쪽을 파랑, 그리고 두 귀로 동시 청취한 경우나 두 귀에 동시 자극하여 어느 쪽으로 들었는지 분명하지 않는 경우 검정으로 표시한다. 기도와 골도, 골도에서 전두 및 유양 골도, 차폐를 하지 않는 경우와 차폐를 한 경우 각각 위의 기호를 사용한다.

를 자극하는 귀와 반사를 관찰하는 귀가 서로 다른 경우 소리를 들려주는 방향에 맞춰 색을 선택한다. 그러나 양이 음량 균형과 같은 경우에는 청력손실이 큰 귀의 유모세포 손실 정도를 예측하고자 하는 검사이므로 병변이 있거나 청력손실이 큰 귀의 방향에 맞춰 색을 선택한다.

Your Questions & Comments

10.4 순음청력도: 기본 기호

순음청력검사에는 헤드폰이나 삽입형 수화기를 이용하는 기도 순음청력검사와 골도 수화기를 이용하는 골도 순음청력검사가 기본적으로 구성되며, 이 두 검사는 반드시 시행한다.

먼저 오른쪽 기도의 경우 **빨간색** 동그라미 기호(**O**)를 사용하며, 기호의 중앙이 세로축의 주파수 선과 가로축의 음강도 선이 만나는 중앙과 일치하도록 그려 넣는다. 왼쪽 기도의 경우 **파란색** 곱하기 기호(**X**)를 사용하며, 오른쪽의 표기법과 마찬가지로 곱하기 기호의 중앙이 두 축선이 만나는 점과 일치하도록 그려 넣는다.

두 귀의 청력손실은 항상 일치하지 않는 경우가 많다. 만약 한쪽 귀의 청력손실 정도가 정상이거나 청력손실이 덜한 반대쪽 귀보다 클 경우 나쁜 쪽 귀에 들려준 소리가 두개골을 통해 좋은 귀로 전달되기도 한다(음영청력, cross hearing, shadow hearing). 이러한 현상은 나쁜 귀로 들려준 소리가 피부와 조직 그리고 두개골을 지나면서 서로 다른 매질의 저항에 의해 어느 정도 약해지는데(양이감쇄 또는 이간감쇄, interaural attenuation), 만약 두 귀의 가청역치 차이가 양이 사이의 감쇄보다 클 경우 그 크기가 작아진 소리는 좋은 귀로 전달될 수 있다. 이러한 현상을 막기 위해 좋은 귀로 잡음을 이용한 소리의 가면을 씌워 나쁜 쪽으로 준 소리를 듣지 못하게 막아 주며, 이를 차폐(masking)라고 한다. 만약 오른쪽 귀의 청력손실이 커서 왼쪽에 잡음을 주고 검사한 경우 빨간색 세모(△)로, 이와 반대로 왼쪽 청력손실이 커서 오른쪽에 잡음을 주고 검사한 경우 네모(□)로 표시하고, '세모'나 '네모'의 중앙은 주파수와 음 강도의 축선이 만나는 중앙과 일치하도록 표시한다.

청각학적 평가에서 순음청력검사와 같이 피검자의 적극적이고도 믿을 수 있는 협조가 필요한 주관적 평가 도구는 피검자가 반응을 할 수 없거나 성실하지 않은 자세로 검사에 임할 경우 청각의 상태를 알 수 없다. 영유아나 소아 피검자의 경우 협조에 한계가 있고, 성인일지라도 전신의 건강 상태가 나쁘거나 중복 장애가 있는 경우에도 한계가 있다. 이러한 경우에는 소리를 듣고 반사적으로 보여 주는 행동과 이러한 행동을 보이는 연령에 따른 실제 청력과의 오차 범위를 통해 청각의 상태를 추측할 수 있다. 이렇게 제한된 협조에 의존한 결과일 경우 '행동반응(behavioral reflex)'이라는 기호를 검사한 귀의 방향과 같은 색으로(*BR*/*BR*) 순음청력도에 표시한다면 청각의 상태를 전혀 예측할 수 없을 때보다 여러 가지 측면에서 유용하다.

골도 전도는 진동자(vibrator)로 두개골을 진동시켜 와우를 통해 소리를 듣는 방법을 말하며, 여기에 사용하는 진동자를 골도 수화기라고 한다. 골도 수화기는 두개골 어느 곳에 대더라도 그 진동(소리)이 양쪽 와우 모두에 전달된다. 골도 수화기 착대는 유양돌기(mastoid process)의 끝 부분(유돌첨, mastoid tip)이나 이마의 중앙(전두정중부, frontal pole)에 대고 소리를 들려준다. 골도 전도는 골도 수화기를 대는 부위에 따라 유양 골도(mastoid bone conduction)와 전두 골도(forehead bone conduction)로 나눈다. 순음청력검사에서는 유양 골도를 평가의 기본 방법으로 사용한다.

유양 골도를 순음청력도에 표시하는 방법은 오른쪽에 골도 수화기를 댄 경우 오른쪽이 큰 부등호(<, left angle bracket)를 사용하여 해당 주파수의 세로축선 좌측, 즉 9시 방향으로, 가청역치에 해당하는 가로축선에 상하 양분되도록 표시한다. 왼쪽에 골도 수화기를 댄 경우 왼쪽이 큰 부등호(>, left angle bracket)를 사용하고, 오른쪽 기호와 반대로 3시 방향으로 표시한다. 골도 전도의 경우 대부분 차폐를 하고 가청역치를 구하는데, 기호는 오른쪽은 한글 자모 'ㄷ' 모양(⊏), 왼쪽은 한글 자모 'ㄷ'을 좌우 대칭 회전한 모양(⊐)을 각각 사용하고, 위치는 차폐하지 않았을 때와 같다.

두 귀 기도 가청역치가 대부분 검사 주파수에서 거의 일치하고 중이 병변이 없는 경우나 골도 전도가 어느 한 귀로만 전달되는 것을 알고 싶을 때(Weber test) 골도 수화기를 무작위 불특정 방향의 유양돌기에 대고 골도 전도 가청역치와 청취 방향을 확인하기도 한다. 이때 피검자의 청취 방향은 양쪽일 수도 있고 두 귀 중 어느 한 귀일 수도 있다. 이렇게 구한 골도 가청역치는 두 귀 중 골도청력이 좋은 귀로 듣는 결과이며, 이를 최량 골도(best bone conduction)라고 한다. 최량 골도 가청역치는 감음신경성 난청일 경우 두 귀 모두 또는 청력이 좋은 귀의 기도 가청역치와 같다. 만약 두 귀 기도 가청역치와 최량 골도 가청역치가 모두 같으면 나머지 한쪽 귀의 골도나 차폐 골도 가청역치는 검사하지 않는다. 그러나 최량 골도 가청역치가 두 귀 중 한 귀 또는 두 귀 모두의 기도 가청역치와 10~15 dB 이상의 차이를 보인다면 두 귀 모두 차폐 유양 골도 가청역치를 구해야 한다.

이미 설명한 것처럼 최량 골도는 두 귀가 같은 크기로 듣거나 어느 한쪽으로만 들을 수 있는데, 모든 검사 주파수에서 청취 방향을 확인하여 기호 바로 위쪽에 표시하는 것이 좋다(**그림 11-6, 11-9**). 최량 골도는 영어 알파벳 'V'를 상하로 뒤집은 모양을 사용하며, 골도 수화기를 오른쪽에 댄 경우 빨간색, 왼쪽에 댄 경우 파란색으로 표시하여(**Λ**/**Λ**) 해당 주파수와 음 강도 축선이 교차하는 중심 기준 12시 방향에 기록한다.

전두 골도는 차폐하지 않은 경우 영어 알파벳 'V'를 사용하며(**V**), 방향 구분 색은 두 귀의 중앙에 수화기를 대었으므로 빨강이나 파랑 대신 검은색을 사용한다. 비차폐 전두 골도 기호는 해당 주파수와 음 강도 축선 교차점 기준 12시 방향에 기록한다. 유양돌기에 골도 수화기를 대고 차폐하지 않는 상태에서 구한 골도는 골도 수화기 착대 방향에도 불구하고 두 귀 중 잘 들리는 귀로 크게 들리는 것처럼 느끼거나 잘 들리는 귀로만 들리는 것으로 착각한다. 마찬가지로 이 또한 최량 골도라고 하며, 유양 골도에서처럼 청취 방향이 피검자와 주파수마다 다르므로 기호 위쪽에 청취 방향을 기록하는 것이 좋다(**그림 11-11**). 전두 골도는 주로 중이염 등과 같은 귀 질환의 외과적 치료 후 청신경의 상태 감시를 위해 사용하기도 하지만, 이학적 소견이 일치하지 않거나 골도 출력 한계 범위에서 기도와 골도의 가청역치 차이(air-bone gab)가 나타나는 경우 이 차이가 전음성 요인에 의한 것인가를 결정하기 위하여(sensorineural acuity level, SAL) 시행하며, 이 경우 차폐를 사용한다. 우측 전두 차폐 골도는 왼쪽 귀에 잡음을 준 경우이며, 기호는 한글 자모 'ㄱ' 모양(**ㄱ**)을 사용하고, 좌측 전두 차폐 골도는 오른쪽 귀에 잡음을 준 경우이며, 기호는 한글 자모 'ㄱ'을 좌우 대칭 회전한 모양(**Γ**)을 사용한다. 이 두 기호는 해당 주파수와 음 강도가 만나는 점에 기호의 꼭짓점이 일치하도록 기록한다. 만약 골도 수화기를 이용하여 피검자의 동작 반응을 보고 가청역치를 추정하는 경우가 있다면 기도와 마찬가지로 '*BR*/*BR*' 기호를 사용할 수 있다. 이때는 골도 수화기를 사용한 결과임을 별도로 기록하면 된다.

Your Questions & Comments

10.5 순음청력도: 응용 기호

음장(sound field, free field) 기도는 영문을 축약해서 'S' 또는 'F'를 사용한다. 이 검사는 대부분 두 귀에 모두 소리를 들려주기 때문에 기호는 검은색으로 기록한다. 하지만 두 귀의 청력을 모두 알면서 한 귀의 청력이 분명하게 잘 들린다면 잘 들리는 귀의 색을 이용한다. 특히 맨 귀와 보청기를 사용하였을 때 그 기능이득(functional gain)을 평가하는 과정에서도 이 기호는 유용하게 사용할 수 있다. 이렇게 보청기 또는 인공와우를 사용하였을 때는 보청기를 'aided'의 'A'로, 인공와우를 'cochlear implanted'의 'CI'로 하고, 오른쪽으로 착용하였다면 빨간색, 왼쪽으로 착용하였다면 파란색, 그리고 두 귀 모두 사용하고 있다면 검은색으로 나타낸다. 음장 기도는 특히 헤드폰 착용을 기피하는 유·소아 청각 평가에 유용한데, 청각전문가와의 친숙한 관계를 형성하지 못했다면 행동 및 동작 반응을 관찰할 수 있으며, 이 경우에도 '$\boldsymbol{S_{BR}}$', '$\boldsymbol{A_{BR}}$' 등과 같은 방법으로 기록한다.

순음청력검사는 피검자의 적극적이고 믿을 수 있는 협조가 필수적이다. 그러나 특정 개인이 금전적 이득이나 국민의 의무 등을 면탈할 목적으로 불성실하게 협조하거나 전혀 협조하지 않을 수 있다. 이들에 대해서는 순음 자극 강

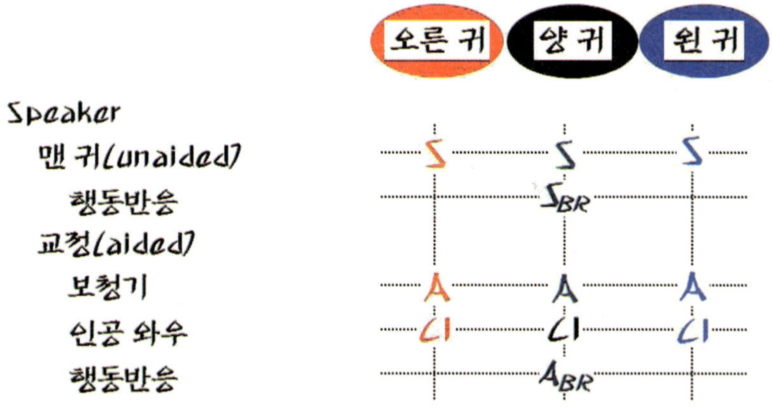

그림 10-15 음장검사, 교정 청력 평가 등의 순음청력도에 사용되는 기호

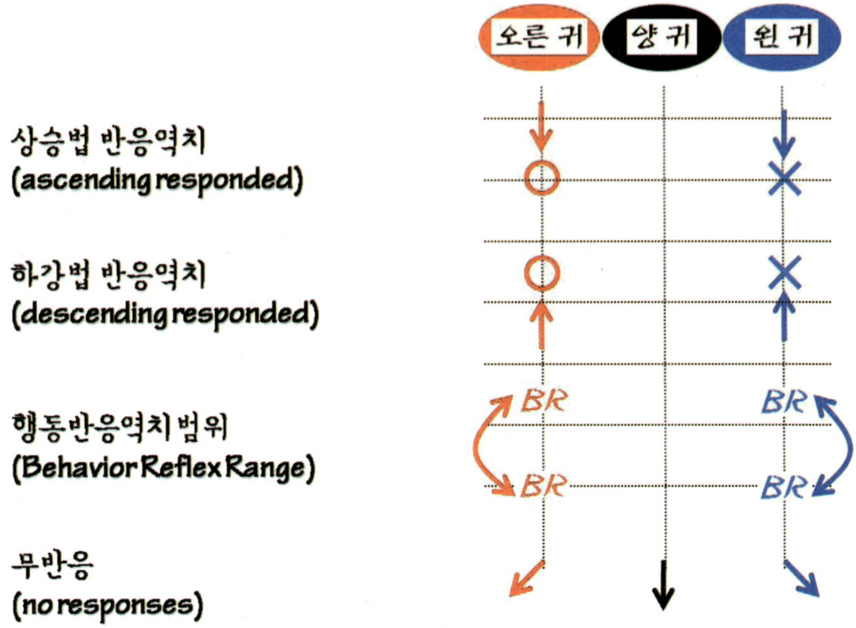

그림 10-16 상승 및 하강법 순음 강도 조절 시 반응 역치, 행동 및 동작반응 역치 범위, 최대 자극 강도에서 무반응 시 기호

도를 0 dB HL부터 5dB 단위로 높이면서 반응을 확인하고(상승법 반응 역치, ascending responded threshold), 나머지 주파수와 반대쪽 귀를 검사한다. 다시 불쾌 반응을 느끼지 않는 100 dB HL 또는 100 dB HL 이상의 강도부터 5 dB 단위로 낮추면서 반응을 확인한다(하강법 반응 역치, descending responded threshold). 이렇게 구한 각각의 반응 역치는 상승법의 경우 기도 또는 골도 등의 해당 검사 기호 바로 위에 아래로 향하는 화살표를 넣은 기호를 사용한다(**그림 10-16**). 또 하강법의 경우에는 해당 검사의 기호 바로 아래에 위로 향하는 화살표를 넣은 기호를 사용한다(**그림 10-16**).

영유아, 소아 그리고 뇌 병변 등 중복 장애가 있는 피검자는 소리 자극에 대하여 적절하게 반응하지 않는다. 이들은 아직 모든 것이 서툰 데다가 청력손실로 인하여 소리에 대한 경험이 생소하기 때문에 반응의 정확도가 낮고 일관성도 낮은 편이다. 이러한 피검자들은 일정한 간격으로 시행하는 반복검사가 필요하며, 반복검사는 이들이 청각평가라고 하는 새로운 학습을 하는 과정이 된다. 이들은 경험과 학습을 통해 신뢰도 있고 정확한 반응을 시작한다. 이러한 과정으로 얻은 반응은 청각적 상태나 단서를 예측하는 데 중요하다. 이러한 과정으로 구한 결과는 청각자극에 대한 행동반응 역치의 범위를 기호로 표시한다(**그림 10-16**). 즉 이 기호가 표현하는 가청 단위는 검사 당시 소리 자극에 대한 비교적 분명한 동작이나 행동을 보인 것으로, 대상 아동의 가청역치는 이 기호를 표기한 가청 단위보다 다소 좋은 것으로 해석할 수 있다. 행동반응 역치와 실제 가청역치의 차이는 대상 아동의 미숙한 정도나 반복 훈련 정도 등에 크게 영향을 받으며, 이러한 차이는 만 5세를 전후하여 없어진다.

무반응(scale out, no responses)은 헤드폰이나 삽입형 수화기, 음장 수화기 등 기도 수화기 또는 골도 수화기를 통해 출력할 수 있는 최대 순음 자극 강도를 주어도 피검자가 소리를 느끼지 못하는 것을 의미한다(**그림 10-16**). 인간의 청각을 포함한 감각은 다양한 형태의 자극에 반응할 수 있으므로 모든 주파수 자극에 대해서 반응하지 않는 경우는 매우 드물다. 따라서 최대 자극 강도에 대해서도 반응하지 않는다면 떨리는 느낌이라도 없는지 확인하고, 소리 이외의 다른 자극으로 느껴진다면 그 느낌에 대한 역치를 기록하고 순음청력도에 그 내용을 상세하게 기록한다.

과대 난청이나 사기 난청(malingering, pseudohypoacousis, exaggerated hearing loss)일 경우에는 위에 설명한 상승 및 하강법 반응 중 하강법일 때와 모든 최대 자극에 일부러 반응하지 않는 경우가 종종 있다. 사기 난청을 시도하는 난청자가 실제로 최대 자극 강도를 어떠한 형태로든 느끼지 못하는 경우는 극히 드물다. '극히 드물다'는 점을 다시 한 번 강조해서 단호하게 말한다. 따라서 강한 소리 자극에 대해 무의식적으로 얼굴을 찡그리거나 놀라는 등의 반응을 보일 수 있으며, 이러한 반응도 놓치지 말고 세밀하게 관찰한 후, 순음 또는 기타 검사 청력도에 반드시 기록해야 한다. 이러한 기록은 피검자가 특정한 이득을 위해 사기 중이라는 사실을 순음청력도를 보는 모든 관련 분야 사람들에게 공지하는 효과를 갖는다.

CHAPTER 11

순음청력도 만들기

그림 11-1은 오른쪽 비차폐 기도검사의 예제이다. 오른쪽 귀에 순음을 들려주고 구한 가청역치이다. 주파수 250, 500 Hz, 1, 2, 3, 4, 6, 8 kHz에서 가청역치는 각각 5, 0, 0, −5, 0, 0, 5, 0 dB HL로 나다났다. 따라서 기호는 빨간색 동그라미를 사용한다. 동그라미 중심이 검사 주파수와 가청 단위 선이 만나는 중심과 일치되도록 기록한다. 인접한 주파수 가청역치를 의미하는 기호들 사이를 실선으로 연결한다.

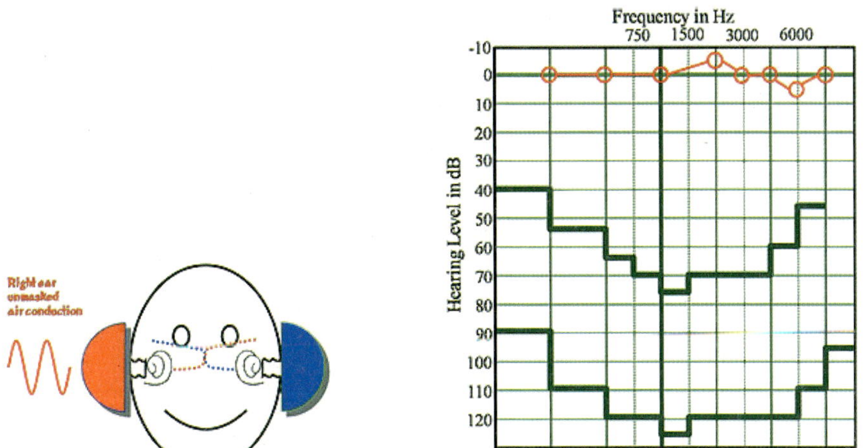

그림 11-1 헤드폰을 이용한 오른쪽 비차폐 기도 순음청력검사에서 소리 및 잡음 자극과 순음청력도

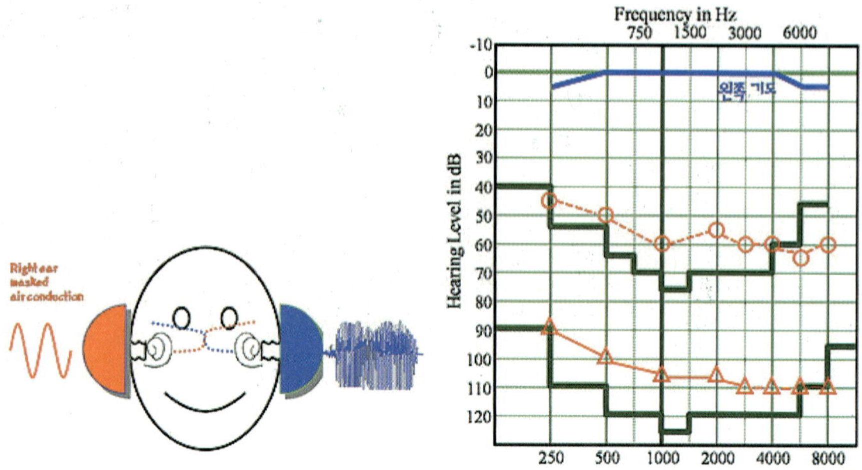

그림 11-2 오른쪽 차폐 기도 순음청력검사에서 소리 및 잡음 자극과 순음청력도(헤드폰 수화기 사용)

그림 11-2는 오른쪽 차폐 기도 순음청력도의 예제이다. 차폐 가청역치는 반드시 청력손실이 큰 귀(여기서는 오른쪽 귀) 가청역치가 음영청취하였을 것이라는 가능성을 밝혀야 한다. 여기서는 청력손실이 큰 오른쪽 가청역치들이 정상 청력 범위에 있는 왼쪽 귀 가청역치들과 비교하여 양이감쇄보다 큰 차이가 있다는 점을 밝히면 된다. 차폐하지 않고 구한 두 귀 가청역치는 250, 500 Hz, 1, 2, 3, 4, 6, 8 kHz의 순서로 왼쪽이 5, 0, 0, 0, 0, 0, 5, 5 dB HL, 오른쪽이 45, 50, 60, 55, 60, 60, 65, 60 dB HL로 나타났다. 따라서 두 귀 가청역치 차이는 같은 순서로 40, 50, 60, 55, 60, 60, 60, 55 dB이 된다. 이들 주파수마다의 가청역치 차이는 Martin이 추천한 이간감약(**표 12-1**)인 250, 500 Hz, 1, 2, 4, 8 kHz에서 40, 40, 40, 45, 50, 50 dB보다 크다. 이는 오른쪽으로 들려준 소리가 두개골을 매질로 골전도하여 왼쪽으로 들은 것으로 판단할 수 있다[음영청력(cross hearing, shadow hearing)].

따라서 현재 오른쪽 기도 순음청력검사는 오른쪽으로 들려준 소리가 왼쪽으로 음영청취하였다는 것으로 판단할 수 있으므로 반드시 차폐를 하여 다시 시행해야 한다. 검사는 왼쪽에 잡음을 지속적으로 주면서 순음을 오른쪽으로 들려주고 가청역치를 추가로 구하면 된다. 이렇게 구한 가청역치는 같은 순서로 각각 90, 100, 105, 105, 110, 110, 110, 110 dB HL로 나타난 것으로 가정한다. 기호는 빨간색 세모를 사용한다. 순음청력도에 표시는 세모의 중심이 해당 주파수와 가청역치 선이 만나는 점과 일치되게 하고, 인접 주파수 기호 사이는 실선으로 연결한다.

여기서 음영청취하여 45, 50, 60, 55, 60, 60, 65, 60 dB HL로 나타난, 차폐하지 않은 오른쪽 기도 가청역치는 점선으로 연결한다. 이것은 순음청력도를 해석할 관련 분야 전문가들에게 음영청취한 가청역치라는 것을 주지시켜 주기 위한 것이다.

Your Questions & Comments

왼쪽 비차폐 기도검사는 왼쪽 귀에 순음을 들려주어 구한다. 예제의 가청역치는 250, 500 Hz, 1, 2, 3, 4, 6, 8 kHz의 순서로 0, 10, 15, 20, 25, 25, 30, 25 dB HL이다. 파란색의 곱하기 기호를 사용하여 기호의 중심이 해당 검사 주파수와 가청 단위 선이 만나는 점과 일치하도록 기록하고 실선으로 연결한다(**그림 11-3**).

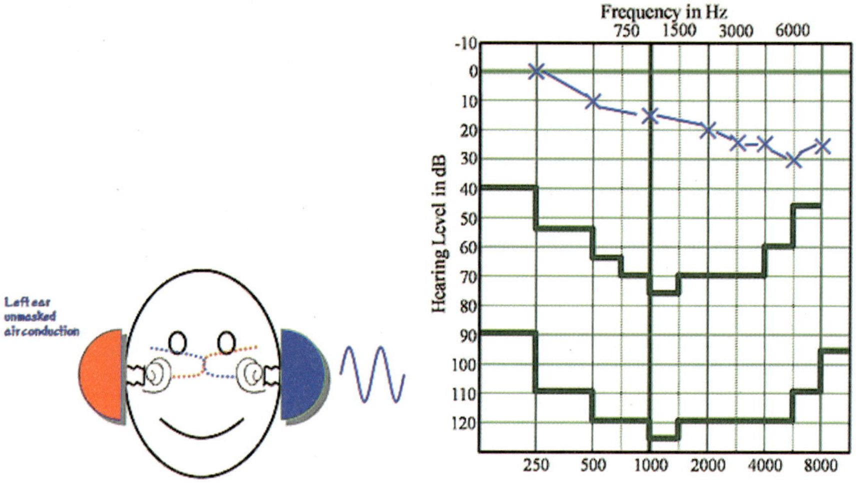

그림 11-3 헤드폰을 이용한 왼쪽 비차폐 기도 순음청력검사에서 소리 자극과 순음청력도

Your Questions & Comments

왼쪽 차폐 기도는 오른쪽 귀에 잡음을 계속 들려주면서 왼쪽으로 순음을 들려주어 구한 가청역치를 말한다. 이렇게 구한 차폐 기도 가청역치는 같은 주파수 순서로 각각 35, 55, 75, 80, 90, 95, 100, 105, 105 dB HL로 나타난 것으로 가정한다. 기호는 파란색 네모를 사용하며, 네모의 중심이 검사 주파수와 가청 단위 선이 만나는 점과 일치하도록 기록하고 실선으로 연결한다. 여기서 차폐하지 않고 구한 기도 가청역치인 35, 45, 60, 65, 70, 70, 75, 70 dB HL은 이미 설명한 것과 같이 청력도에 표시하지만 음영청취에 의한 역치이므로 실선 대신 점선으로 연결한다(**그림 11-4**).

순음청력검사는 차폐하지 않은 오른쪽 기도검사, 차폐하지 않은 왼쪽 기도검사, 차폐한 왼쪽 기도검사의 순서로 진행한다.

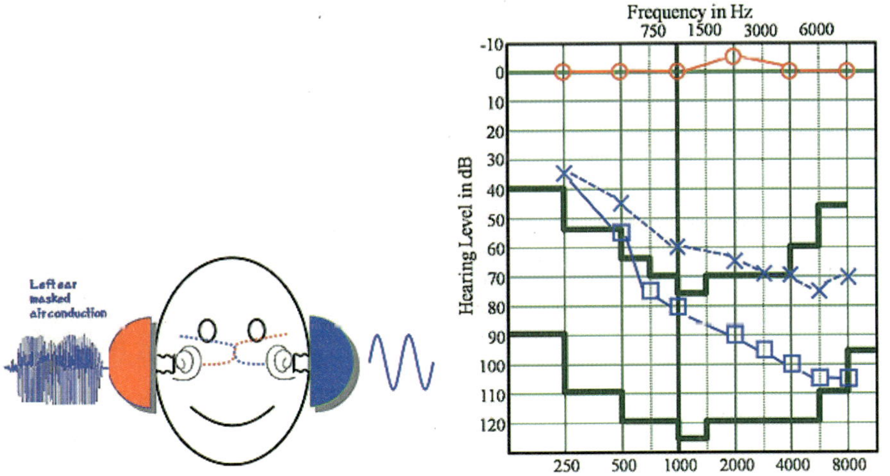

그림 11-4 헤드폰을 이용한 왼쪽 차폐 기도 순음청력검사에서 소리 및 잡음 자극과 순음청력도

Your Questions & Comments

오른쪽 유돌첨 부위에 골도 수화기를 착대하고 구한 골도 순음청력검사는 기도 순음청력검사를 마친 후 시행한다. 헤드폰 수화기를 착대하면 외이도를 막아 폐쇄효과가 생기므로 골도 수화기만 대고 검사한다. 골도 수화기로 들려준 순음은 비록 오른쪽에 착대하였지만 소리 전달 특성이 같은 두개골을 통해 양쪽 내이로 전달된다. 따라서 피검자는 두 귀 중 약간이라도 잘 듣는 귀로 소리가 들리는 것으로 생각한다(최량 골도, best bone conduction). 예제는 차폐하지 않은 오른쪽 유양 골도 가청역치가 250, 500 Hz, 1, 2, 4 kHz의 순서로 0, 0, −5, −5, 0 dB HL이라고 가정한다. 기호는 오른쪽이 큰 빨간색 부등호를 사용하며, 검사 주파수와 가청 단위 선이 만나는 점을 중심으로 9시 방향에 각각 기록한다(**그림 11-5**). 만약 골도 수화기 착대 방향 대신 최량 골도를 표시하려면 **그림 11-6**과 같이 기록한다.

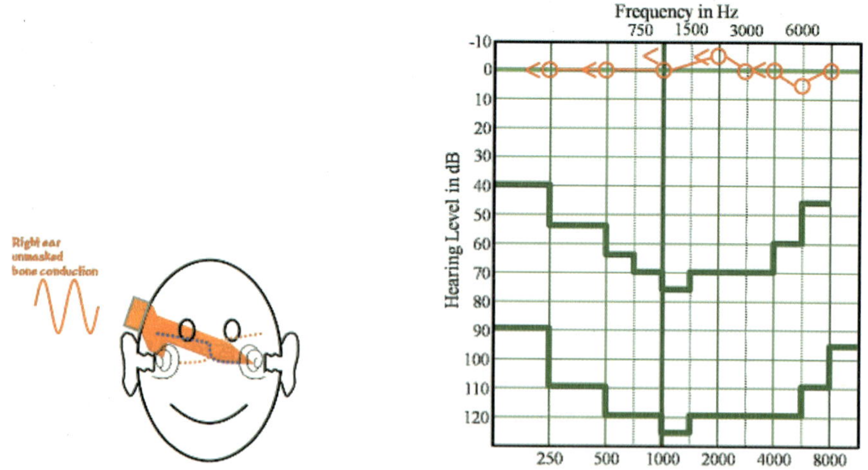

그림 11-5 오른쪽 비차폐와 유양 골도 순음청력검사에서 수화기 착대와 순음청력도

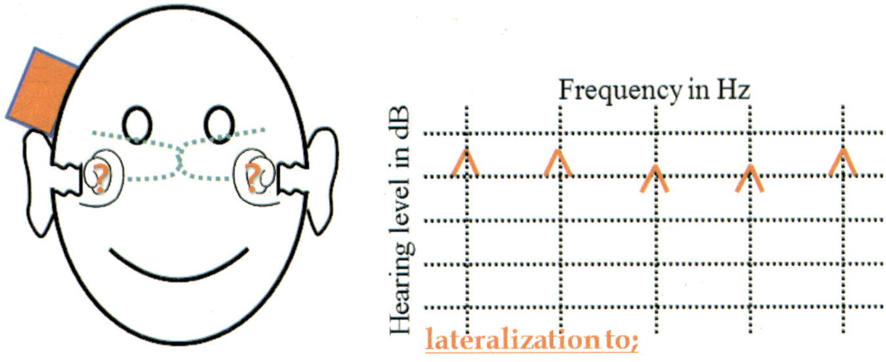

그림 11-6 오른쪽 비차폐와 유양 골도 검사. 만약 두 귀 기도 가청역치가 주파수마다 같고 기도-골도 차가 없을 경우, 오른쪽 유양돌기부로 들려주었지만 두 귀 중 잘 들리는 귀로 들렸을 것이라는 가정으로 최량 골도 기호를 기록한다. 또 청취 방향을 확인하였다면 해당 주파수 하단에 기록한다(lateralization to;).

Your Questions & Comments

오른쪽 차폐 유양 골도 순음청력검사는 왼쪽으로 잡음을 계속 들려주면서 오른쪽으로 순음을 들려주어 반응을 확인한다. 이 예제는 오른쪽 차폐 골도 가청역치가 모든 검사 주파수에 0 dB HL이라고 가정한 것이다. 기호는 우리말 자모 중 'ㄷ' 모양을 빨간색으로 기록하는데, 기도와 마찬가지로 검사 주파수와 가청 단위 선이 만나는 점을 중심으로 9시 방향에 각각 기록한다. 골도 가청역치 기호 사이는 기도와 달리 선으로 연결하지 않는다(**그림 11-7**).

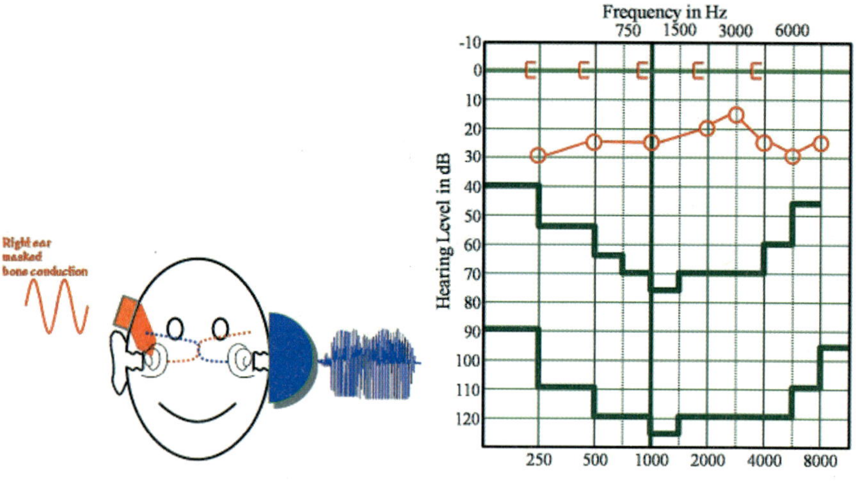

그림 11-7 오른쪽 차폐 유양 골도 순음청력도

Your Questions & Comments

왼쪽 유양돌기 첨부에 골도 수화기를 대고 시행한 비차폐 유양 골도검사이다. 골도 가청역치는 기도순음청력검사를 마치고 시행한다. 기도검사를 마치고 구한 왼쪽 비차폐 유양 골도 가청역치는 250, 500 Hz, 1, 2, 4 kHz의 순서로 0, 10, 15, 20, 25 dB HL이라고 가정한다. 기호는 왼쪽이 큰 부등호를 파란색으로 표기하며, 검사 주파수와 가청 단위 선이 만나는 점을 중심으로 3시 방향에 각각 기록한다(**그림 11-8**).

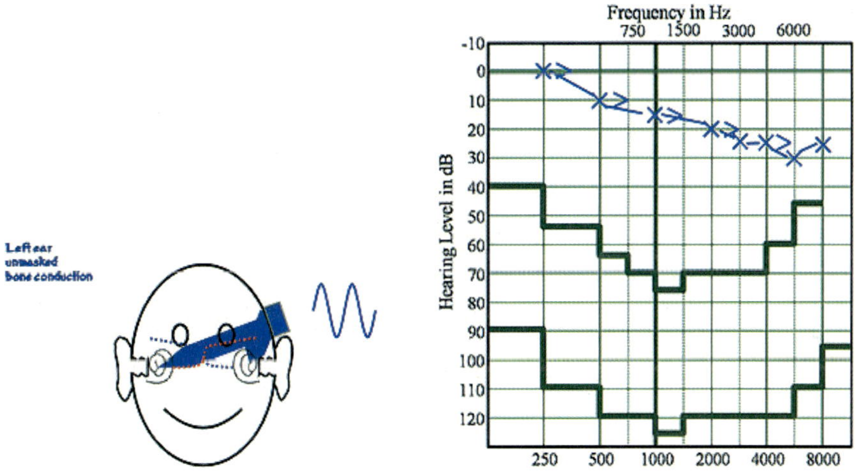

그림 11-8 왼쪽 비차폐 유양 골도 순음청력검사에서 수화기 착대와 순음청력도

Your Questions & Comments

만약 골도 수화기 착대 위치 대신 최량 골도로 표시하려면 **그림 11-9**와 같이 기록한다.

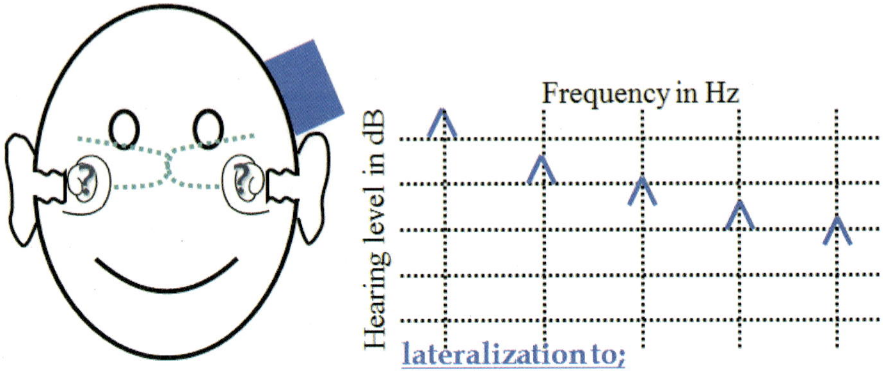

그림 11-9 왼쪽 비차폐 유양 골도 검사. 왼쪽으로 들려준 골도 소리를 두 귀 중 좋은 귀로 들었을 것이므로 최량 골도 기호를 기록한다. 만약 청취 방향을 피검자에게 확인하였다면 해당 주파수 하단에 기록한다(lateralization to;).

Your Questions & Comments

차폐하고 구한 왼쪽 유양 골도 순음청력검사는 오른쪽 귀로 잡음을 계속 들려주면서 왼쪽 귀로 순음을 들려주어 가청역치를 구한다. 이렇게 구한 가청역치가 250부터 4,000 Hz까지의 음계 차례로 30, 35, 45, 45, 50 dB HL로 나타난 것으로 가정한다. 이 역치는 우리말 자모 'ㄷ'을 좌우 대칭으로 회전한 모양을 파란색으로 기록하는데, 검사 주파수와 가청 단위 선이 만나는 점을 중심으로 3시 방향에 각각 기록한다(**그림 11-10**).

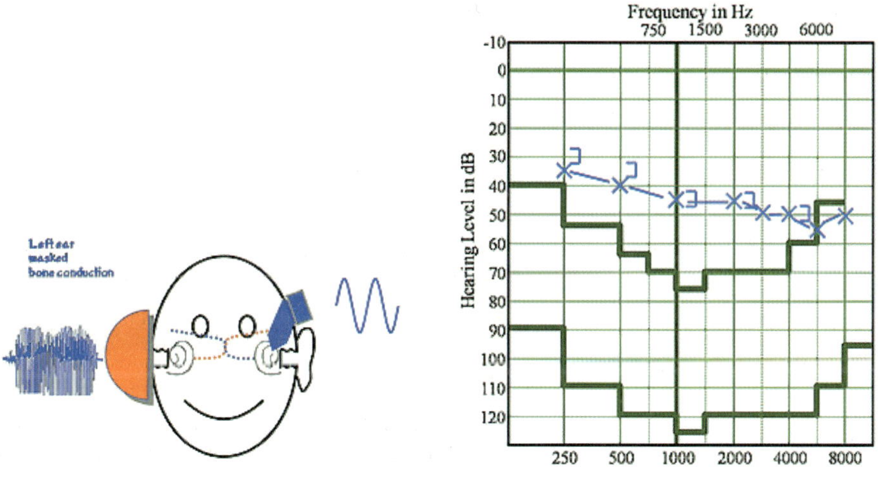

그림 11-10 왼쪽 차폐 유양 골도 순음청력검사에서 수화기 착대, 소리 및 잡음 자극 방법 그리고 순음청력도

Your Questions & Comments

차폐하지 않은 전두 골도는 비차폐 유양 골도와 마찬가지로 소리가 음향 전달 특성이 같은 두개골을 통해 동시에 두 귀 모두로 진행한다. 따라서 피검자는 소리가 두 귀 모두 또는 두 귀 중 잘 들리는 귀로 더 크게 들린다고 표현한다(최량 골도). 그러나 두 귀에 청력손실이 있다면 두 귀 중 골도청력이 좋은 귀로만 소리가 들린다고 표현한다. 따라서 비차폐 전두 골도에서 가청역치는 두 귀 중 주파수마다 잘 들리는 귀의 가청역치만을 의미한다.

그림 11-11의 예제는 전두부에 골도 수화기를 대고 구한 가청역치가 250, 500 Hz, 1, 2, 4 kHz의 순서로 각각 25, 20, 20, 25, 20 dB HL이라고 가정한다. 그러나 이 가청역치는 두 귀가 함께 들어 생긴 것일 수도 있고, 두 귀 중 좋은 귀로 들은 것일 수도 있다. 청취 방향의 확인은 순음 자극에 반응을 보이면 '어느 쪽으로 들으셨어요?'라고 묻고, '머리 가운데' 또는 '두 귀 모두', '오른쪽', '왼쪽' 등으로 대답하게 한다. 이 예제는 동일한 검사 주파수 순서로 '왼쪽', '오른쪽', '왼쪽', '오른쪽', '오른쪽'으로 들었다고 대답하였다고 가정한다. 피검자의 청취 방

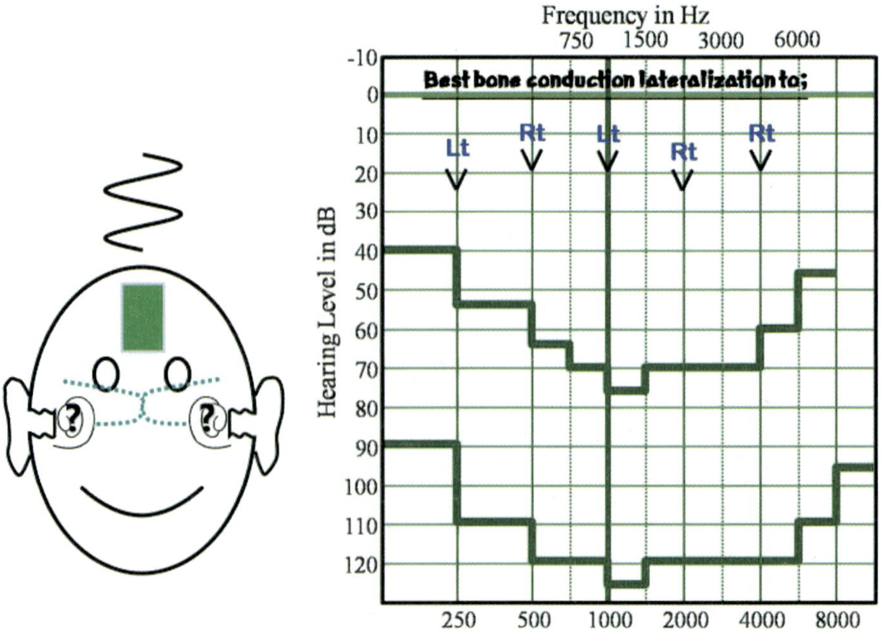

그림 11-11 비차폐 전두 골도(차폐하지 않은 경우 이 또한 최량 골도) 순음청력검사에서 골도 수화기 착대 및 소리 자극과 순음청력도

향은 해당 주파수의 기호 위나(**그림 11-11**) 순음청력도 하단에 따로 표시하면 된다. 전두 골도 기호는 자극 방향을 어느 쪽이라 말할 수 없고, 청취 방향도 명확하지 않기 때문에 검은색을 이용하며, 영어 알파벳 'V'를 검사 주파수와 가청 단위가 만나는 점의 12시 방향에 표시한다. 청취 방향은 오른쪽인 경우 'Rt', 왼쪽인 경우 'Lt', 그리고 두 쪽 모두 또는 중앙이라고 답한 경우 'B' 또는 'Center'라고 기호 바로 위에 기록한다(**그림 11-11**).

차폐는 골도 전도를 통해 진행한 소리가 특정한 방향으로 전달되지 않도록 잡음으로 막는 것을 말한다. 전두 골도 검사에서도 한쪽 귀에 잡음을 계속 들려주면서 순음 자극에 대한 다른 쪽 귀의 반응을 확인하였다면 이 반응은 잡음을 들려주지 않은 귀의 차폐 가청역치로 볼 수 있다. 하지만 순음청력검사에서 전두 골도는 기본적으로 시행하는 검사가 아니다. 대개는 골도 출력 한계 범위에 가청역치가 분포하는 경우 전음성 난청 요인 유무를 판단하거나(sensorineural acuity level, SAL; **그림 11-14**) 중이염 수술 직후 압박 붕대를 감은 상태에서 청신경 상태를 감시할 때 등과 같이 특별한 경우에 시행한다.

Your Questions & Comments

그림 11-12의 우측 전두 골도는 잡음을 왼쪽 귀로 주면서 순음 자극에 대한 오른쪽 귀의 반응을 구한 것이다. 이렇게 구한 가청역치 250, 500 Hz, 1, 2, 4 kHz의 검사 주파수 순서로 10, 5, 5, 15, 20 dB HL이라 가정한다. 기호는 오른쪽 귀에 대한 반응이므로 빨간색을 사용하고, 우리말 자음 'ㄱ'의 꼭지가 검사 주파수와 가청 단위 선이 만나는 점을 향하도록 7시 방향 사이에 기록한다.

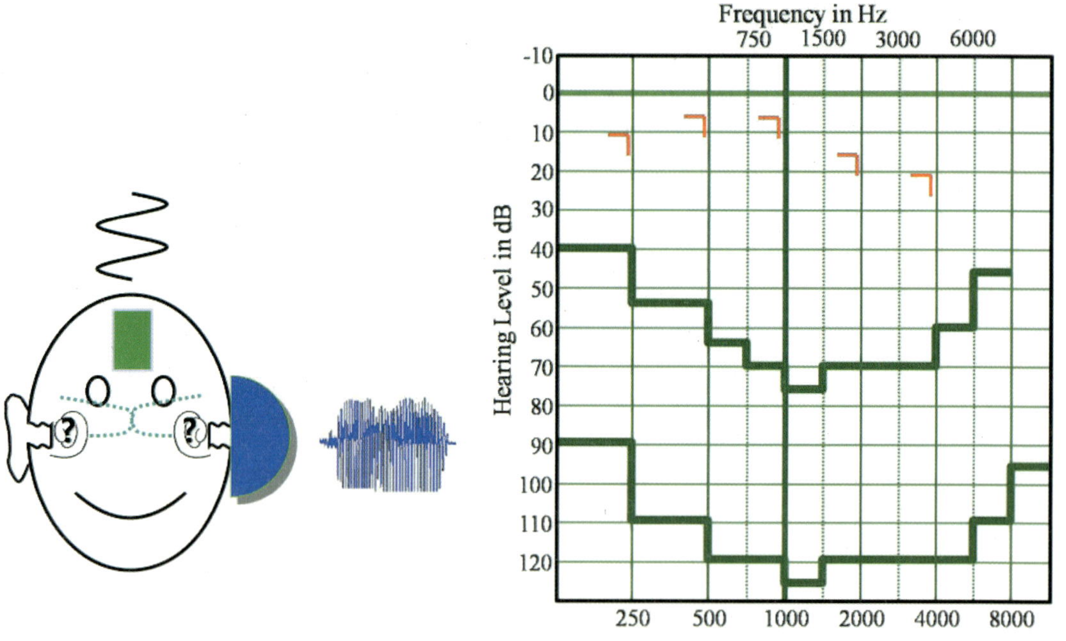

그림 11-12 우측 차폐 전두 골도(왼쪽으로 잡음을 주고, 전두부에 댄 골도 수화기의 소리를 오른쪽으로 듣는 능력을 평가) 순음청력검사에서 골도 및 기도 수화기 착대, 소리 및 잡음 자극과 순음청력도

Your Questions & Comments

그림 11-13의 좌측 전두 골도는 우측 전두 골도와 반대로 오른쪽 귀에 잡음을 주고 왼쪽 귀로 듣는 순음의 반응을 구한다. 예제의 가청역치는 같은 검사 주파수 순서로 30, 40, 50, 55, 55 dB HL이라 가정한다. 기호는 왼쪽 귀에 대한 반응이므로 파란색을 사용하고, 우리말 자음 'ㄱ'을 좌우 대칭 회전 후 꼭지가 검사 주파수와 가청 단위 선이 만나는 점을 향하도록 15시 방향 사이에 기록한다.

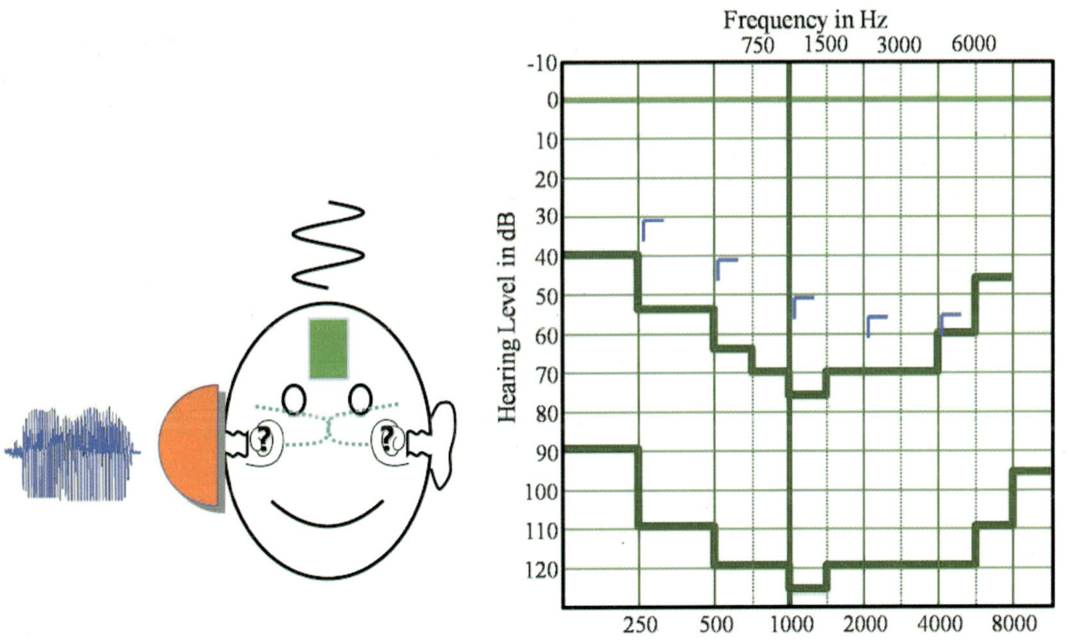

그림 11-13 좌측 차폐 전두 골도(오른쪽으로 잡음을 주고, 전두부에 댄 골도 수화기의 소리를 왼쪽으로 듣는 능력을 평가) 순음청력검사에서 골도 및 기도 수화기 착대, 소리 및 잡음 자극과 순음청력도

Your Questions & Comments

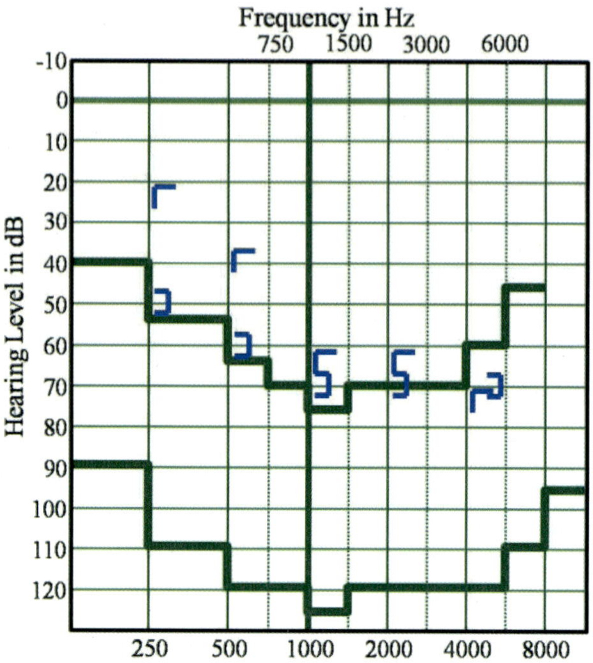

그림 11-14 좌측 Sensorineural Acuity Level(SAL). 순음청력도에는 기도 가청역치를 표기하지 않았으나 왼쪽 차폐 유양 골도보다 20 dB 이상 나쁜 것으로 가정한다. 왼쪽 차폐 유양 골도(］) 검사 후, 기도 가청역치와의 관계를 고려하여 골도 수화기를 전두부에 대고, 일반 헤드폰에 비하여 두개골에 가해지는 압력이 높은 가압 헤드폰 방식 기도 수화기를 이용하여 오른쪽에 잡음을 주고 구한 좌측 차폐 전두 골도(┌).

Your Questions & Comments

그림 11-15는 오른쪽 맨 귀 및 보청기 교정, 왼쪽 인공와우 교정 음장 순음청력도이다. 최종 보고서는 헤드폰을 이용한 기도청력과 골도 수화기를 이용한 골도청력을 함께 표시해야 한다. 이러한 보고서를 통해 bimodal 양이 청취나 양이 인공와우 이식을 결정하는 과정에서 청각학적으로 중요한 판단 정보를 획득할 수 있다.

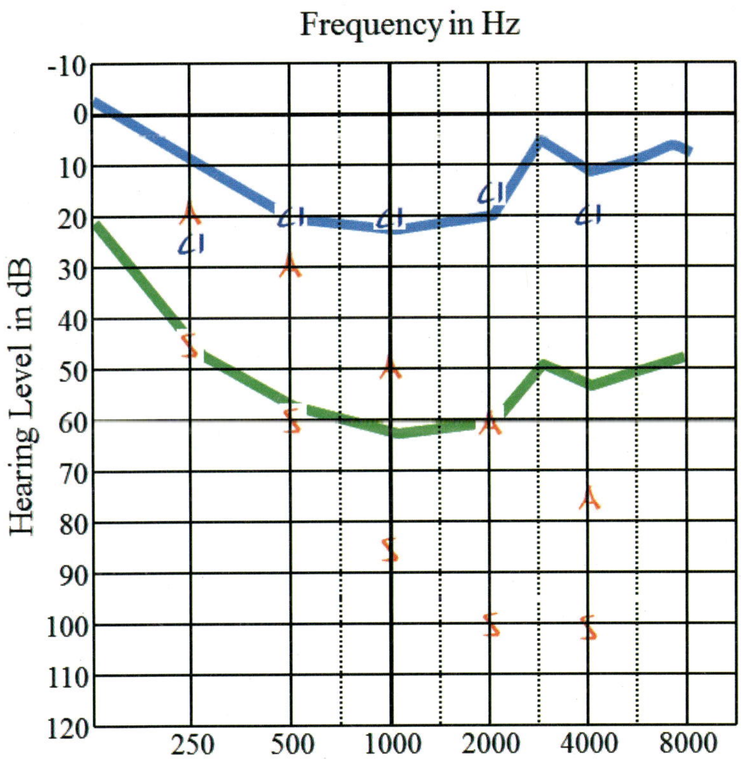

그림 11-15 맨 귀, 보청기, 인공와우 음장 순음청력도

Your Questions & Comments

CHAPTER 12

순음청력검사

순음청력검사(pure tone audiometry)는 전기적으로 발생시킨 순음을 사용하여 청력손실의 유무, 청력손실 정도와 유형, 양상 등을 감별 진단할 수 있다.

다시 한 번 말하자면, 음원의 진동으로 발생한 소리는 공기의 압력을 밀집(압축, compression phase)시켰다가 분산(희박, rarefaction phase)시키는 반복적인 운동을 하며, 소리가 전파되는 속도는 표준온도와 기압 조건에서 1초에 334 m 정도이다. 순음청력검사는 소리의 특성 중에서 주파수와 강도를 분석한다.

주파수는 초당 주기의 수(cycle per second, cps)를 Hertz(Hz)로 표현하며, 1 Hz는 1초 동안 1주기를 갖는 소리이다. 청력이 정상인 젊고 건강한 사람은 20~20,000 Hz 범위의 소리를 들을 수 있으며, 이를 가청 음역(audible range)이라고 한다.

청력검사는 가청 음역 내의 주파수를 모두 검사할 필요는 없다. 음계(octave)는 주파수를 2^n의 관계로 나눌 수 있다. 청력검사는 음계 단위로 검사하며, 가청 음역에 있는 음계 중 말소리의 크기와 이해, 병태생리학적 손상 가능성, 법의학적 판단, 검사 결과의 재현성 등을 고려하여 250부터 8,000 Hz의 음계와 3,000, 6,000, 12,000 Hz의 중간 음계 가청역치를 구한다.

강도는 음압을 대수관계 식으로 구분하는 데시벨(deciBel, dB)로 표현하는데, 이 단위는 음압 단위(dB sound pressure level, SPL), 가청 단위(dB hearing level, HL), 감각 단위(dB sensation level, SL)가 있다.

음압 단위(dB SPL)는 단위 면적당 가해지는 소리의 압력(음압)을 기준으로 정한 것이다. 이때 기준음압(0 dB SPL)은 20 μPa(micropascal)이다. 이보다 강하거나 약한 소리는 '20 log (측정음압/기준음압)'의 관계로 결정되며, 음압이 10배 증가할 때마다 20 dB SPL씩 높아진다(**그림 3-13, 3-15**).

가청 단위(dB HL)는 dB SPL로 조절하는 청력검사기로 정상 청력 성인의 가청역치를 구하고, 이 평균(0 dB HL)을 기준으로 만든 것이다. 가청 단위(dB HL)의 역치상 단위는 음압 단위(dB SPL) 체계와 마찬가지로 음압을 10배 변화시키면 20 dB씩 높아지거나 낮아진다. 대부분의 청력검사는 가청 단위를 사용한다(**그림 3-15**).

감각 단위(dB SL)는 역치가 서로 다른 개인의 역치상 동일 강도를 표현하기 위한 단위이다. 예를 들어 1,000 Hz 가청역치가 '사랑'이라는 사람은 20 dB HL이고, '평화'라는 사람은 40 dB HL이라고 가정하자. 만약 이 두 사람에게 60 dB HL의 소리를 들려주면 사랑이는 40 dB의 크기로(40 dB SL), 평화는 20 dB의 크기로(20 dB SL) 듣게 된다. 또 두 사람에게 30 dB SL로 같은 소리를 들려주면 사랑에게는 50 dB HL을, 평화에게는 70 dB HL의 소리를 자극해야 한다. 감각 단위는 이와 같이 개인마다, 주파수마다의 차이를 고려하여 모두에게 같은 크기의 소리를 표현하고 싶을 때 사용한다.

청력손실 유무를 선별하는 검사 중에는 청력검사기를 사용하지 않고 말소리를 이용하여 청력손실 유무나 정도를 간단하게 확인할 수 있다. 이 검사는 검사자가 숨을 뱉어 내고 폐에 남은 잔기만으로 발성하여 피검자가 소리를 듣고 이해하는 거리로 청력손실 정도를 판별할 수 있다.

이 검사 결과의 판정은 말소리를 듣고 이해한 거리가 30 cm이면 90 dB HL 또는 그 이상으로, 60 cm이면 70~90 dB HL 정도, 90~150 cm이면 56~70 dB HL 정도, 150~300 cm이면 14~55 dB HL 정도, 300~600 cm이면 27~40 dB HL 정도, 600 cm 또는 그 이내이면 26 dB HL 이내의 정상 청력으로 볼 수 있다.

순음청력검사는 기도검사와 골도검사가 있으며, 이 두 검사는 항상 기본검사로 함께 시행해야 한다. 검사는 피검자가 소리를 듣고 반응하면 된다. 따라서 검사 과정이 어렵거나 복잡하지 않다. 그러나 피검자는 생소한 환경에서 불편

함이 있으므로 가급적 편안하게 느낄 수 있도록 배려해 주어야 한다. 피검자가 안정되면 검사 방법을 쉬운 단어로 잘 설명해 준다. 만약 검사 시작 후일지라도 피검자가 혼동하면 처음부터 다시 설명하는 것이 좋다.

일반적인 청력검사기의 조절판은 아래 **그림 12-1**과 같다.

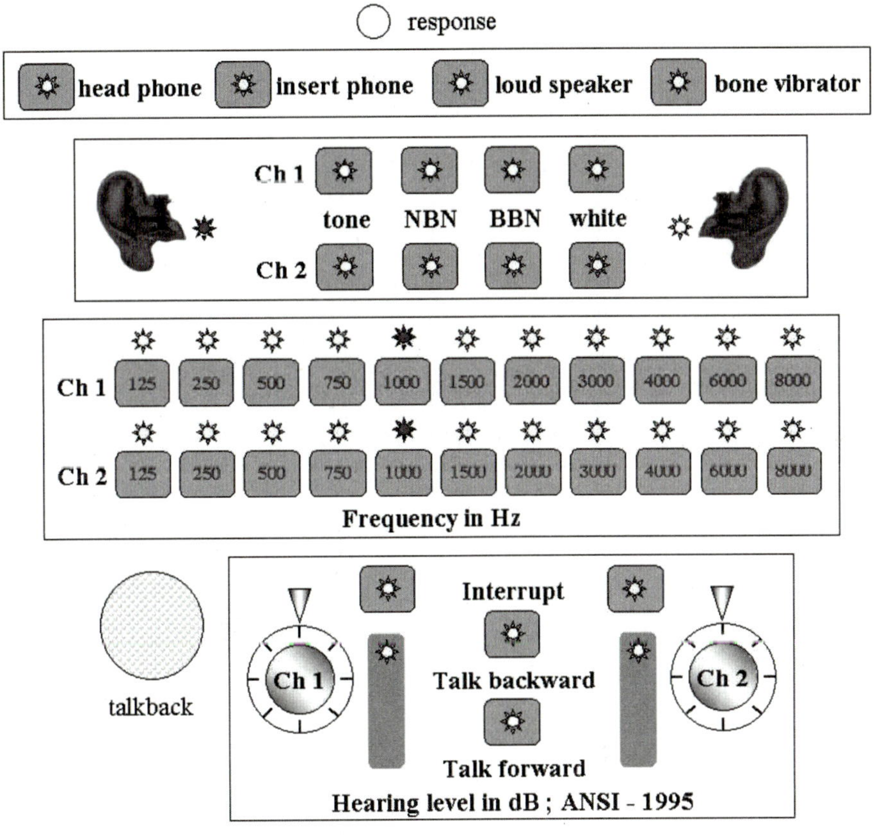

그림 12-1 순음청력검사 장치의 조작 스위치 구성

Your Questions & Comments

12.1 기도검사

기도검사는 헤드폰이나 삽입형 수화기 또는 스피커로 소리를 들려주고 가청역치를 구한다. 헤드폰을 사용하는 경우 피검자가 머리띠를 통해 약 400~600 g 정도의 압력을 느낄 수 있어야 하고, 수화기 박막의 정중부가 외이도 중심축과 일치해야 한다.

검사는 잘 들리는 귀부터 시작한다. 검사주파수는 1,000 Hz부터 시작하여 2,000 Hz, 3,000 Hz, 4,000 Hz, 6,000 Hz, 8,000 Hz의 순으로 고음역을 검사한 후 다시 1,000 Hz를 반복하고, 500 Hz, 250 Hz, 125 Hz 순으로 저음역을 검사한다. 125 Hz는 생략하는 경우가 많다. 1,000 Hz를 반복 검사하는 것은 신뢰도를 평가하기 위함이다(**그림 12-2**). 만약 두 번의 결과가 10 dB 이상의 차이를 보이면 검사 방법을 다시 설명한 후 처음부터 다시 검사해야 한다(**그림 12-3**). 또 500과 1,000 Hz, 1,000과 2,000 Hz의 음계 간 가청역치의 차이가 20 dB 이상이면 750 또는 1,500 Hz의 중간 음계를 검사해야 한다.

음 강도는 음을 충분히 들을 수 있는 높은 강도부터 낮추면서 측정하는 하강법(descending method, **그림 12-4**), 들리지 않는 낮은 강도부터 높여 가며 측정하는 상승법(ascending method, **그림 12-5**), 그리고 처음에는 0 dB HL부터 20 dB 단위로 높여 가며 최초 응답을 확인하고 이후부터 낮출 때는 10 dB씩, 높일 때는 5 dB씩 조절하여 가청역치를 구하는 혼합법(상승-하강, **그림 12-6**)이 있다. 음 강도를 상승법으로 하였을 때 역치는 하강법보다 5~10 dB 높게 나타나기도 한다(**그림 12-7**). 피검자가 사기 난청을 보이면 하강법과 상승법을 각각 시행하여 검사의 신뢰도를 평가하고 사기 난청을 감별하기도 한다.

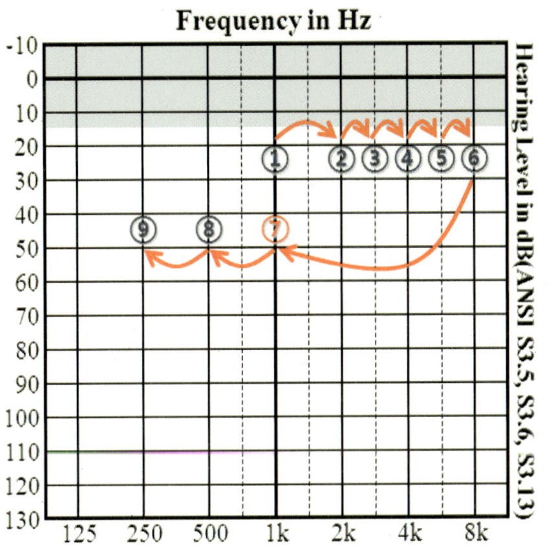

그림 12-2 기도 순음청력검사 주파수 조절 순서

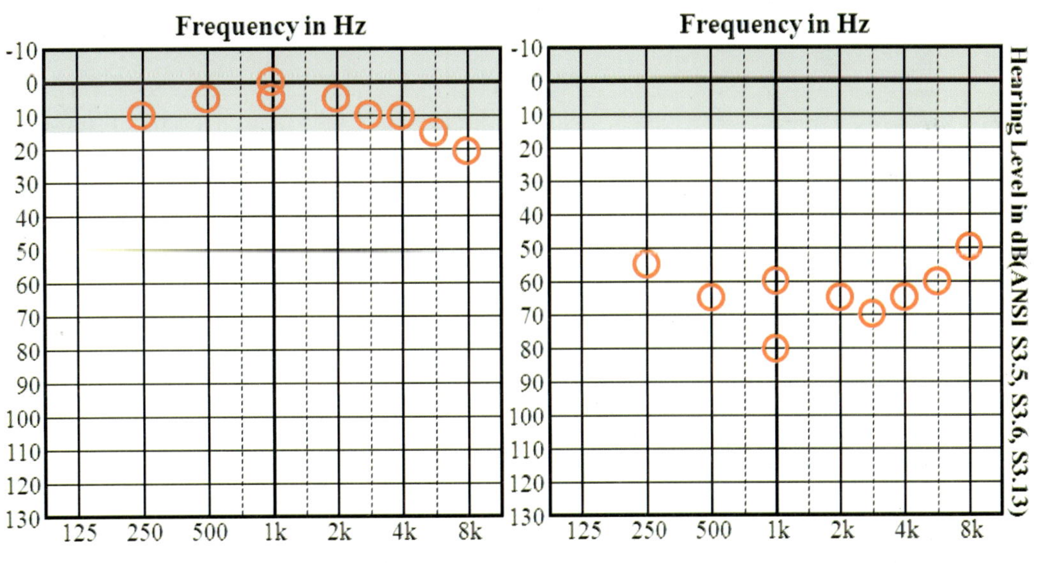

그림 12-3 반복 시행한 1,000 Hz 가청역치를 이용한 신뢰도 평가

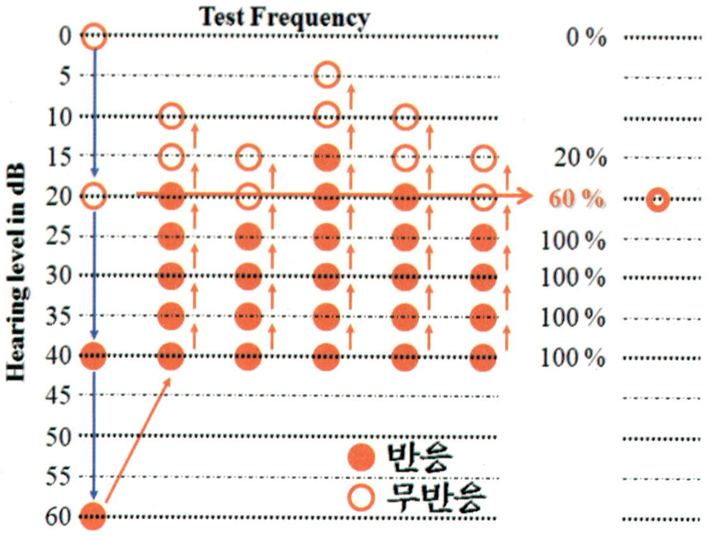

그림 12-4 하강법 음 강도 조절에서 가청역치 결정

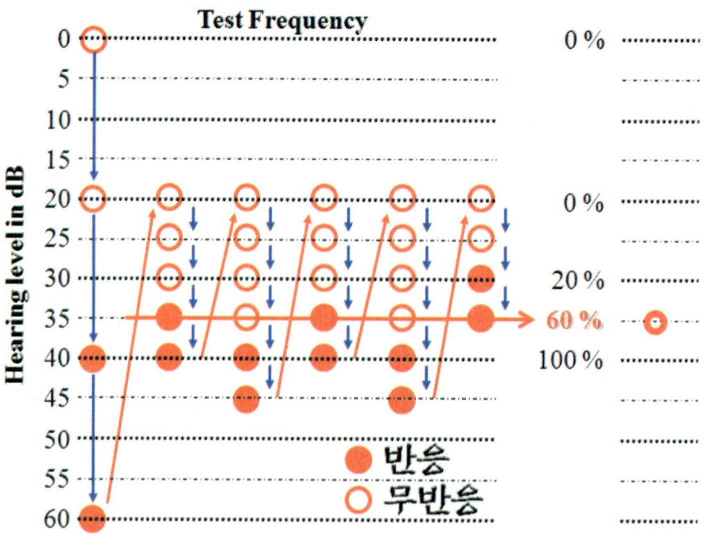

그림 12-5 상승법 음 강도 조절에서 가청역치 결정

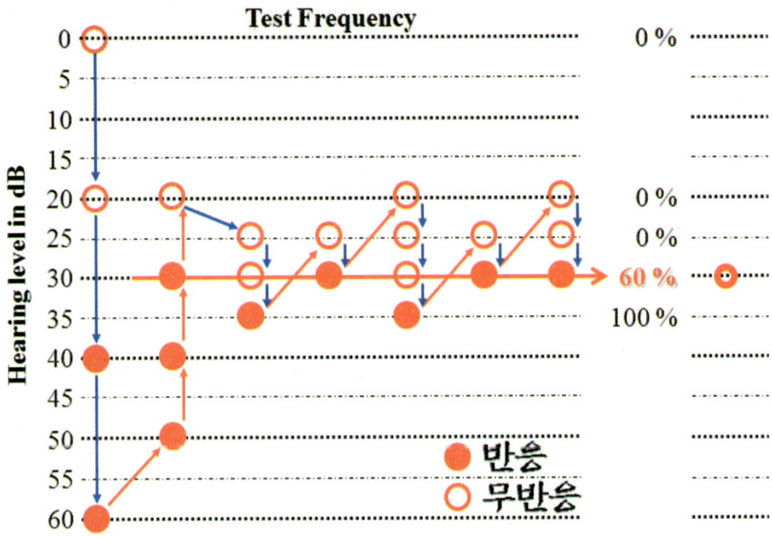

그림 12-6 혼합법 조절에서 가청역치 결정

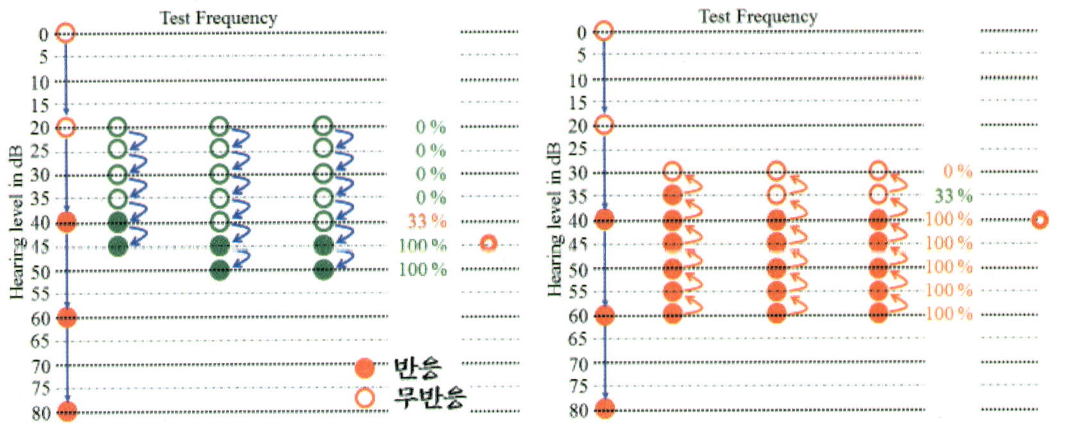

그림 12-7 상승법과 하강법 가청역치를 이용한 신뢰도 판정

Your Questions & Comments

12.2 골도검사

골전도는 두개골 진동을 내이로 전달하는 것을 말한다. 골전도 경로는 압축 골도(compressional bone conduction), 관성 골도(inertial bone conduction), 골고실 전도(osseotympanic bone conduction) 등이 있다.

압축 골도는 압축(compression)과 신장(expansion)을 반복하는 두개골의 진동이 전정계와 고실계 림프양의 차이에 의하여 기저막 움직임이 생기는 것을 말한다. 관성 골도는 두개골 진동이 고막과 난원창 그리고 골벽에 부착된 이소골의 관성 운동을 통해 내이로 전달되는 것이고, 골고실 전도는 외이도로 누설된 두개골 진동 에너지가 기도 전달 경로를 통해 내이로 전달되는 것을 말한다.

골도검사는 두개골 진동을 통해 내이에서의 감음 능력을 평가한다. 이를 통해 난청 성질(type of hearing loss)을 평가한다. 따라서 골도 수화기 착대가 무엇보다 중요하다. 골도 수화기는 외이도 입구 바로 뒤쪽 유양돌기 유돌첨에 댄다. 이때 골도 수화기는 이개에 닿거나 머리카락이 진동면과 두피 사이에 끼이지 않아야 하고, 검사를 진행하는 동안 진동면이 움직이지 않아야 한다. 유양동삭개술(mastoidectomy)이나 피부병변 등으로 유양돌기에 대기가 어려운 경우에는 전두부에 대기도 한다.

주파수 조절 순서는 기도검사와 반대로 잘 들리지 않는 쪽부터 검사하며, 1,000 Hz부터 시작하여 2,000 Hz, 3,000 Hz, 4,000 Hz의 순으로 고음역을 검사한 후, 다시 1,000 Hz부터 500 Hz, 250 Hz 순으로 저음역을 검사하고, 125 Hz, 6,000Hz, 8,000 Hz는 검사하지 않는다. 음 강도 조작은 기도와 같다. 그러나 최대 자극 강도는 장비마다 차이가 있고, 대략 60~75 dB HL 정도이다. 최대 자극 강도에서 반응을 보이지 않으면 골도청력은 없는 것으로 간주한다. 임상에서는 종종 골도가 최대 자극 강도 범위에서 반응을 보이거나 무반응이면서 기도가 이보다 20 dB 이상 나쁘게 나타나는 경우 혼합성 난청으로 오판하기도 한다. 이러한 경우는 기도와 골도의 차이에도 불구하고 감각신경성 난청으로 해석한다.

다만 이학적 검사상 중이 질환이 확인되고, 고막운동도가 'B' 또는 'C'형인 경우는 혼합성 난청으로 해석한다.

Your Questions & Comments

12.3 차폐

차폐의 정의

차폐(masking)는 혼잡한 곳에서 상대방의 이야기나 전화 소리를 듣기 어려운 것처럼, 듣고자 하는 소리가 다른 소리의 가면(mask or cover up)에 묻혀서 듣기 힘든 청각 현상을 말한다. 이러한 현상은 원하지 않는 소리가 듣기를 원하는 소리보다 수십 ms 정도 빠르게 나타나며, 수백 ms 정도 오랫동안 남는다.

진단청각학 분야에서 차폐는 두 귀 각각의 가청역치를 구하는 과정이나 잡음 환경에서 언어의 이해 능력을 평가할 때 사용한다. 가청역치를 구하는 과정에서는 두 귀의 청력에 차이가 있고, 청력손실이 큰 쪽의 귀를 검사할 때 활용한다. 이는 청력손실이 심한 귀에 들려주는 소리가 두개골의 진동 등을 통해 검사하지 않는 좋은 귀로 누설되는 음영청취로 인한 가청역치의 오판을 예방하기 위한 것이다. 음영청취를 차단하면 청력이 나쁜 쪽 귀 가청역치는 좋은 귀 가청능력에 영향을 받지 않고 구할 수 있다.

음영청취는 주로 외이도로 들려준 소리가 두개골을 타고 반대쪽 와우로 직접 전달되거나 외이 또는 중이로 누설되어 내이로 전달되어 듣게 되며, 헤드폰에서 누설된 소리가 공기 전달을 통해 반대쪽으로 전달된 소리를 듣기도 한다(**그림 12-8**). 소리를 반대쪽 귀로 듣기 위해서는 청력손실이 큰 쪽에 들려준 소리의 크기가 외이도 및 중이 벽을 시작으로 매질 저항이 서로 다른 피부 조직이나 뼈 등을 지나면서 생기는 손실보다 커야 한다. 이때 한 귀로 들려준 소리가 반대쪽 귀로 전달되는 과정에서 생긴 소리 에너지의 손실은 양이감쇄 또는 이간감약(interaural attenuation)이라 한다(**그림 12-9**). 따라서 가청역치를 구하는 과정에서 차폐는 두 귀의 가청역치가 각 주파수마다의 양이감쇄보다 큰 차이를 보일 때 시행하면 된다.

진단청각학 분야에서 등골근 반사 역치, 와우전기반응, 이음향방사 등은 가청역치를 구하기도 하지만 평가의 핵심은 말초청각기관의 상태를 평가하는

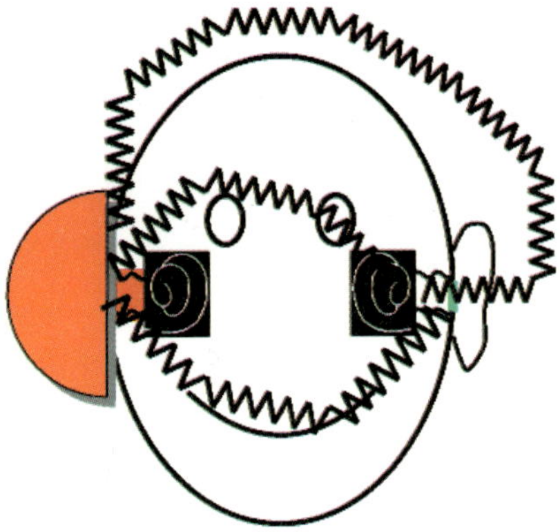

그림 12-8 음영청취 경로

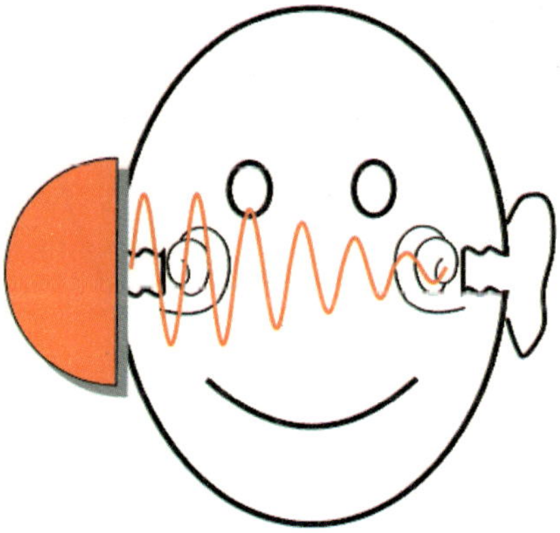

그림 12-9 이간감약(양이감쇄). 오른쪽으로 들려준 소리의 크기(정현파의 세로 높이, 진폭)는 피부 조직, 두개골 등을 지나면서 그 크기가 작아진다. 이간감약은 작아지는 정도를 말한다.

것이다. 이러한 검사에서는 차폐를 하지 않는다.

음영청취(shadow hearing, cross hearing, cross-over)는 검사하지 않는 반대쪽 귀로 소리가 누설되는 현상을 말한다. 이 경로는 두개골을 통해 반대쪽 내이로 직접 진행하거나(bone conduction) 반대쪽 외이 또는 중이로 빠져나와 내이로 진행하기도 하며(osseotympanic bone conduction), 헤드폰을 통해 바깥으로 빠져나와 공기 전달(air conduction)을 통해 반대 귀로 듣기도 한다(**그림 12-8**).

기도검사에서 양이감쇄는 예를 들어 오른쪽으로 들려준 소리가 왼쪽으로 진행하는 과정에서 인체 조직 및 뼈 등 서로 다른 매질을 지나면서 소리 크기가 작아지는 것을 말한다. 이것은 **그림 12-9**의 정현파 진폭이 오른쪽에서 크게 관찰되지만 왼쪽으로 이동하면서 작아지는 것을 통해 설명할 수 있다.

골도검사에서 양이감쇄는 나타나지 않는다. 만약 골도 수화기를 오른쪽에 대더라도 소리는 **그림 12-10**의 정현파 진폭처럼 그 크기가 변하지 않고 두 귀의 내이로 진행한다.

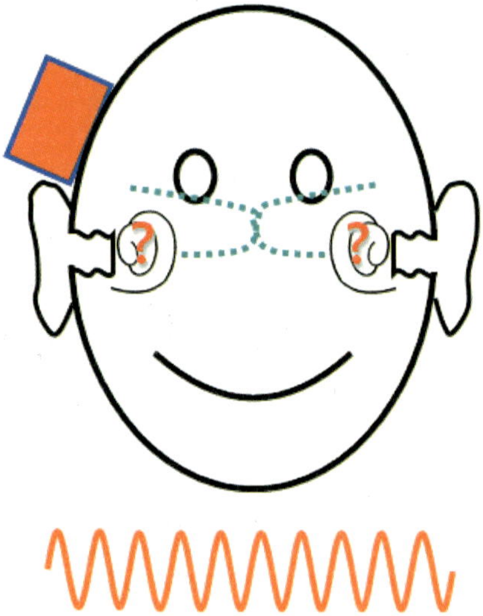

그림 12-10 골도전도의 이간감약. 골도전도는 이간감약이 나타나지 않아서 소리가 두 귀에 같은 크기로 전달된다.

Your Questions & Comments

기도 순음청력검사의 차폐

이미 설명한 것처럼 차폐는 두 귀 가청역치 차이가 양이감쇄보다 커서 청력손실이 큰 귀를 검사할 때 생기는 음영청취를 막기 위하여 시행한다. 또 양이감쇄는 청력손실이 큰 귀로 들려준 소리가 골전도 등을 통해 반대 귀로 전달되면서 생기는 음향의 손실이며, 손실된 정도를 dB로 표시한다. 감쇄 정도는 수화기 종류에 따라 달라진다.

헤드폰 기도 수화기의 양이감쇄 정도는 Liden 등(1959), Chaiklin(1967), Coles 등(1968), Berrerr(1973), Snyder(1973), Killion 등(1985), Sklare 등(1987)

표 12-1 헤드폰 기도 수화기의 양이감쇄

	주파수							
	250	500	1000	2000	3000	4000	6000	8000
1959, Liden 등	45~75	50~70	45~70	45~75		45~75		45~80
1967, Chaiklin	44~58	54~65	57~66	55~72	56~72	61~85	56~76	51~69
1968, Coles 등	50~80	45~80	40~80	45~75		50~85		
1973, Berrerr	48~54	52~61	57~66	62~64				
1973, Snyder	35~70	45~75	40~75	40~80		40~85		40~80
1985, Killion 등	45~65	52~65	52~65	50~68	50~68	52~74		
1987, Sklare 등	45~60	45~75	60~65	45~70	45~70	60~75	50~80	
Martin(rec.)	40	40	40	45		50		50

표 12-2 ER-3A(with foam) 삽입형 기도 수화기의 양이감쇄

	주파수							
	250	500	1000	2000	3000	4000	6000	8000
1962, Studebaker*		14	12	14.5		10.5		
1962, Konig*	28	25	24	18	22	28	17	
1983, Larson 등*	31	26	15	8		13		
1985, Killion 등	85~100	90~110	78~85	60~85	65~90	65~95		
1987, Sklare 등	75~100	85~105	75~90	55~90	50~80	60~85	65~95	
1990, Van Campen 등	85~90	85~90	80~85	65~80		75~85		75~80

* 삽입형 수화기의 양이감쇄가 헤드폰의 양이감쇄보다 높은 정도를 표시함

의 보고가 있었다. 이들의 보고에 의하면 서로 차이가 나타난다. 이 차이는 수화기의 종류가 다른 것이 그 주된 원인이다. 만약 기도 수화기를 표준화하면 연구자마다 양이감쇄의 차이가 없어진다. 현재는 Snyder(1973)와 Coles 등(1968)을 기본으로 한 Martin의 추천 값이 널리 통용되고 있다(**표 12-1**). 헤드폰을 사용하는 기도 순음청력검사에서 차폐를 하지 않고 구한 두 귀 가청역치 차이가 Martin이 추천한 양이감쇄보다 크면 좋은 귀에 잡음을 들려주면서 나쁜 귀의 가청역치를 추가로 검사해야 한다.

삽입형 수화기는 헤드폰처럼 머리띠로 두개골을 조이지 않으며, 수화기 진동면이 헤드폰보다 좁고 두개골에 직접 닿지 않는다. 또 도음관(sound tube)과 외이도 밀착형 귀꽂이(foam eartip)를 통해 외이도에 꽂고 사용한다. 따라서 삽입형 기도 수화기의 양이감쇄 정도는 헤드폰을 사용하였을 때보다 10~50 dB 정도씩 높아지며, 이 차이는 1 kHz를 기준으로 고음역보다 저음역에서 크다(**표 12-2**).

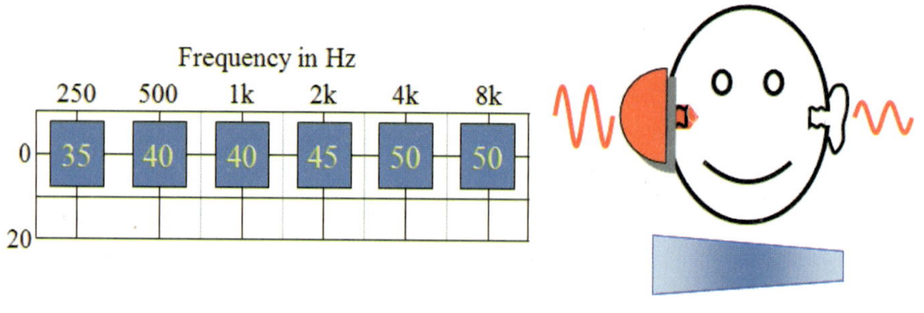

그림 12-11 헤드폰 기도 수화기의 양이감쇄

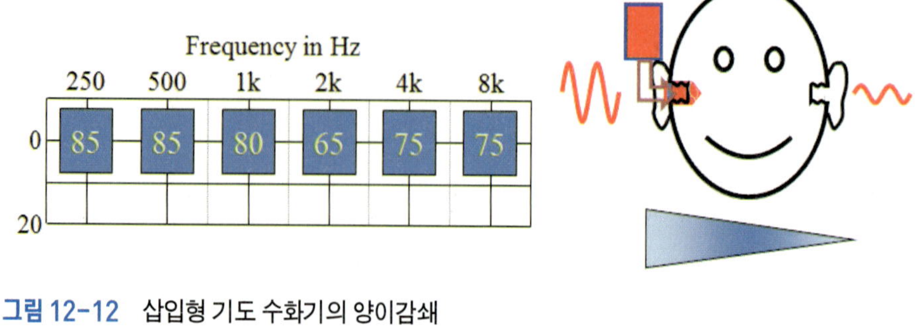

그림 12-12 삽입형 기도 수화기의 양이감쇄

음영청취는 주로 두개골 진동을 통해 반대 귀로 청취하면서 생긴다. 따라서 헤드폰 또는 삽입형 기도 수화기를 이용하여 구한 두 귀의 가청역치의 차이가 양이감쇄(이간감약)가 수화기별 차이보다 클 때 차폐를 시행해야 한다(**그림 12-13**). 아울러 한 귀 기도 가청역치와 반대 귀의 골도 가청역치의 차이가 양이감쇄보다 크게 나타난 경우에도 차폐검사를 반드시 시행해야 한다(**그림 12-14**). 이는 음영청취가 비록 기도로 자극한 소리일지라도 두개골의 진동을 통하는 골도에 의해 일어나기 때문이다.

Your Questions & Comments

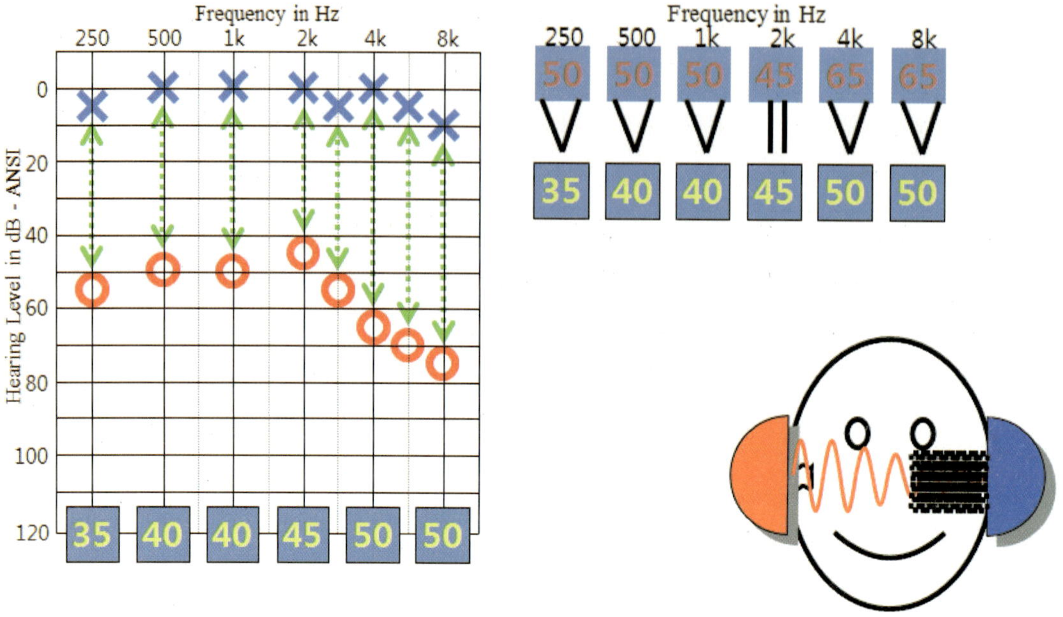

그림 12-13 두 귀 기도 가청역치를 고려한 기도 순음청력검사에서의 차폐

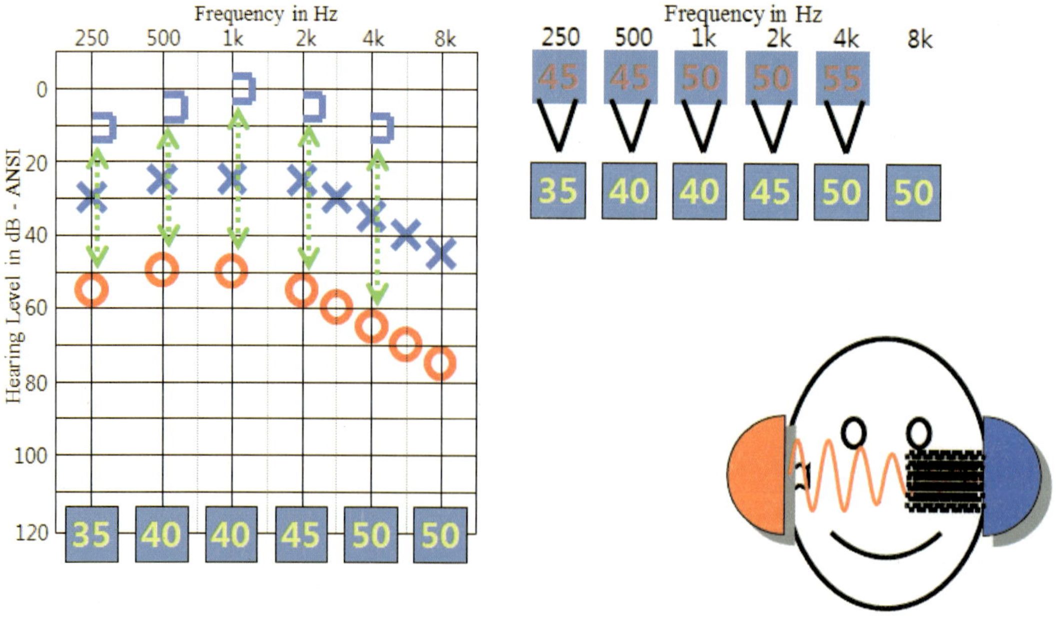

그림 12-14 검사 귀 기도와 반대 귀 골도 가청역치를 고려한 기도 순음청력검사에서의 차폐

골도 순음청력검사의 차폐

골도 순음청력검사 결과로 난청 원인을 밝히는 병변 부위 등에 관한 중요한 단서를 획득할 수 있다. 그러나 골도 양이감쇄는 0 dB로, 골도 수화기로 자극한 소리는 두 귀의 와우에 동시에 도달한다. 따라서 골도 순음청력검사에서 차폐는 반드시 시행해야 한다. 골도의 차폐는 잡음을 들려주기 위해 착대하는 헤드셋 수화기의 경우 외이도를 막는 데서 생기는 폐쇄효과(occlusion effect)를 꼭 기억해야 한다(**그림 6-4, 12-15**).

골도 수화기로 두개골을 진동시켜 전달한 음향신동은 두 귀의 내이(와우)로 동시에 도달한다. 이때 일부 음향진동은 외이도 및 중이강 벽을 통해 누설된다. 이렇게 누설된 에너지는 기도전도를 통해 내이로 진행하기도 하고, 외부로 빠져나가기도 한다.

차폐하지 않은 경우 두개골에서 외이도 및 중이강으로 빠져나온 소리는 고음역이 내이로 진행(high pass filter)하는 반면, 저음역 소리의 일부가 외부로 빠져나간다. 하지만 차폐를 위해 헤드폰 수화기를 착대하면 외이도를 막기 때문에 저음역 소리가 다시 기도를 통해 내이로 진행한다.

폐쇄효과는 이렇게 저음역 소리를 더 크게 듣게 되는데, 정상이나 감각신

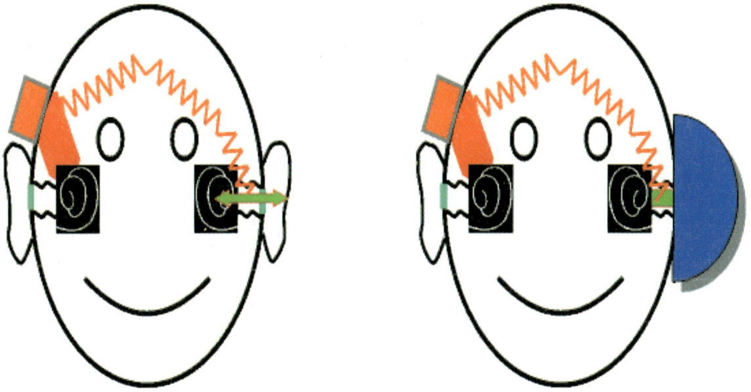

그림 12-15 폐쇄효과. 왼쪽은 외이도를 막지 않은 상태로 골도전도를 통해 누설된 소리 에너지가 외부로 빠져나간다. 오른쪽은 외이도가 막혀 외부로 빠져나가지 못한 소리 에너지가 내이로 진행한다.

표 12-3 폐쇄효과

	headphone, cushion	frequency 250	500	1000
1960, Huizing		13.0	15.0	8.0
1963, Elpern 등	TDH-39, firm rubber	28.0	20.0	9.0
1965, Goldstein 등	TDH-39, MX-41/AR	19.4	12.6	5.7
1966, Hodgson 등	TDH-49, MX-41/AR	22.0	19.0	7.0
1967, Dirk 등	TDH-39, MX-41/AR	23.7	19.3	7.5
1973, Berrett	TDH-39, MX-41/AR	19.0	17.7	9.0
1983, Berger 등	TDH-50, MX-41/AR	20.3	21.6	7.5
Recommanded		15.0	15.0	10.0

경성 난청의 경우 1 kHz 이하의 주파수에서만 나타나며 그 정도는 **표 12-3**과 같고, 고막이나 이소골 연쇄에 손상이 있는 전음성 난청에서는 일어나지 않거나 저음역 증강이 매우 작다. 따라서 차폐 골도검사에서 잡음 강도는 폐쇄효과에 의한 이득을 고려해야 한다(**표 12-3**).

원칙적으로 골도검사는 반드시 차폐해야 한다. 이는 두 귀 내이가 두개골에 묻혀 있고, 골도는 매질과 소리 전달 속도가 같은 두개골을 통해 두 귀 내이로 동시에 전해지기 때문이다. 그러나 이학적 검사나 중이 임피던스 청력검사

{(test ear AC HTL) — (non-test ear AC or BC HTL)} > IA

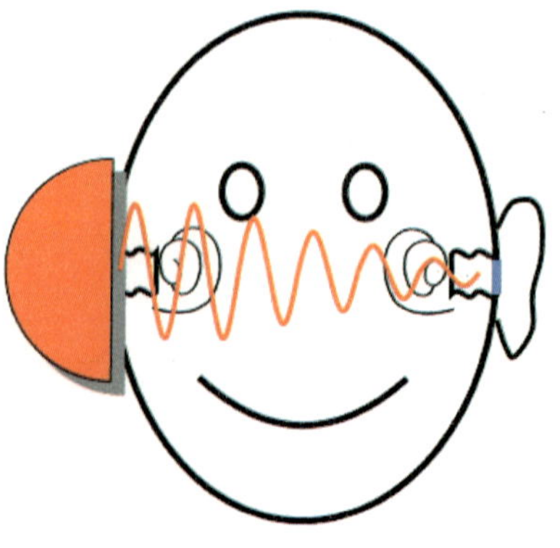

* HTL : 비차폐 가청역치, *IA : 양이감쇄

그림 12-16 두 귀의 가청역치 차이를 이용한 차폐 여부 결정

등에서 전음성 난청 요인이 발견되지 않고, 두 귀 기도 가청역치와 어느 한 귀로 시행한 비차폐 골도 가청역치가 같으면 나머지 귀와 차폐 골도검사는 시행하지 않는다. 이것은 이미 시행한 한쪽의 비차폐 골도가 각 주파수마다 최량 골도이지만 A-B gap이 없어서 두 귀 모두의 골도청력으로 인정하기 때문이다. 이때 순음청력도의 표시는 검사를 시행한 귀의 비차폐 골도 기호만을 사용하거나 최량 골도 기호인 '∧'을 사용한다. 만약 최량 골도 기호를 사용하는 경우 골도 수화기를 착대한 귀가 오른쪽이면 빨간색, 왼쪽이면 파란색으로 기록한다.

기도와 골도검사 차이는 10 dB 이내이면 없는 것으로 인정한다(Studebaker, 1967; ASHA, 1978; Martin, 1994). 만약 A-B gap이 이보다 크면 골도 순음청력검사는 반드시 차폐하여 재검사해야 한다. Studebaker(1967)는 10 dB이 너무 경직된 것이라 하여 15 dB까지 허용하였으며, 현재까지 통용되고 있다.

Your Questions & Comments

차폐잡음의 종류

잡음의 종류에는 톱니잡음(saw tooth noise, complex noise), 백색잡음(white noise, broad band noise, wide band noise, thermal noise), 어음잡음(speech noise), 협대역잡음(narrow band noise) 등이 있다. 청각학적 평가에서는 백색잡음, 어음잡음, 협대역잡음을 주로 사용한다.

톱니잡음은 기본음(fundamental frequency)부터 약 10,000 Hz까지의 배음(harmonics)관계인 순음을 모아 놓은 잡음을 말하며, 예를 들어 기본음이 60 Hz인 경우 120, 180, 240, 300, 360, 420, …의 배음이 10,000 Hz 이내 범위에서 분포한다. 톱니잡음은 기본음과 기본음 다음으로 이어지는 1~2개 정도의 배음만을 지나치게 강조하여 고음역 차폐효과가 낮고, 피검자가 잡음을 구급차의 경고음처럼 들을 수 있는(pulsing sensation or beat) 한계가 있다.

백색잡음은 약 10 Hz부터 10 kHz까지 1 Hz 간격의 소리가 거의 동일한 강도로 분포하고 있다. 그러나 수화기의 출력 한계에 의해 약 6,000 Hz 이상에서 출력이 급격하게 약해진다.

어음잡음은 백색잡음에 비하여 500 Hz 범위를 약 10 dB 가까이 강조하며, 1 kHz 이상에서는 음계마다 12 dB씩 낮아지도록(cut off, damping or rejection ratio) 여과한 잡음으로, 어음청력검사에서는 거의 대부분 어음잡음을 사용한다.

협대역잡음은 중심주파수를 검사주파수로 하고, 출력을 최대로 하여 인접한 음계 또는 중간 음계까지 소리를 일정한 비율로 감쇄시킨다. 이렇게 하면 특정 음계 주변의 잡음만 출력된다. 백색잡음에 비하여 차폐효과가 높아 순음청력검사에서는 대부분 협대역잡음을 사용한다.

Your Questions & Comments

적정 잡음 강도

차폐잡음의 적정 강도는 수식을 이용하기도 한다. 그러나 개인마다 양이감쇄 정도의 차이가 있고, 주파수마다 가청역치 차이가 다르므로 수식을 이용하기보다 직접 검사를 통해 찾는 것이 좋다.

잡음 강도를 찾는 방법은 잡음을 역치상 5 또는 10 dB 단위(5 dB SL 또는 10 dB SL)로 들려주면서 차폐 가청역치를 구하는데, 잡음의 강도를 올리더라도 가청역치가 변하지 않으면 그 범위의 잡음 강도가 적당하다고 판단한다. 이렇게 잡음의 강도를 달리하면서 적정 잡음 범위를 구하는 방법을 수평법(plateau method)이라 한다(**그림 12-17~12-20**).

만약 잡음 강도를 올리면서 가청역치를 확인하면 가청역치도 높아진다. 그러나 특정 잡음 강도에서부터는 잡음의 증강에도 불구하고 변화하지 않으며[가청역치의 수평(plateau)], 잡음 강도를 계속 올리면 역치가 다시 높아진다. 이 과정에서 잡음의 증강에도 불구하고 가청역치가 변화하지 않고 수평을 이루는 잡음 강도의 범위를 적정 차폐 범위(effective masking range)라 한다. 여기에서 수평을 보이기 시작한 가장 낮은 잡음의 강도를 최소 유효 차폐 강도(minimum effective masking level), 가청역치가 다시 높아지는 잡음 강도를 최대 차폐 강도(maximum effective masking level)라 한다. 이렇게 적정 잡음 강도를 찾는 과

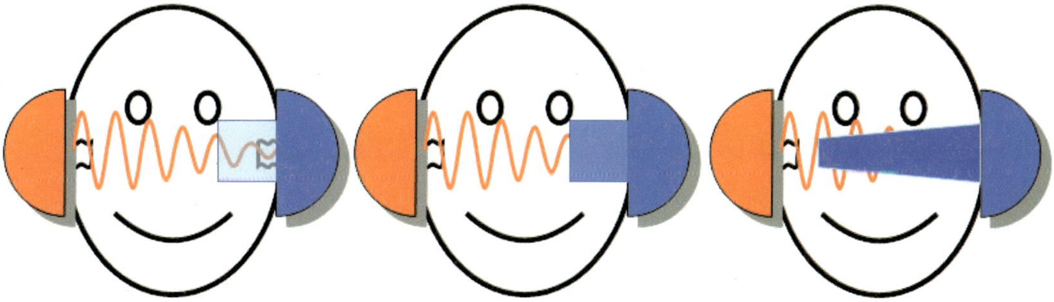

그림 12-17 차폐잡음의 적정 강도. 왼쪽 그림은 잡음 강도가 충분하지 않아 검사 신호음이 반대 귀로 전달되는 것을 나타낸 것이다. 가운데는 잡음 강도가 지나치게 낮지도, 그렇다고 높지도 않아서 효과적으로 차폐가 진행되는 것을 설명하는 그림이다. 오른쪽 그림은 잡음 강도가 지나치게 높아 검사 귀에 영향을 주는 것을 보여 준다.

정을 차폐 수평법(plateau method)이라 한다(**그림 12-18**). 차폐 수평법에서 최소 차폐 강도에 이르지 않은 잡음 강도 범위는 과소 차폐(undermasking)라 하고, 과소 차폐 강도는 10 dB SL 정도까지 낮아지기도 하지만 30 dB SL 정도로 보는 견해가 일반적이다(**그림 12-20**).

그림 12-18의 경우 1,000 Hz에서 차폐하지 않은 기도 가청역치가 좌측 0 dB HL, 우측 55 dB HL로 두 귀 사이의 가청역치가 양이감쇄 정도보다 크므로 차폐가 필요하다. 좌측에 잡음을 15 dB HL부터 25, 35, 45, 55, 65, 75, 85, 95 dB HL(그림에서 검은색으로 기록한 숫자)로 10 dB씩 올리면서 차폐 가청역치를

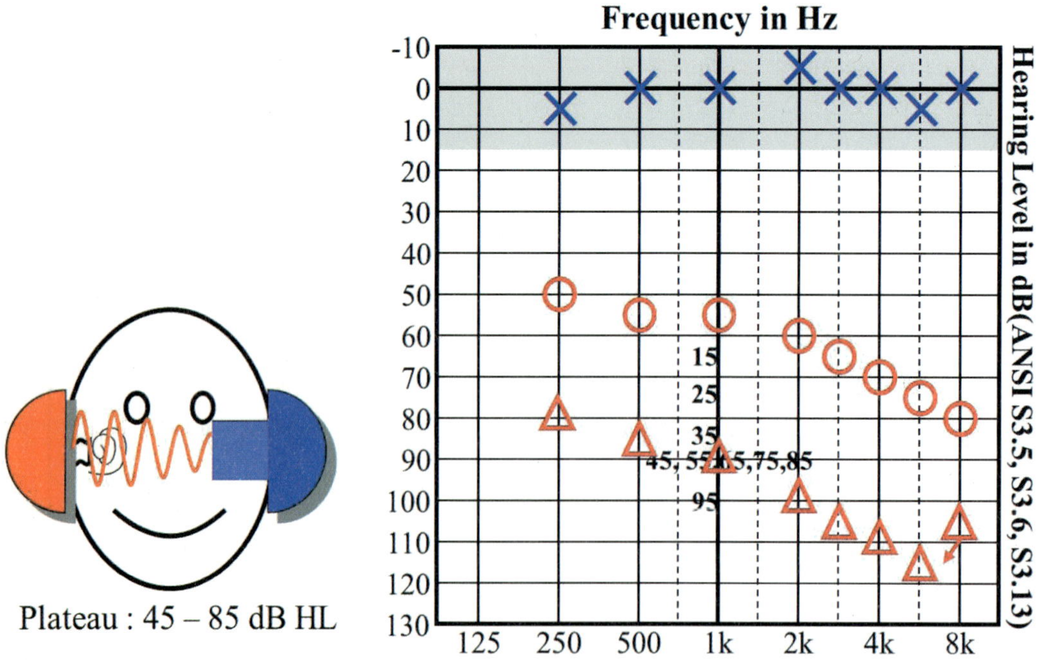

그림 12-18 두 귀 기도 가청역치가 같은 주파수에서 양이감쇄보다 큰 경우의 차폐. 기도 가청역치는 모든 검사주파수에서 정상 범위에 있고, 우측은 차폐하지 않은 상태에서도 3 PTAs가 56.7 dB HL 정도이다. 우측 비차폐 기도 가청역치는 좌측에 비하여 최소 45 dB 이상의 차이를 보여 양이감쇄보다 크다. 우측의 정확한 가청역치는 좌측에 잡음을 주어 구할 필요가 있으며, 이를 위해 좌측에 15부터 95 dB HL까지 10 dB 단위로 잡음을 올리면서 가청역치를 구했다. 잡음 강도 15, 25, 35 dB HL에서 차폐 가청역치는 65, 75, 85 dB HL로 상승하였으나 45부터 85 dB HL 범위에서는 차폐 가청역치가 90 dB HL로 변하지 않았다. 다시 95 dB HL의 잡음에서 차폐 가청역치가 100 dB HL로 변하는 것을 볼 수 있다. 따라서 잡음 강도를 바꾸어도 차폐 가청역치가 변하지 않는 구간을 적정 차폐 잡음 강도 범위(수평, plateau)로 볼 수 있고, 이 피검자의 실제 가청역치는 수평이 나타난 90 dB HL이 된다.

구했다. 여기서 잡음 강도 45부터 85 dB HL 범위에서는 차폐 가청역치가 90 dB HL로 변하지 않는 것을 볼 수 있다. 이렇게 잡음 강도를 바꾸더라도 차폐 가청역치가 일정하게 나타나는 구간을 적정 차폐잡음 강도 범위라 하며, 이 구간에서 나타나는 차폐 가청역치가 해당 피검자의 실제 가청역치가 된다(**그림 12-18 ~12-20**).

순음청력검사는 1,000 Hz를 포함하여 6 또는 8개 주파수를 검사한다. 따라서 이들 각각의 주파수마다 두 귀 청력에서 차이가 나면 잡음을 주고 차폐 가청역치

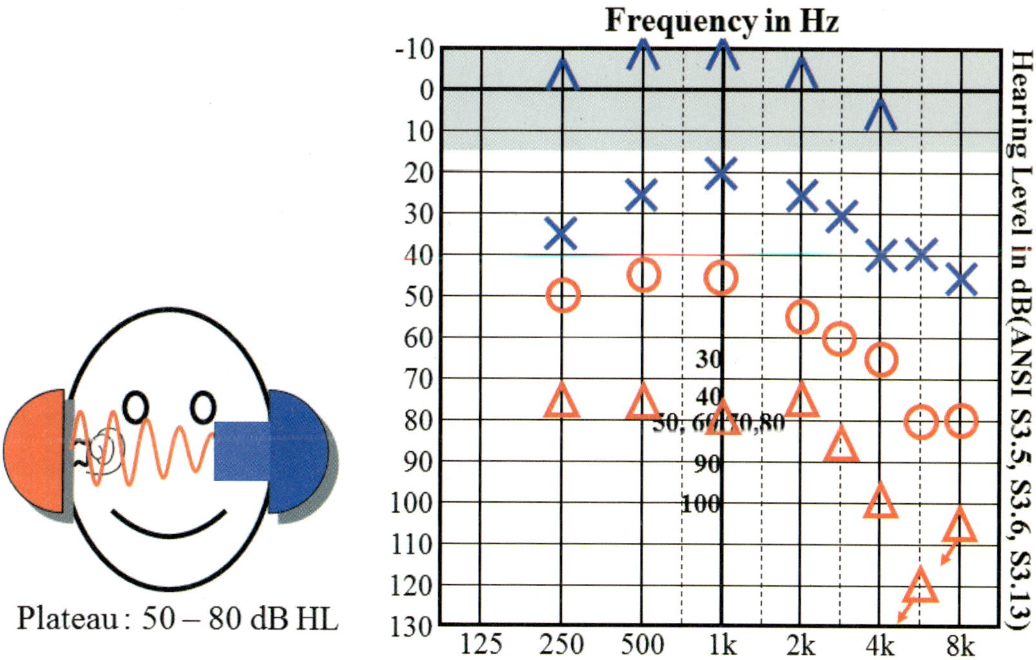

그림 12-19 두 귀 기도 비차폐 가청역치는 1,000 Hz인 경우 좌측 20 dB HL, 우측 45 dB HL로 그 차이가 25 dB 양이감쇄보다 작다. 음영청취가 골도전도를 통해 반대쪽에서 듣는 청각 현상이라는 점을 기억할 필요가 있다. 이 예제는 우측 비차폐 기도 가청역치를 좌측 골도청력과 비교해야 한다. 이럴 경우 두 귀의 차이는 1,000 Hz에서 50 dB로 양이감쇄보다 크므로 차폐 가청역치를 당연히 구해야 한다. 차폐잡음은 좌측 기도 가청역치를 고려하여 30부터 100 dB HL까지 10 dB 단위로 달리하면서 가청역치를 확인하였다. 잡음 강도 30과 40 dB HL에서 차폐 가청역치는 65, 75 dB HL로 달라졌고, 잡음 강도 50부터 80 dB HL 사이에서는 차폐 가청역치가 80 dB HL로 변하지 않았으며, 잡음 강도 90과 100 dB HL에서는 차폐 가청역치도 90과 100 dB HL로 변했다. 따라서 차폐 가청역치가 변하지 않는 잡음 강도 구간인 50부터 80 dB HL을 적정 차폐 잡음 강도 범위(plateau)로 볼 수 있고, 이 피검자의 실제 가청역치는 수평이 나타난 80 dB HL이 된다.

역치를 구해야 한다. 이때 차폐 가청역치는 주파수마다 따로 구한다. 그러나 두 귀 주파수 간 가청역치 변화가 작은 수평형인 경우 1,000 Hz에서 구한 적정 차폐잡음 범위(수평)의 중간 또는 $\frac{2}{3}$에 해당하는 잡음 강도를 주고 나머지 주파수 차폐 가청역치를 구하기도 한다.

감각성(미로성) 난청의 특징 중 하나는 누가 현상(recruitment phenomenon)이다. 누가 현상은 가청범위(dynamic range)가 좋아서 미세한 소리의 크기 변화를 비정상적으로 크게 느낀다. 따라서 잡음의 강도는 10 dB SL씩 올리는 것보다 5 dB SL씩 올리는 것이 좋다. 때로 가청범위가 지나치게 좁으면 수평법을 적용하지 않고, 피검자의 쾌적역치 강도로 잡음을 주기도 한다.

일반적으로 적정한 잡음 강도 범위에서 검사가 올바르게 시행되었다면 차폐 후 가청역치는 약 35～50 dB 정도 상승한다. 수평법에서 잡음 강도의 수평이 나타난 후 다시 가청역치가 커지는 범위를 과대 차폐(over masking)라 한다.

감각신경성 난청에서 피검자의 실제 가청역치에 해당하는 차폐 가청역치를 구할 수 있는 잡음의 수평 범위는 30 dB 또는 그 이상도 나타난다. 하지만 가끔씩 이보다 좁게 나타나기도 하는데, 이러한 현상은 central masking이 그 원인이다. central masking은 소리를 들려준 반대쪽 귀로 전달되는 경로가 일반적인 음영청취 경로인 두개골 진동과 골고실 전도를 이용하지 않는다. central masking 경로는 뇌간영역 상올리브복합체에 도달한 구심성 흥분이 관여하며, 와우핵에서 상올리브복합체로 연결되는 청각교차와 관련된다. central masking은 최대 유효 차폐 강도 범위에서 나타나며, 역치 상승은 잡음 강도 변화에 의한 역치 상승보다 작다(**그림 12-20**).

차폐 후 가청역치가 수평을 보이는 적정 잡음 강도 범위(수평 범위)는 약 30～40 dB 정도이다. 그러나 A-B gap이 있는 전음성 난청에서는 간혹 적정 차폐 범위가 나타나지 않기도 하며, 이를 차폐 딜레마(masking dilemma)라 한다(**그림 12-21**).

차폐 딜레마는 기도와 골도의 가청역치 차이(air-bone gab, A-B gap)가 클수록 자주 나타난다. 만약 A-B gap이 없는 감각신경성 난청인 경우 수평 범위는 30～40 dB 또는 그 이상이다. 그러나 A-B gap이 10, 20, 30, 40 dB씩 각각 커진

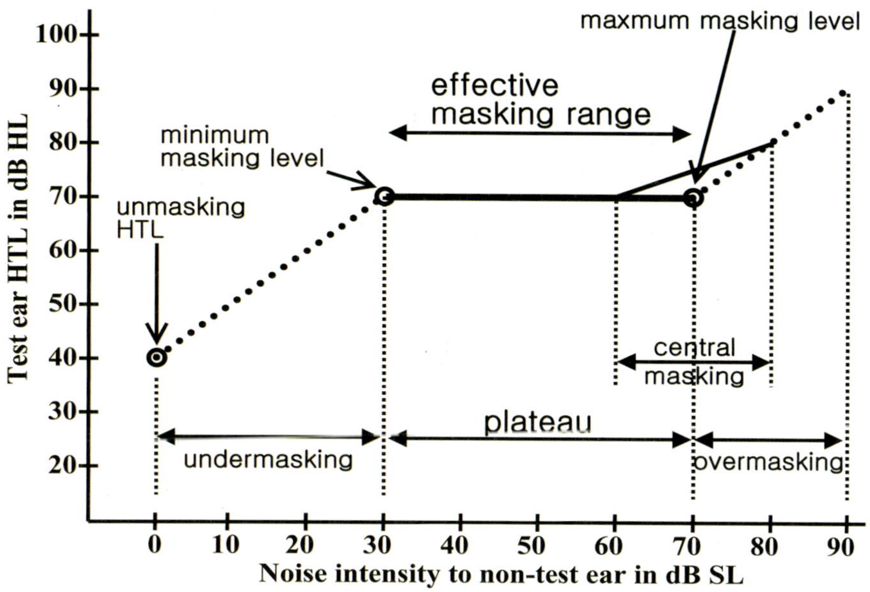

그림 12-20 차폐 수평법에서 잡음 강도 변화에 따른 가청역치 변화

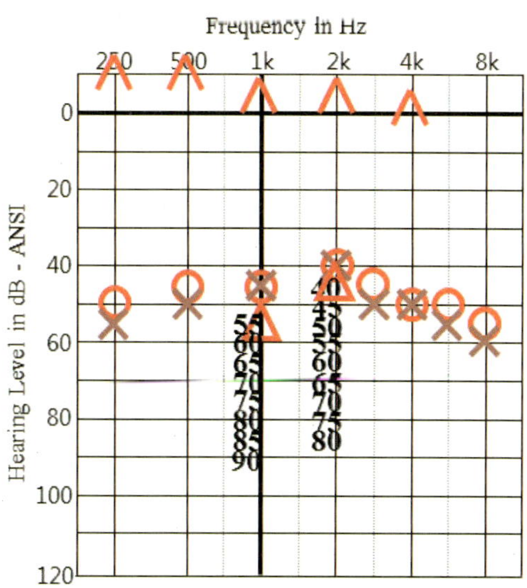

how
1 ㎑, Rt
Min ML : 55 or 50
Max ML : 35
masked BC at 55dB HL
other frequencies
Min ML(flat)

그림 12-21 차폐 딜레마

다고 가정하면 차폐 수평 범위는 반대로 30, 20, 10 dB로 그 폭이 줄다가 0 dB로 수평이 사라진다.

순음청력검사에서 차폐 딜레마가 나타나면 청력도에 **그림 12-21**과 같은 방법으로 기록하거나 비고란에 차폐 딜레마가 있었음을 표시해야 한다. 삽입형 수화기는 양이감쇄가 커서 차폐 딜레마를 피할 수 있다.

차폐에 소요되는 시간을 단축하기 위하여 최소 차폐 강도와 적정 차폐 강도를 청력을 통해 구하기도 한다. 차폐 잡음 강도는 아래와 같은 공식으로 구하기도 한다.

기도검사는

최소 차폐잡음 강도=(검이 기도 최소 가청역치)−(양이감쇄)+(비검이기 · 골도 차)

최대 차폐잡음 강도=(검이 골도 최소 가청역치)+(양이감쇄)

적정 차폐잡음 강도=[(최소 차폐잡음 강도)+15]~[(최대 차폐잡음 강도)−15]

골도검사는

최소 차폐잡음 강도=(검이 골도 최소 가청역치)+(폐쇄효과) 또는 (비검이기 · 골도 차)

최대 차폐잡음 강도=(검이 골도 최소 가청역치)+(양이감쇄)

적정 차폐잡음 강도=[(최소 차폐잡음 강도)+15]~[(최대 차폐잡음 강도)−15]

Your Questions & Comments

12.4 순음청력도 결과의 해석

청력손실은 주파수별 가청역치가 정상치를 벗어나는 것을 말하며, 그 정도(degree of hearing loss)는 가청역치의 평균(순음 청력손실 평균, pure tone averages, PTAs)을 구하여 표현한다. 순음 청력손실 평균은 모든 주파수의 가청역치를 반영하거나 어음역 또는 특정 음역에 비중을 두어 구하는 방법이 있으며, 소음 등에 의한 난청 정도를 표현하는 경우를 제외하고는 어음역 주파수의 가청역치 평균을 이용한다.

$$3\text{분법} = \frac{(500\text{ Hz}+1\text{ kHz}+2\text{ kHz})}{3}$$

$$4\text{분법} = \frac{(500\text{ Hz}+2(1\text{ kHz})+2\text{ kHz})}{4}$$

$$6\text{분법} = \frac{[500\text{ Hz}+2(1\text{ kHz})+2(2\text{ kHz})+3\text{ 또는 }4\text{ kHz}]}{6}$$

* 분자의 각 주파수는 해당 주파수의 가청역치를 나타낸다.

청력손실 정도는 위의 수식으로 구한 순음 청력손실 평균을 기준으로 정상, 미세, 경도, 중등도, 중등고도, 고도, 농 등으로 분류한다(**표 12-3**, **그림 6-2**).

정상 청력 범위는 언어를 습득하고 특별히 청각적 요구가 강한 성인이 아니라면 25 dB HL까지로 본다. 그러나 언어 습득 및 학령기 아동의 경우 잡음 속에서 선택적 청각변별 능력이 발달기에 있어서 15 dB HL까지를 정상 범위로 본다(**그림 12-22**).

어음역의 순음 청력손실 평균은 음계 간 역치 차이가 20 dB 이내로 심하지 않은 말초성 청력손실인 경우 어음청취역치(speech reception threshold, SRT)와 10 dB 이상의 차이를 보이지 않는다.

순음청력도는 기도와 골도 가청역치 차이를 고려하여 전음성, 감각신경성, 혼합성 난청 등 청력손실의 유형(난청 성질, type of hearing loss)이 결정된

표 12-3 청력장애 정도

dB HL	장애 정도 표현
15 이하	정상 범위 * 언어 발달 및 학령기 아동
16~25	미세 난청(slight hearing loss) * 언어 발달 및 학령기 아동
25 이하	정상 범위 * 언어 발달 성인
26~40	경도 난청(mild hearing loss)
41~55	중등도 난청(moderate hearing loss)
56~70	중등고도 난청(moderate severe hearing loss)
71~90	고도 난청(severe hearing loss)
90 이상	농(profound hearing loss, deafness)

* 일반적으로 500 Hz, 1 kHz, 2 kHz의 가청역치를 이용한 3분법 또는 4분법 순음 청력손실 평균(dB HL)

다. 전음성 난청은 모든 검사주파수에서 골도청력은 정상이나 기도청력이 정상 범위를 벗어난 경우를 말한다(**그림 12-23**). 감각신경성 난청은 기도와 골도 청력이 모두 같은 정도의 손실이 있는 경우를 말한다(**그림 12-25**). 혼합성 난청은 기도나 골도 모두 손실이 있으나 골도보다 기도청력의 손실이 큰 경우이다(**그림 12-24**). 이 외에도 청신경 이후 중추신경계에 장애에 의한 중추성 난청(central hearing loss), 기질적 장애 없이 청력장애가 나타나는 비기질적 난청(nonorganic hearing loss)이 있으나, 이와 같은 난청의 일부는 순음청력검사만으로 판단하기 어려운 경우가 많다(**그림 12-26~12-28**).

청력손실 양상(pattern of hearing loss)은 기도청력의 주파수별 가청역치에 의해 결정된다. 여기에는 모든 주파수의 가청역치가 20 dB 이내로 비슷하면 수평형(flat pattern), 고음역으로 갈수록 청력이 점차로 좋아지면 상승형(ascending pattern), 고음역으로 갈수록 청력이 점차로 나빠지면 하강형(descending pattern), 고음역으로 갈수록 음계마다 20 dB 이상씩 나빠지면 급하강형(ski slop pattern), 특정 주파수에서 20 dB 이상 급격히 낮아졌다가 다시 회복되는 dip pattern과 중간 음역에서 청력손실이 심해진 접시형(saucer-shaped pattern)

등이 있다.

전음성 난청은 대부분 상승형을 보이며, 감각신경성 난청은 하강형, 혼합성 난청의 경우 수평형, 하강형을 많이 보인다. 소음성 난청이나 이독성 난청의 경우 3~6 kHz의 주파수 중 어느 한 주파수의 청력역치가 떨어지는 dip형을 주로 나타내며, 내이장애로 인한 메니에르병은 감각신경성 난청이지만 특징적으로 상승형을 보인다.

Your Questions & Comments

정상 청력은 모든 주파수의 기도와 골도의 가청역치가 정상 범위에 있는 경우를 말한다. 정상 범위는 학령기 이전 아동의 경우 15 dB HL까지, 성인의 경우 25 dB HL까지로 본다. 기도 가청역치가 정상 범위에 있을 경우 골도검사를 생략하기도 한다. 그러나 중이염 치료 중이거나 고막운동도에서 중이 이상을 의심할 수 있는 유·소아인 경우에는 가청역치가 정상 범위에 있더라도 골도검사를 시행해야 한다.

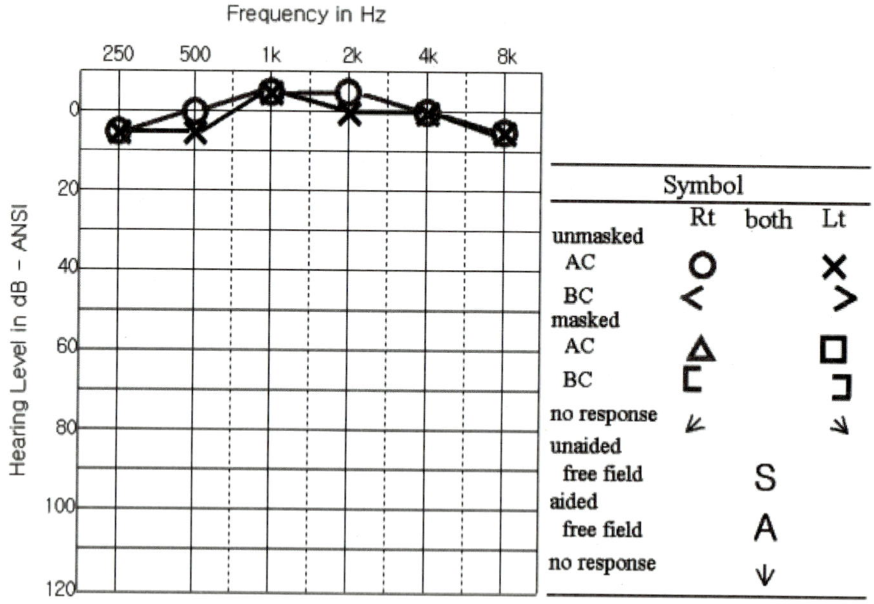

그림 12-22 양측 정상 순음청력도

Your Questions & Comments

편측에 국한한 전음성 난청은 기도 가청역치가 정상 범위인 귀의 골도는 생략하기도 하고, 차폐를 하지 않고 검사하면서 청취 방향을 확인(weber test)하기도 한다. 편측성 난청의 경우 특별히 검사에 어려움이 없다. 종종 난청이 있는 귀가 전혀 들리지 않는다고 생각하는 피검자들이 정확하게 반응하지 않는 경우가 있다. 이 경우 방법을 차분히 설명하면 곧바로 정확한 결과를 얻을 수 있다. 또 고음역에 국한한 전음성 난청은 헤드폰 수화기 착대 오류에 의한 외이도 폐쇄(붕괴)가 원인일 수 있다.

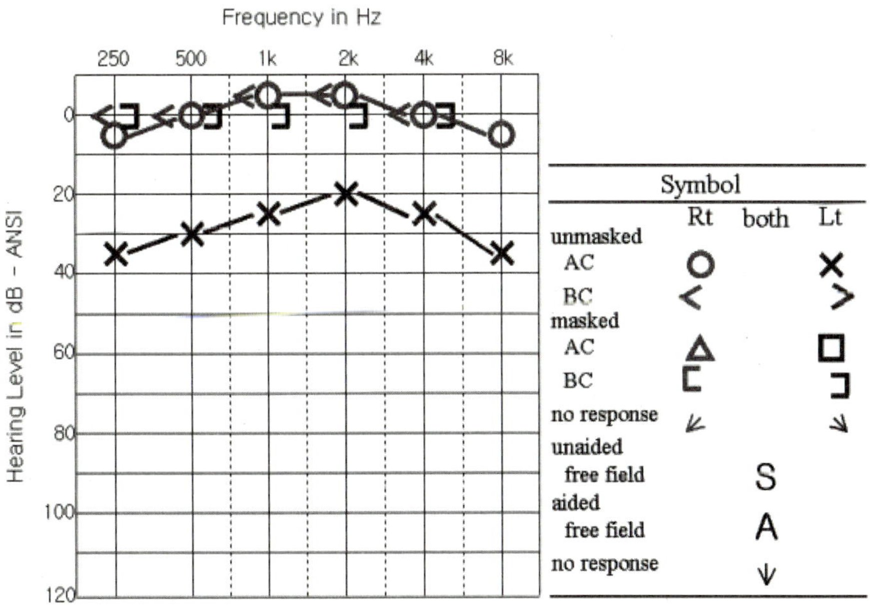

그림 12-23 우측 정상, 좌측 전음성 난청 순음청력도

Your Questions & Comments

양측성 전음성 난청은 무엇보다 차폐 딜레마 존재 여부와 이에 따른 정확한 차폐 가청역치를 구하는 것이 중요하다. 일반적인 검사 순서인 '좋은 귀 기도', '나쁜 귀 기도'를 먼저 검사한다. 이후 '비차폐 골도(최량 골도)'를 구하고 두 귀의 차폐 기도 가청역치를 구한다. 마지막으로, 두 귀의 차폐 골도 가청역치를 구한다. 차폐검사에서 잡음은 헤드폰 수화기보다 삽입형 수화기 사용이 유리하며, 잡음 강도는 **그림 12-18, 12-19, 12-21**과 같이 표시하는 것이 좋다.

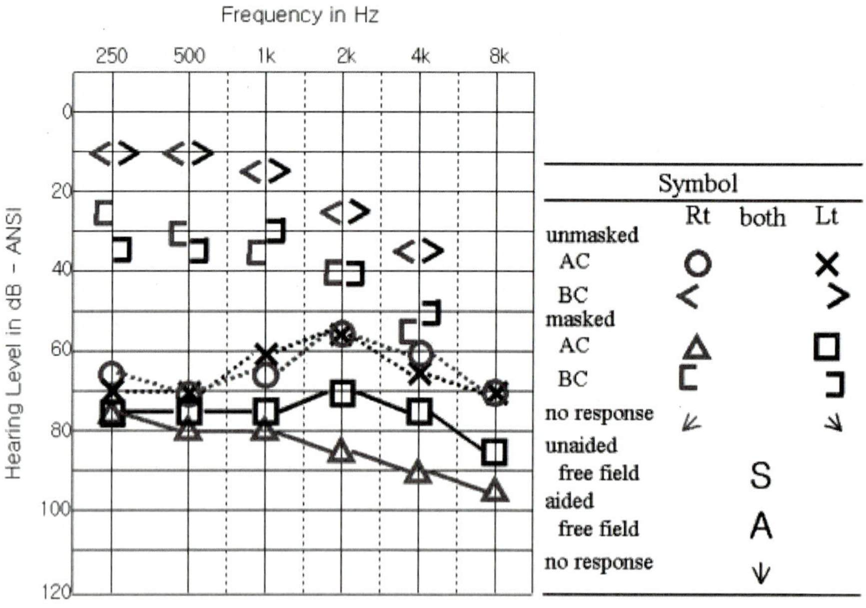

그림 12-24 양측 혼합성 난청 순음청력도

Your Questions & Comments

감각신경성 난청은 주파수마다 가청역치가 같은 대칭성인 경우 골도검사는 두 귀 중 한 귀의 비차폐 유양 골도(최량 골도)만 시행해도 된다. 그러나 편측 또는 주파수마다 가청역치가 다른 비대칭성인 경우 두 귀 각각에 대한 골도검사가 필요하다. 이때 좋은 귀 골도검사는 차폐하지 않고, 검사 과정에서 청취 방향을 확인하여(weber test) 기록하면 결과 해석에 유용하다.

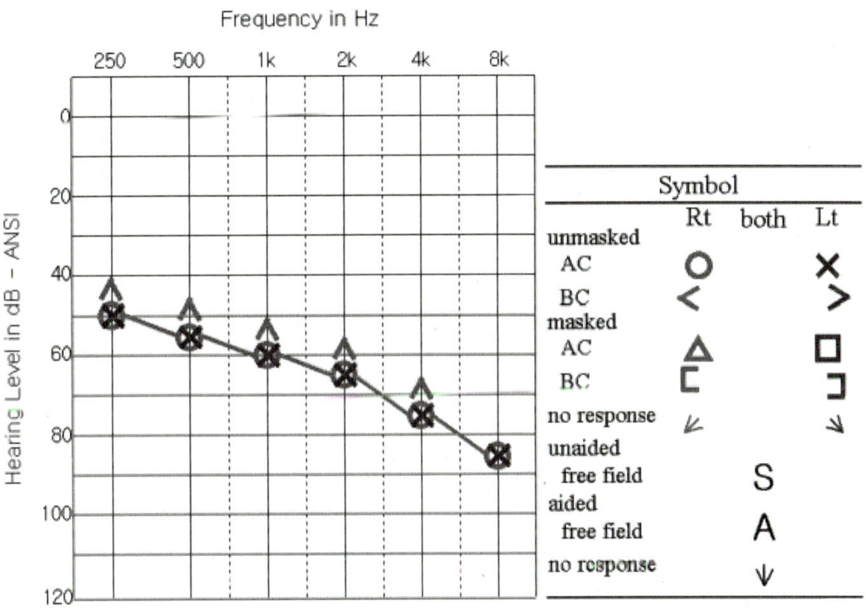

그림 12-25 양측 감각신경성 난청 순음청력도

Your Questions & Comments

순음청력검사는 사기 난청이 의심되면 음 강도와 주파수 조절을 다양하게 시도하는 것이 좋다. 이러한 변화에 따른 피검자의 반응도 모두 기록해야 한다. 순음청력도를 통해 사기 난청의 가능성을 예측할 수 있는 방법으로는 상승법과 하강법의 반응 역치 비교(**그림 12-26, 12-27**), 기도와 골도 가청역치의 비교(**그림 12-27, 12-28**), 2회 시행하는 1,000 Hz의 가청역치 오차 유무, 검사 · 재검사 일관성 등이 있다.

상승법과 하강법의 반응 역치는 같거나 하강법에 의한 반응 역치가 5 dB 정도 좋게 나타날 수 있다.

기도와 골도 가청역치는 같거나 전음성 또는 혼합성 난청일 경우 골도 가청역치가 좋다. 그러나 어떤 경우라도 골도 가청역치가 나쁘게 나타나지 않는다. 매우 드물게 나타나는 와우전음성 난청(전정구형낭청력, cochlear conductive hearing loss)을 제외하면 중이 질환이 없을 경우 A-B gap이 나타나지 않는다. 와우전음성 난청은 내이기형(전정도수관 확장)을 동반한다.

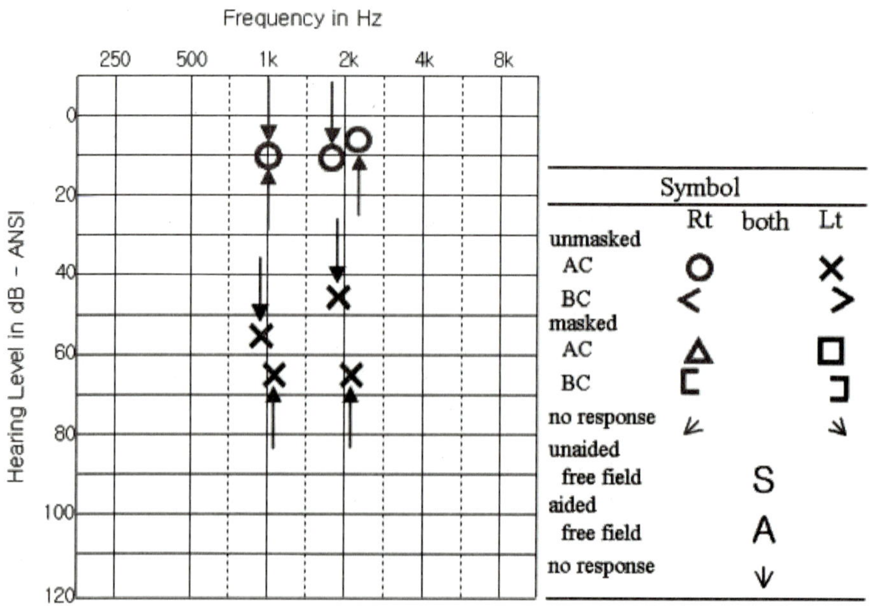

그림 12-26 좌측 위난청(사기 난청)을 보이는 순음청력도

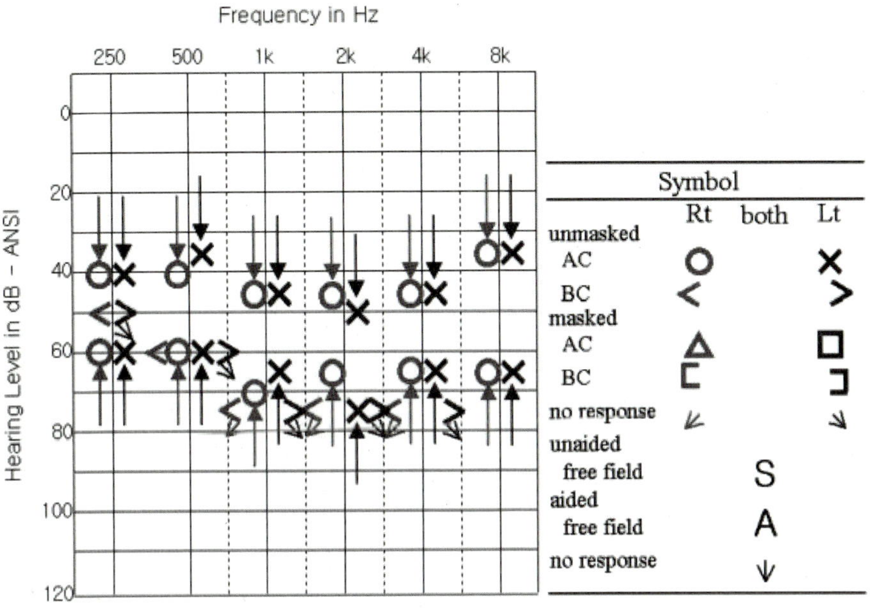

그림 12-27 양측 위난청(사기 난청)을 보이는 순음청력도

Your Questions & Comments

순음청력검사의 1,000 Hz 가청역치는 2회를 반드시 구한다. 그러나 순음청력도에는 한 번만 기록되어 있다. 이것은 2회 반복하여 구한 반응 역치가 같다는 것을 의미한다. 그러나 1,000 Hz 반응 역치가 2개 표시되어 있고, 이 두 역치가 10 dB 이상 차이를 보인다면 신뢰도가 낮다는 것을 의미한다.

검사·재검사 일관성은 순음청력검사를 3~7일의 간격을 두고 2회 이상 반복한 결과가 일치하는가를 말한다. 일관성이 있다는 것은 반복 시행한 가청역치가 주파수마다 5 dB 이내로 일치한다는 것을 의미한다.

앞에서 논의한 것처럼 기도와 골도 가청역치는 같거나 골도가 기도보다 좋다. 만약 두 가청역치가 같으면 감각신경성 난청이라는 것을, 골도가 기도보다 좋으면 전음성 난청 또는 혼합성 난청이라는 것을 의미한다.

이와 달리 골도 가청역치가 기도보다 나쁘게 관찰되면 장비 보정 불량을 의심하는 것이 좋고, 장비 출력에 이상이 없다면 피검자의 반응에 잘못이 있을 가능성이 크다. 이러한 결과가 나타나면 biologic check로 장비 상태를 확인하

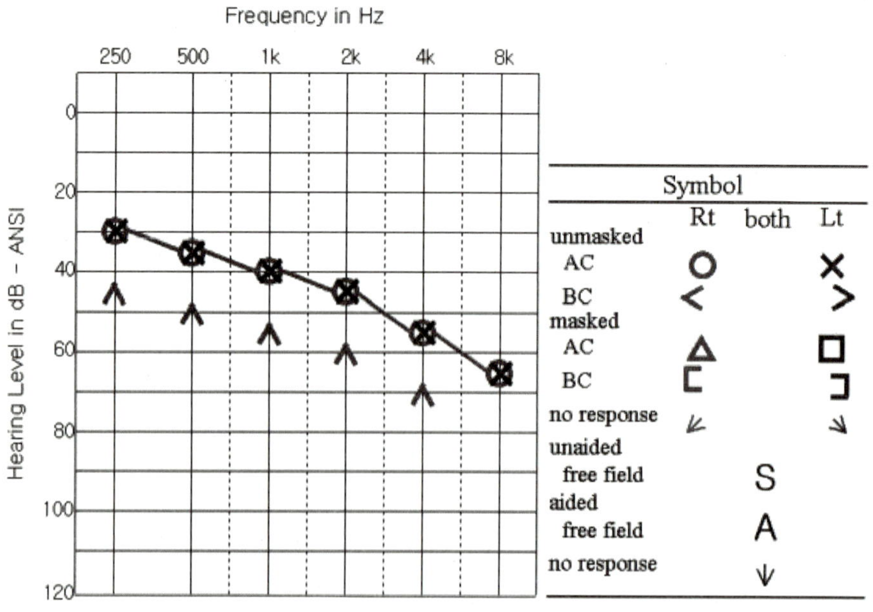

그림 12-28 양측 위난청(사기 난청), 장비 보정 불량 또는 적절하지 않은 검사 진행 등으로 나타날 수 있는 순음청력도

거나 피검자에게 검사 방법을 다시 설명해야 한다. 이러한 절차를 확인하였음에도 골도 반응 역치가 나쁘다면 피검자의 평가 동기 등을 확인하고 3~7일 후 추적 재검사를 하는 것이 좋다.

Your Questions & Comments

CHAPTER 13

어음청력검사

어음청력검사(speech audiometry)는 일상에서 흔히 사용되는 낱말이나 문장 등을 이용하여 언어에 대한 청취 능력과 이해의 정도를 파악하는 검사이다. 진단청각학 분야에서는 어음청력검사를 단독으로 이용하기보다 다른 청력검사와 함께 난청의 감별 진단, 사회 적응 능력의 평가, 보청기 사용 결정과 적응 평가, 청력 개선술의 적응, 인공와우 대상자 선정이나 수술 후 수행력 평가 등에 이용한다.

어음청력검사는 단음절, 2음절, 3음절 또는 4음절 이상의 단어나 구 또는 문장 등을 사용한다. 이 단어들은 일상생활에 친숙해야 하고, 단음절어는 모든 단어의 강도가 동일하게 발성되는 발성학적으로 음압이 같은 단어(phonetically balanced word, PB word)라야 한다. 이음절어는 두 음절 모두에 강도가 각각 있어야 한다. 여러 개의 어음 목록을 사용할 경우 어음 목록은 서로 비슷한 난이도를 가져야 하고, 음소(phoneme)가 고르게 배분되어야 한다.

어음청력검사에서는 언어의 이해 능력을 확인하는 경우 일음절 낱말을 주로 사용한다. 우리나라에서 인공와우 이식 대상자 선정은 문장에 대한 이해 수준을 보기도 한다. 또한 단음절이나 다음절 낱말 등은 주로 뜻이 있는 것을 사용하지만, 뜻이 없는 것을 사용하기도 한다.

검사 어음은 테이프 등에 녹음된 것을 사용하거나 검사자의 육성을 들려주는 방법이 있다. 육성은 검사 장치의 volume unit meter를 통해 검사자의 음성 강도를 조절해야 한다. 육성검사의 장점은 주위 집중이 어려운 어린이나 노인, 녹음 낱말 간 시간 간격에 적응하지 못하고 녹음에 익숙하지 못한 특별한 피검자의 검사 시 유리하고, 시간 조절이 용이하다는 것이다.

피검자의 응답 방법은 직접 따라 말하게 하거나 검사지에 기록하는 방법 그리고 제시한 그림을 지시하게 하는 방법 등이 있다.

검사는 잘 듣는 쪽 귀부터 검사한다. 차폐는 어음이해도 검사의 경우 편안하게 들을 수 있는 강도로 들려주기 때문에 반대 귀의 어음청취역치와 어음 강도의 차이를 잘 살펴보고 결정해야 한다. 차폐가 필요할 경우에는 어음잡음이나 백색잡음을 사용하고 잡음량은 순음청력검사에 준한다.

어음청력검사를 통해서는 어음탐지(포착)강도(speech awareness/detection threshold, SAT/SDT), 어음청취역치(speech reception threshold, SRT), 어음이해도 또는 어음명료도[speech discrimination/recognition score(SDS/SRS), word recognition score(WRS)], phonetically balance word 50(PB_{50}), PB_{HPL}, PB_{max} 등을 구한다.

이 중에서 언어에 대한 청취 능력을 보는 역치는 SAT(SDT), SRT, PB_{50}, PB_{HPL} 등으로, 언어에 대한 이해는 SDS(SRS 또는 WRS), PB_{max} 등으로 확인한다.

Your Questions & Comments

13.1 어음청취역치

어음청취역치는 이음절 단어를 사용하며, 순음 평균 청력보다 20~30 dB 정도 높은 어음 강도에서 시작하고, 50%를 바르게 응답하는 어음 강도를 말한다. 하지만 어음 강도는 1 dB이 아닌 5 dB 단위로 조절하기 때문에 50~80% 바르게 응답하는 가장 낮은 어음 강도로 본다(**그림 13-1, 13-2**).

후미로성 난청으로 어음에 대한 이해 정도가 매우 낮아 검사가 곤란한 경우에는 어음청취역치를 찾기가 어려우므로 어음을 느끼는 최소 어유 강도(speech detection level or speech awareness level)로 대신하기도 한다.

Your Questions & Comments

청각학적 평가에서 가청역치는 50%를 바르게 응답하는 가장 낮은 강도이다.

어음청력검사에서 2음절 낱말에 대한 가청역치인 어음청취역치는 이 기준에 따르며, 음 강도 조절 단위와 관련하여 50~80% 바르게 응답한 어음 강도로 본다(**그림 13-1, 13-2**).

Test ear Left	spondee correct(○) or incorrect(×)				response
50	하 늘	방 송	교 통	정 말	
dB	○	○	○	○	100 %
40	국 군	대 답	손 님	담 배	
dB	○	○	○	○	100 %
30	마 을	생 각	까 닭	귀 신	
dB	○	○	까 망	기 시	50 %
20	유 명	운 동	편 지	외 국	
dB	○	○	펴 지	이 국	50 %
10	민 족	소 원	지 금	겨 울	
dB	미	소	×	×	0 %
15	동 생	오 빠	신 문	건 설	
dB	도	○	시	×	25 %

그림 13-1 어음청취역치 검사표 1. 어음청취역치를 구하기 위하여 50 dB HL부터 2음절 낱말을 불러 주었다. 40, 30, 20 dB HL까지 50 % 이상 응답하였으며, 10 dB HL에서 모방은 있었으나 바른 응답이 아니라(0%) 15 dB HL로 음 강도를 올렸고, 여기에서도 바른 응답이 25%로 나타났다. 따라서 어음청취역치는 20 dB HL로 본다.

Your Questions & Comments

Test ear Right	spondee correct(○) or incorrect(×)				response
80 dB	농촌 ○	필요 ○	의견 ○	싸움 ○	100%
70 dB	행복 ○	물건 ○	글씨 ○	지금 ○	100 %
60 dB	둘째 ○	건설 ×	이때 ○	동생 ○	75 %
50 dB	사람 ×	신문 ×	종류 ×	오빠 ○	25 %
55 dB	약속 ×	안녕 ×	물건 ○	통일 ×	25 %
dB	고향	필요	싸움	친절	%

그림 13-2 어음청취역치 검사표 2. 어음 강도 80 dB HL에서부터 피검자의 반응을 기록하였다. 70 dB HL까지 바른 응답이 100%로 나타났으나 60 dB HL에서 75%, 50과 55 dB HL에서 25%의 바른 응답이 관찰되었다. 따라서 어음청취역치는 60 dB HL로 본다.

Your Questions & Comments

Test ear Lt ; masking	spondee correct(○) or incorrect(×)				response
105 : 0 dB	종 류 ○	대 답 ○	나 라 ○	하 늘 ○	100%
105 : 40 dB	국 군 구	정 말 ×	유 명 유	방 송 ×	0 %
105 : 50 dB	통 일 소리의 느낌만 있다.	귀 신	의 견	계 획	%
105 : 60 dB	마 을 can not test	필 요	신 문	사 람	%
dB	손 님	기 차	지 금	병 원	%
dB	계 곡	불 편	약 속	편 지	%

그림 13-3 어음청취역치 검사표 3(편측성 전농). 편측성 전농의 경우 어음청취역치는 차폐를 시행해야 한다. 잡음을 주지 않고 105 dB HL로 낱말을 들려주면 모두 바르게 응답(100%)한다. 그러나 같은 어음 강도에서 잡음을 40(105:40), 50(105:50), 60(105:60) dB HL로 올리면 반응이 없어진다. 따라서 어음청취역치는 105 dB HL 이상이다.

Your Questions & Comments

Left	P.B. Word correct(○) or incorrect(×)										
15	귀	딸	안	침	구	편	양	잠	물	개	
	○	×	나	×	○	×	×	×	×	○	30 %
25	산	역	돈	김	너	끝	은	팔	짐	도	
PB50	○	이	○	○	○	×	○	×	지	○	60 %
35	입	색	붓	목	비	담	월	금	정	요	
	○	○	○	○	○	○	물	○	○	○	90 %
45	활	손	법	틀	소	눈	말	형	군	시	
PBmax	○	○	○	○	○	○	○	○	○	○	100%
55	자	책	설	밭	혀	돌	적	강	날	키	
	○	○	○	○	○	○	○	○	○	○	100%

그림 13-4 어음청취역치검사표 4. 어음 강도를 달리하면서 단음절 낱말에 대한 응답을 기록한 것이다. 15 dB HL부터 시작하여 25, 35, 45, 55 dB HL까지 검사했는데 바른 응답이 차례로 30, 60, 90, 100, 100%씩 관찰되었다. 이 검사표를 통해 어음에 대한 역치인 PB_{50}은 25 dB HL로 볼 수 있고, 어음에 대한 이해 정도인 PB_{max}는 100%로 볼 수 있다.

Your Questions & Comments

13.2 어음이해도/어음명료도

어음이해도/어음명료도는 피검자가 편안하게 느끼는 약 20~40 dB SL 정도의 어음 강도에서 단음절 낱말 25 또는 50개를 들려주었을 때 바르게 응답하는 비율을 말한다(**그림 13-1, 13-2**). 어음이해도는 10 dB 단위의 어음 강도마다 바르게 응답한 비율을 구한 후, 바른 응답이 50%일 때를 50% 명료도(PB_{50}) 또는 최대 명료도(PB_{max})의 1/2에 해당하는 어음이해도를 보이는 어음 강도인 PB_{HPL}(half of peak level), 그리고 바른 응답 비율이 가장 높은 최대 명료도(PB_{max})를 구한다. 이 중 PB_{max}를 어음이해도로 보기도 한다. 이러한 과정을 통해 구한 청력도를 어음청력도 또는 PI-PB 청력도라고 한다.

어음청력도는 −10 dB HL부터 110 dB HL까지의 어음 강도를 횡축으로 하고, 0%부터 100%까지의 어음명료도를 종축으로 하는 X-Y 좌표 위에 기록하며, 횡축 10 dB 사이의 길이와 종축 15% 사이의 길이가 같아야 한다. 어음청력도에 기록된 어음 강도마다의 어음명료도를 연결한 곡선을 어음명료도 곡선이라 한다. 일반적으로 정상이나 전음성 난청의 경우 역치상 어음 강도를 높이면 최대 명료도가 100% 정도에 이르나, 감각신경성 난청은 최대 명료도가 낮아지며, 특히 청신경종양과 같은 후미로성 난청은 최대 명료도가 더욱 낮아지고 최대 명료도 이상의 어음 강도에서는 어음 강도를 올리면 어음이해도가 더욱 낮아진다(roll-over phenomenon)(**그림 13-6, 13-8, 14-13**).

PB_{HPL}은 말소리 이해 능력이 현저히 낮아진 감각신경성 난청(대부분 신경성 난청)에서 PB_{50}을 대신하기 위해 1973년 Coles 등이 제안한 용어로 최대 명료도의 50%에 해당하는(half of peak score) 어음이해도를 보이는 어음 강도를 구하여 어음청취역치와 PB_{50}을 대신한다(**그림 13-8**). PB_{50}과 PB_{HPL}은 어음청취역치와 비교하면 약 10 dB 정도 낮으나 어음청취역치와 함께 어음에 대한 가청역치로 인정하고 있다. 또 순음 청력손실 평균(PTAs)과 비교하면 어음청취역치나 PB_{50}보다 그 차이가 커질 수 있다.

우리나라에서 어음이해도는 20~40 dB SL 어음 강도 중에서 피검자가 느끼는 쾌적한 어음 강도 대신 40 dB SL로 정하여 사용하는 경우가 많다. 검사에 사용하는 단음절 낱말의 수도 50개 정도가 표준편차를 줄일 수 있으나, 시간상 제약 등으로 25개를 사용하는 경우가 많다(**그림 13-5**).

어음청력검사용 낱말 목록은 뜻이 있는 단어를 사용한다. 함태영의 단음절 및 2음절 목록을 오랫동안 널리 사용하고 있다. 이 외에도 여러 연구자들이 뜻이 있거나 없는 낱말 목록을 만들어 임상 및 연구 목적으로 사용하고 있다. 여기에는 청각처리(auditory processing), 노화(aging) 등과 관련한 다양한 연구와 임상 등에서 사용하기 위하여 제작한 무의미 2음절 및 3음절 낱말 목록이 있다(박정인 등, 2014; **표 13-3, 13-4**). 이 낱말 목록은 음절 사이에 쉬는 시간을 두어 어음이해도를 관찰하는 데 이용할 수 있다. 음절 사이의 쉼(간격)은 각각의 음절을 낱말로 인지하지 않을 정도의 간격이어야 한다.

Right /Left	P.B. Word correct(○) or incorrect(×)									
45	입 ○	눈 ○	못 ○	말 ○	옷 ○	목 ○	잣 ○	날 ○	돌 ○	닭 ○
45	불 ○	남 ○	솟 ○	감 ○	윷 ○	돌 ○	강 ○	배 ○	침 ○	꿀 ○
45/50	반 ○	멋 ○	키 ○	딸 ○	겁 ○ /	향 ○	법 ○	산 ○	골 ○	짐 ○
50	녹 ○	공 ○	통 ○	삼 ○	뽕 ○	되 ○	폭 ○	설 ○	뜻 ○	명 ○
50	은 ○	북 ○	점 ○	밑 ○	싹 ○	벼 ○	왕 ○	색 ○	물 ○	개 ○

그림 13-5 어음명료도 검사표 1. 오른쪽 45 dB HL, 왼쪽 50 dB HL에서 각각 25개의 단음절 낱말을 들려주고 구한 어음이해도 검사표이다. 두 귀 모두 25개에 대해 바르게 응답하였으므로 어음이해도는 100%이다.

음 강도를 달리하면서 단음절 낱말에 대한 이해 정도를 확인하는 검사는 역치의 확인에도 이용하지만, 청력손실의 성질 판단에도 이용한다. 어음 강도와 관계없이 가장 높게 이해하는 비율을 최대 명료도(PB_{max})라고 한다. 전음성 난청과 골도청력이 좋은 혼합성 난청은 최대 명료도가 85%(25개 낱말을 사용한 경우) 이상이며, 음 강도를 높이더라도 최대 명료도가 낮아지지 않는다. 감각성 난청과 혼합성 난청은 최대 명료도가 매우 다양하게 나타나며, 전음성 난청과 마찬가지로 음 강도를 높이더라도 최대 명료도가 낮아지지 않는다. 신경성 난청 및 중추성 난청은 최대 명료도가 매우 낮고, 어음 강도를 높이면 최대 명료도가 다시 낮아진다.

Rt	P.B. Word correct(○) or incorrect(×)										
5	산	역	돈	김	너	끝	은	팔	짐	도	
SAT	소리가 느껴지기만 한다.										✦
15	입	눈	못	말	옷	목	잣	날	돌	닭	
	○	×	모	×	×	모	×	나	×	×	10 %
25	불	남	숫	감	욮	돌	강	배	침	꿀	
PB50	물	○	술	○	욕	○	○	대	칠	○	50 %
35	반	멋	키	딸	겁	향	법	산	골	짐	
	○	○	귀	○	○	○	벌	○	○	○	80 %
45	녹	공	통	삼	뽕	되	폭	설	뜻	명	
PBmax	○	○	○	○	○	○	○	○	○	○	100 %
55	은	북	점	밑	싹	벼	왕	색	물	개	
	○	○	○	○	○	○	○	○	○	○	100 %

그림 13-6 SAT, 50%명료도, 최대 명료도 검사표. 5부터 55 dB HL까지 10 dB 단위로 어음 강도를 올리면서 들려준 단음절어 10개에 대한 바른 응답 비율을 기록한 것이다. 5 dB HL은 소리를 느끼기만 하였으며, 이 어음 강도는 어음 포착 강도(speech awareness/detection threshold, SAT/SDT)로 볼 수 있다. 25 dB HL에서 50%를 이해하였으며, 이 어음 강도는 언어 청취 능력(역치)으로 볼 수 있다. 최대 명료도는 100%를 보였다. 이러한 양상은 정상, 전음성, 혼합성 난청에서 볼 수 있다.

단음절 낱말은 어음이해도 확인에 주로 이용한다(**그림 13-5**). 때로는 단음절 낱말을 들려주면서 어음 강도를 조절하여 일음절 낱말에 대한 언어 청취 능력(역치)을 평가하기도 한다(**그림 13-6**). 이 검사는 충분히 들을 수 없는 강도에서 시작하며, 피검자에게는 틀리더라도 괜찮으니 소리를 느끼거나 들을 경우 반드시 반응할 수 있도록 미리 설명해야 한다. 피검자의 반응을 통해서 낱말을 겨우 느끼는 어음 강도(SAT/SDT), 50%를 이해하는 어음 강도(PB_{50}) 등을 확인할 수 있다. SAT(SDT), PB_{50} 등의 역치는 2음절 낱말을 사용한 역치 SRT보다 피검자에게 제공하는 단서가 작아 상대적으로 높게 나타난다. 피검자의 반응은 따라 말하게 하거나 받아쓰는 등의 방법으로 관찰한다.

Right	P.B. Word correct(○) or incorrect(×)										
50	입	눈	못	말	옻	목	잣	날	돌	닭	
	×	×	×	×	×	×	×	×	×	×	0 %
60	불	남	숫	감	윷	돌	깅	배	침	꿀	
	부	나	수	○	유	○	○	○	×	쿠	40 %
70	반	멋	키	딸	겁	향	법	산	골	짐	
	바	미	○	○	기	○	밥	○	구	지	40 %
80	녹	곰	통	삼	뽕	되	폭	설	뜻	명	
	노	응	티	사	×	○	푸	○	또	밍	20 %
90	은	북	점	밑	싹	벼	왕	색	물	개	
	시끄럽고 무슨 말인지 모르겠다.										0 %

그림 13-7 어음명료도 검사표 2. 50부터 90 dB HL까지 10 dB 단위로 단음절어 10개씩을 불러주어 응답을 기록한 것이다. 최대 명료도는 40%를 보이지만, 어음 강도를 올리면 80 dB HL에서 20%, 90 dB HL에서 0%로 다시 낮아진 것을 볼 수 있다.

Your Questions & Comments

Rt	P.B. Word correct(○) or incorrect(×)										
40	입	눈	못	말	옷	목	잣	날	돌	닭	
	○	×	모	×	×	모	×	나	×	×	10 %
50	불	남	숫	감	윷	돌	강	배	침	꿀	
	물	○	술	가	욕	○	가	대	칠	굴	20 %
60	반	멋	키	딸	겁	향	법	산	골	짐	
	○	미	귀	달	○	○	비	○	고	○	50 %
70	녹	공	통	삼	뽕	되	폭	설	뜻	명	
	논	○	○	○	뽀	○	○	○	드	○	70 %
80	은	북	점	밑	싹	벼	왕	색	물	개	
	○	○	○	미	쌀	○	○	시	○	○	70 %
90	귀	딸	안	침	구	편	양	잠	물	개	
	○	따	앙	칠	○	피	○	○	무	○	50 %
100	산	역	돈	김	너	끝	은	팔	짐	도	
	사	연	동	○	○	×	○	피	지	○	40 %

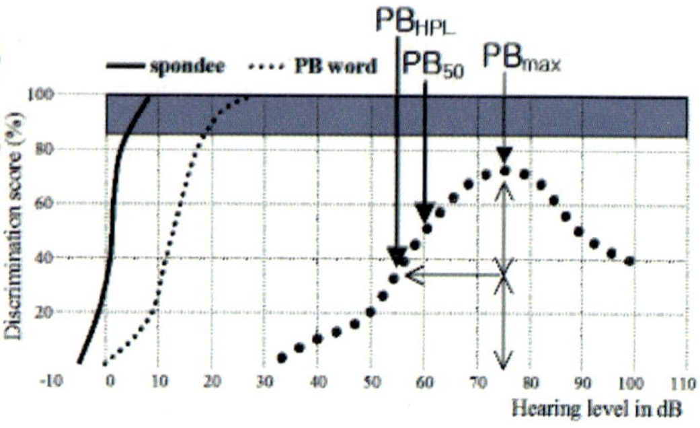

그림 13-8 PB_{50}과 PB_{HPL}. 어음 강도를 달리하면서 구한 바른 응답 비율(오른쪽 그림)은 가로축을 어음 강도, 세로축을 바른 응답 비율로 한 어음청력도에 기록하기도 한다. 40부터 100 dB HL까지 10 dB 단위로 어음 강도를 달리하였으며, 바른 응답 비율은 각각 10, 20, 50, 70, 70, 50, 40%로 관찰되었다. 이 비율을 어음청력도에 기록한 후, 어음청력도를 통해 PB_{HPL}, PB_{50}, PB_{max} 등을 쉽게 구할 수 있다. 이 예제의 경우 PB_{HPL}은 55 dB HL, PB_{50}은 60 dB HL, PB_{max}는 70%이며, 어음청력도는 어음 강도를 높이면 이해도가 낮아지는 roll-over가 나타났다.

Your Questions & Comments

표 13-1 함태영 유의미 단음절어 표 (4 목록, 50 낱말)

표 1	귀 힘 논 맛 솔 잔 국 솜 닭 옆 불 남 숙 감 윷 들 잣 배 침 꿀 반 멋 키 딸 겁 향 법 산 골 짐 녹 끝 통 삼 뽕 되 폭 설 뜻 명 은 북 점 밑 싹 벼 왕 색 물 개
표 2	혀 독 잠 복 운 갓 쉰 납 문 곳 숲 종 답 책 땀 셋 망 겉 알 죽 밤 신 널 새 꽃 금 흉 뇌 역 멍 쌀 범 코 깃 발 등 질 터 뜸 실 곽 붓 맥 일 뼈 살 몸 풀 봄 끈
표 3	눈 공 길 옷 밥 섬 돈 장 극 춤 먹 솟 방 적 강 손 막 벌 끝 칼 숨 낫 뒤 백 꼴 흠 귤 면 농 삽 무 안 굿 틀 떡 매 엿 죄 빛 담 시 빵 팔 샘 뚝 잎 별 씨 좀 활
표 4	글 집 꿈 선 목 앞 넷 벽 상 돌 틈 겹 육 말 소 김 박 뜰 총 낮 술 단 쥐 굴 흙 밭 깨 연 못 절 광 서 달 젓 쌈 묵 뱀 만 콩 빗 쇠 땅 벗 님 속 품 인 뿔 해 곰

표 13-2 함태영 유의미 2음절어 표

육군	꽃병	독약	찰떡	팥죽	까치	석탄	발톱	접시	학생	권투	약국
필통	송곳	빛깔	극장	톱밥	뚜껑	양복	눈물	책상	합격	딱총	전차
목욕	엽서	방석	국수	땅콩	색칠	달걀	폭발	연필	찹쌀	욕심	콩팥

표 13-3 박정인 등 무의미 2음절어 표

표 1	법춤	멍칼	남글	달북	신뜰	강숨	춤솔	속멍	뽕솔	물돈
	말범	돌적	국땀	떡납	담널	감총	상꼴	좀백	널백	품박
표 2	백틀	몸답	널백	담널	손적	흠통	죽망	색땅	복꼴	박총
	망님	딸김	길멍	뜸복	막틀	강숨	뿔돈	싹물	답뿔	침풀
표 3	뱀설	묵뽕	녹팔	답뿔	솜벌	힘밥	짐상	샘적	봄답	발뜸
	맥꿀	땀설	꼴싹	막틀	삽틈	겁뜸	산뜸	쌀겁	벌강	틀품
표 4	벌강	문팔	농실	돈싹	숨책	좀백	책콩	섬죽	북쌀	밥몸
	먹틈	땅백	끈법	만샘	품박	공널	삽틈	적뜸	춤솔	틈술

표 13-4 박정인 등 무의미 3음절어 표

표 1	감뜰손 선질국 금설콩 삼농절 떡쌀몸 실땀백 꿀복품 봄길손 단복틀 널봄장 돈실막 백땅짐 총널뚝 목팔금 박꼴신 장논들 손담뿔 곰삽틀 틈굴백 만떡침
표 2	강섬풀 설감죽 길삼죽 삽콩들 뚝뽕먹 싹침들 꿈벌손 뽕굴신 달맥침 녹침설 돌선칼 뱀돌겁 칼뚝뽕 몸풀겁 반국틈 절틈콩 솔뱀끈 공박춤 풀금설 말금통
표 3	겁뿔잔 섬돈풀 김벌싹 상돌책 뜰감총 쌀맥총 끈살종 뿔통김 담솔집 논색총 딸국총 벌품땅 콩말법 묵딸콩 발김손 종뜰맥 숨길뽕 국뽕실 흠달뱀 먹꼴춤
표 4	골망책 속뜰범 꼴만숨 샘꿀종 뜸널잔 잔뱀공 남선질 산멍뚝 죽딸밥 눈범집 땀농백 복팔멍 통눈싹 물끈싹 밤돌맥 책품벌 신끌막 굴백틈 힘쌀북 멍논틀

CHAPTER 14

어음청력도

SPEECH AUDIOGRAM Speech Reception Threshold Report : lived ☐ recorded ☐

Test side Intensity	SPONDEE Correct (○) or Incorrect (×)	Response % age
dB	연 필 노 래 거 울 단 추	
dB	마 음 바 다 안 경 사 람	
dB	친 구 장 갑 편 지 양 말	
dB	수 도 하 늘 그 림 밥 통	
dB	시 간 아 들 비 누 달 걀	
dB	전 화 글 씨 우 유 고 향	
dB	신 발 땅 콩 기 차 동 생	
dB	머 리 약 국 눈 물 과 자	
dB	꽃 병 점 심 학 교 책 상	

Results	SRT	MCL	UCL	DR	Reliability
Rt	dB HL	dB HL	dB HL	dB	
Lt	dB HL	dB HL	dB HL	dB	
FF	dB HL	dB HL	dB HL	dB	

그림 14-1 어음청력검사표 1 앞면. 2음절어를 이용하여 어음청취역치 등을 확인할 수 있다. 육성 또는 녹음 어음 사용 여부, 신뢰도 등을 기록할 수 있다.

SPEECH AUDIOGRAM Speech Discrimination Score Report : lived ☐
recorded ☐

P. B. Words
Correct (○) or Incorrect (×)

혀	독	잠	복	운	갓	쉰	납	문	곳
숲	종	답	책	땀	새	망	걸	알	죽
밤	신	널	새	꽃	금	홍	뇌	역	명
쌀	범	코	깃	발	둥	질	터	뜸	실
곽	붓	먹	일	뼈	살	몸	풀	봄	끈

눈	공	길	옷	밥	섬	돈	장	극	춤
먹	솟	방	적	강	손	막	벌	끝	칼
솜	낫	뒤	백	꼴	흠	귤	면	농	삽
무	안	굿	틀	떡	매	엿	죄	빛	담
시	빰	팔	샘	뚝	잎	별	씨	좀	휠

등록번호

성명

성별 / 나이

외래 / 입원

검사일자

기타

Reliability

Patient

Audiometer

dB HL	SDS	Speech Discrimination Score	dB HL	SDS
	%	← Rt Lt →		%
	%	← Free Field		

그림 14-2 어음청력검사표 1 뒷면. 단음절어를 이용하여 어음이해도는 물론 PI-PB function, 음소성적 등을 확인할 수 있다.

Your Questions & Comments

SPEECH AUDIOGRAM Speech Reception Threshold Report : lived ☐
recorded ☐

Test side Intensity	SPONDEE Correct (○) or Incorrect (×)	Response % age
dB	종 류 까 닭 국 군 정 말	
dB	계 획 나 라 하 늘 방 송	
dB	손 님 유 명 기 차 계 곡	
dB	통 일 지 금 귀 신 의 견	
dB	계 획 마 을 필 요 불 편	
dB	편 지 병 원 교 통 싸 움	
dB	신 문 청 년 생 각 하 늘	
dB	대 답 약 속 사 랑 건 설	
dB	행 복 동 생 고 향 유 명	

등 록 번 호

성 명

성 별/나 이

검 사 일 자

기 타

Results	SRT	MCL	UCL	DR	Reliability
Rt	dB HL	dB HL	dB HL	dB	
Lt	dB HL	dB HL	dB HL	dB	
FF	dB HL	dB HL	dB HL	dB	

comments

그림 14-3 어음청력검사표 2 앞면.

Your Questions & Comments

SPEECH AUDIOGRAM Speech Discrimination Score Report : lived ☐
recorded ☐

P. B. Words Correct (○) or Incorrect (×)									
입	눈	못	말	옷	목	잣	낱	돌	닭
손	피	코	김	길	술	속	꿈	땅	귀
해	떡	밤	벽	물	꿀	풀	통	콩	팥
파	씨	딸	배	칼	톱	활	개	쌀	조
공	돈	돌	물	비	산	영	집	초	키

귀	힘	논	맛	솥	잔	국	솜	닭	엽
불	납	숯	감	윷	돌	잣	배	침	꿀
반	멋	키	딸	접	향	법	산	골	짐
녹	끝	통	삼	뽕	되	폭	설	뜻	명
은	복	점	밑	삭	벼	왕	새	물	개

등 록 번 호
성 명
성 별 / 나 이
외 래 / 입 원
검 사 일 자
기 타

Reliability

Patient

Audiometer

dB HL	SDS	Speech Discrimination Score	dB HL	SDS
	%	← Rt Lt →		%
	%	← Free Field		

그림 14-4 어음청력검사표 2 뒷면.

Your Questions & Comments

Test side Intensity	SPONDEE Correct (○) or Incorrect (×)	Response % age
75 dB	농 촌 필 요 외 견 싸 움 ○ ○ ○ ○	100
65 dB	행 복 물 건 글 씨 지 금 ○ ○ ○ ○	100
55 dB	둘 째 건 설 이 때 동 생 ○ ○ ○ ×	75
45 dB	사 랑 신 문 종 류 오 빠 × × × ×	0
50 dB	약 속 안 녕 물 건 통 일 × ○ × ×	25
dB	고 향 필 요 싸 움 친 절	
dB	청 년 건 설 기 차 운 동	
dB	민 족 대 답 마 을 글 씨	
dB	의 견 소 원 지 금 겨 울	

그림 14-5 어음청취역치검사 결과. 순음 청력손실 평균(PTAs)을 고려하여 75 dB HL부터 시작한 어음청취역치검사이다. 2음절 낱말에 대한 바른 응답 비율이 75와 65 dB HL에서 100%, 55 dB HL에서 75%, 45 dB HL에서 0%, 50 dB HL에서 25%를 보였다. 따라서 어음청취역치는 55 dB HL로 결정한다.

Your Questions & Comments

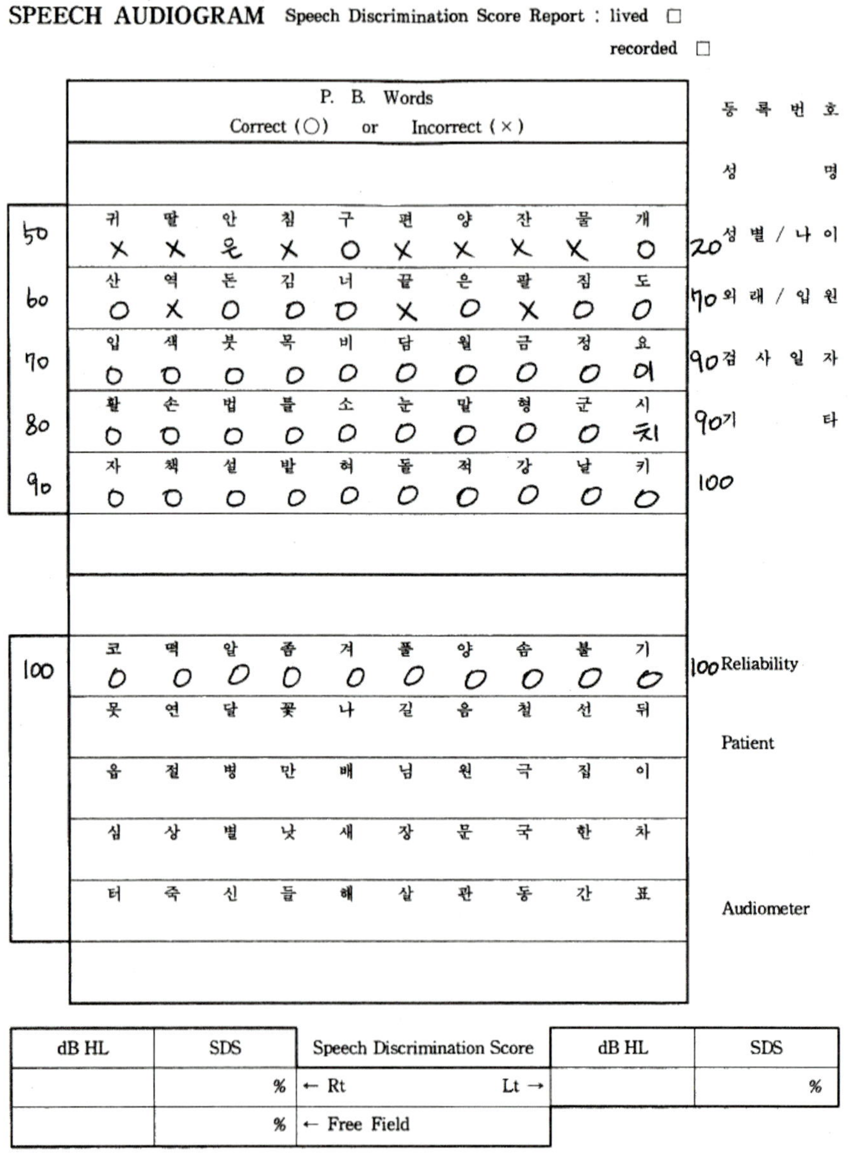

SPEECH AUDIOGRAM Speech Discrimination Score Report : lived ☐ recorded ☐

	P. B. Words Correct (○) or Incorrect (×)										
											등록번호
											성명
50	귀 ×	딸 ×	안 온	침 ×	구 ○	편 ×	양 ×	잔 ×	물 ×	개 ○	20 성별 / 나이
60	산 ○	역 ×	돈 ○	김 ○	너 ○	끝 ×	은 ○	팔 ×	짐 ○	도 ○	70 외래 / 입원
70	입 ○	색 ○	붓 ○	목 ○	비 ○	담 ○	월 ○	금 ○	정 ○	요 여	90 검사일자
80	활 ○	손 ○	법 ○	틀 ○	소 ○	눈 ○	말 ○	형 ○	군 ○	시 치	90 기타
90	자 ○	책 ○	설 ○	발 ○	혀 ○	돌 ○	적 ○	강 ○	날 ○	키 ○	100
100	코 ○	맥 ○	알 ○	좀 ○	겨 ○	풀 ○	앙 ○	솜 ○	불 ○	기 ○	100 Reliability
	못	연	달	꽃	나	길	옴	철	선	뒤	Patient
	음	절	병	만	배	님	원	극	짐	이	
	심	상	별	낫	새	장	문	국	한	차	
	터	죽	신	들	해	삽	관	동	간	표	Audiometer

dB HL	SDS	Speech Discrimination Score	dB HL	SDS
	%	← Rt Lt →		%
	%	← Free Field		

그림 14-6 단음절 낱말을 이용한 어음청력검사. 어음 강도 50부터 100 dB HL까지 10 dB마다 10개의 단음절 낱말을 들려주어 바르게 응답한 비율을 기록한 어음청력검사이다. PB_{50}은 50 dB HL과 60 dB HL 사이이고, PB_{max}는 100%이다.

Your Questions & Comments

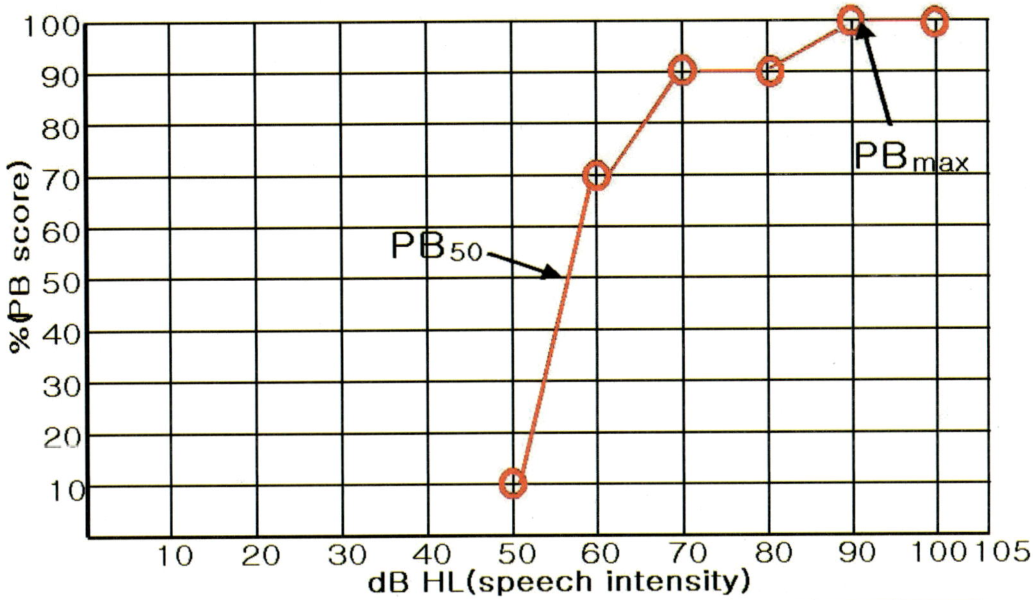

Lt										
Rt					10	70	90	90	100	100
FF										

그림 14-7 performance intensity-phonetically balanced(PI-PB) function test. 어음 강도 50~100 dB HL까지 10 dB마다 확인한 바른 응답 비율을 가로축은 어음 강도, 세로축은 정답 비율로 한 좌표에 기록한다. 기록한 성적을 연결하여 PB_{50}, PB_{max}, roll-over 등을 확인한다.

Your Questions & Comments

Test side Intensity	SPONDEE Correct (○) or Incorrect (×)				Response % age
70 dB	겨울 O	친절 전철	병원 O	활동 화~	50
60 dB	청년 O	통일 통통	민족 O	기차 O	75
50 dB	고향 O	나라 O	큰집 큰실	계획 O	75
40 dB	마을 ×	생각 ×	까닭 ×	귀신 ×	0
45 dB	세상 상	장군 군	불편 ×	소원 소	0
dB	유명	운동	편지	외국	
dB	하늘	방송	교통	정말	
dB	국군	대답	손님	담배	
dB	싸움	의견	농촌	필요	

그림 14-8 어음청취역치 검사 결과. 순음 청력손실 평균(PTAs)을 근거로 70 dB HL부터 60, 50, 40, 45 dB HL의 순서로 2음절 낱말을 이용하여 어음청취역치를 검사하였다. 어음청취역치는 바른 응답을 50%로 어음 강도가 가장 낮은 50 dB HL로 결정할 수 있다. 음 강도에 따른 정답 비율로 보아 감각신경성 난청으로 추정할 수 있고, 강한 어음 강도인 70 dB HL의 정답 비율이 50%로 50이나 60 dB HL보다 낮은 것은 신경성 난청으로 추가 분류도 가능하다.

Your Questions & Comments

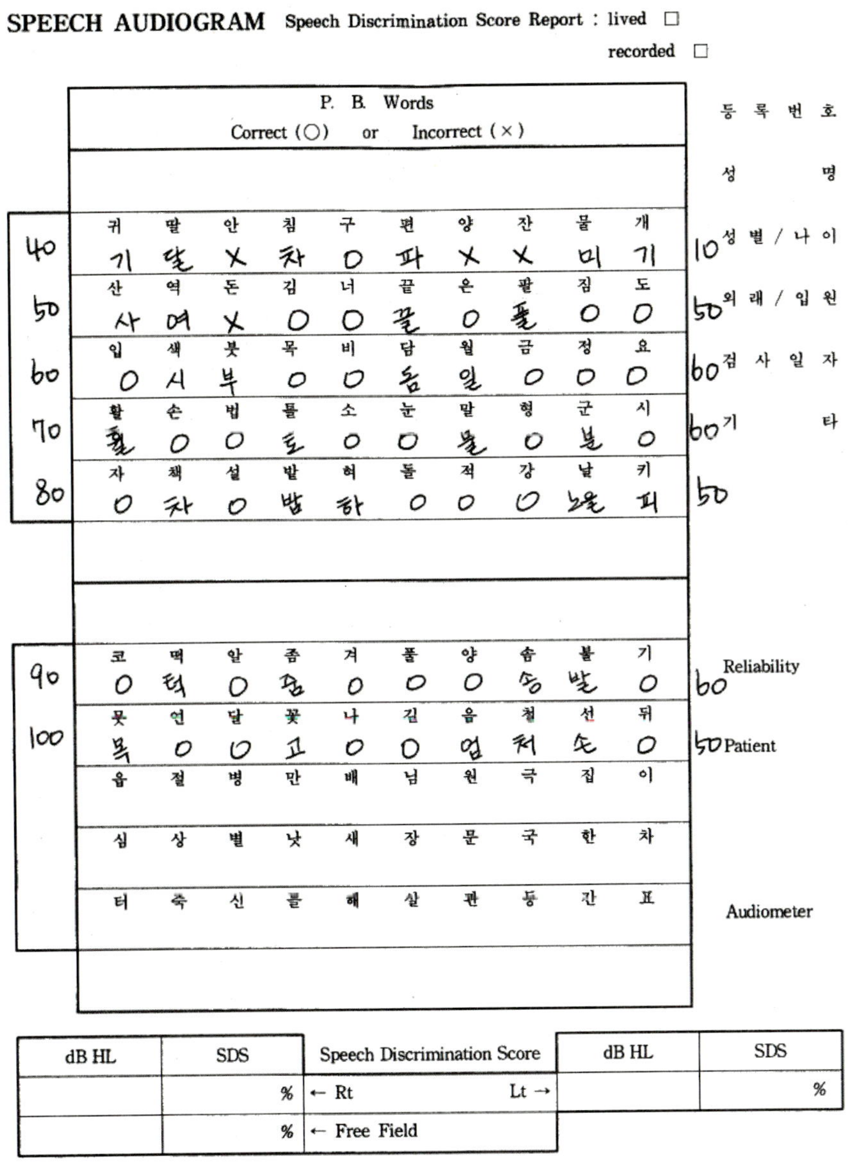

SPEECH AUDIOGRAM Speech Discrimination Score Report : lived ☐ recorded ☐

P. B. Words
Correct (○) or Incorrect (×)

dB											
40	귀	딸	안	침	구	편	양	잔	물	개	10
	기	달	X	차	O	파	X	X	미	기	
50	산	역	돈	김	너	끝	온	팔	짐	도	50
	사	여	X	O	O	끌	O	폴	O	O	
60	입	색	붓	목	비	담	월	금	정	요	60
	O	시	부	O	O	놈	일	O	O	O	
70	활	손	법	틀	소	눈	말	형	군	시	60
	활	O	O	토	O	O	물	O	분	O	
80	자	책	설	발	혀	돌	적	강	날	키	50
	O	차	O	밥	하	O	O	O	놀	피	
90	코	떡	알	좀	겨	풀	양	솜	불	기	60
	O	덕	O	춤	O	O	O	송	발	O	
100	못	연	달	꽃	나	길	음	철	선	뒤	50
	목	O	O	고	O	O	엄	처	손	O	
	옵	절	병	만	배	님	원	극	집	이	
	십	상	별	낫	새	장	문	국	한	차	
	터	축	신	틀	해	살	판	등	간	표	

등록번호
성명
성별/나이
외래/입원
검사일자
기타
Reliability
Patient
Audiometer

dB HL	SDS	Speech Discrimination Score	dB HL	SDS
	%	← Rt Lt →		%
	%	← Free Field		

그림 14-9 performance intensity-phonetically balanced word test(단음절 낱말을 이용한 어음청력검사). 어음 강도 40 dB HL부터 100 dB HL까지 10 dB 단위로 구한 어음청력검사표이다. 피검자의 응답을 기록하여 바른 응답 비율뿐 아니라 오류 특성과 음소 점수 등도 확인할 수 있다. PB_{50}은 50 dB HL이고, PBmax는 60%이다. PB_{max}는 다소 변동이 있으나 roll-over가 있는 것으로 보기는 어렵다.

Your Questions & Comments

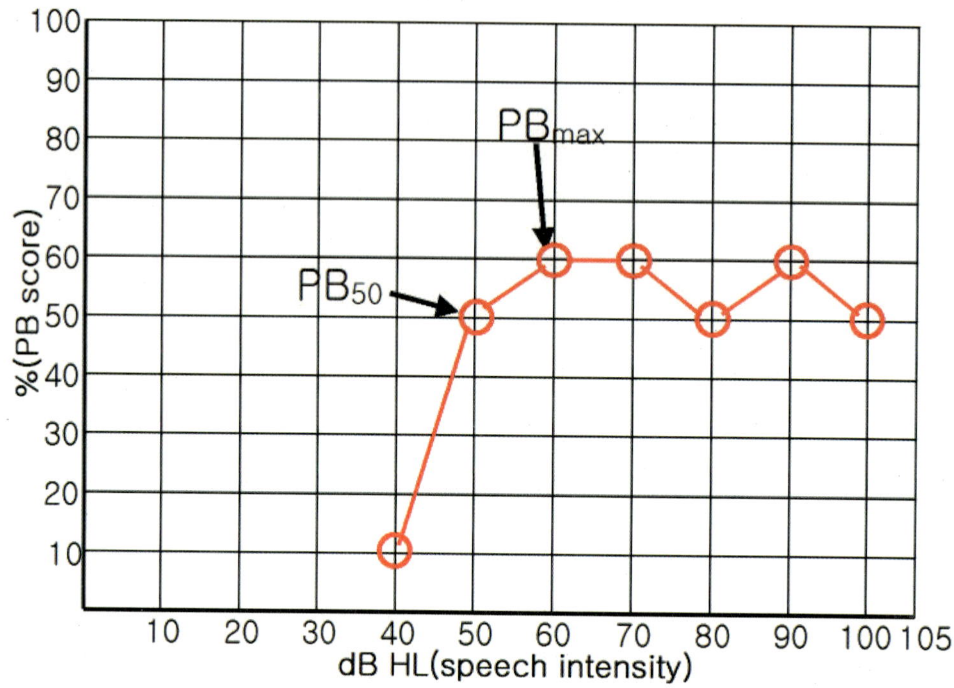

Lt										
Rt				10	50	60	60	50	60	50
FF										

그림 14-10 performance intensity-phonetically balanced(PI-PB) word function. 그림 10-9를 기록한 것이다.

Your Questions & Comments

Test side Intensity	SPONDEE Correct (○) or Incorrect (×)	Response % age
80 dB	육 군 석 탄 필 통 양 복 유~ 응응 파파 야	0
70 dB	목 욕 달 걀 꽃 병 발 톱 보 달 0 발	25
60 dB	송 곳 눈 물 엽 서 폭 발 발	75
50 dB	독 약 접 시 빛 깔 책 상 도약 비 차사	25
55 dB	방 석 연 필 찰 떡 학 생 차	75
dB	극 장 합 격 국 수 팥 죽	
dB	권 투 까 치 딱 총 욕 심	
dB	땅 콩 약 국 뚜 껑 전 차	
dB	병 원 우 산 시 계 감 자	

그림 14-11 2음절 낱말을 이용한 어음청취역치검사표

Your Questions & Comments

SPEECH AUDIOGRAM Speech Discrimination Score Report : lived ☐
recorded ☐

	P. B. Words Correct (○) or Incorrect (×)									
50	귀	딸	안	침	구	편	양	잔	물	개
	기	따	아	/	그	/	아	자	/	기
60	산	역	돈	김	너	끝	은	팔	짐	도
	O	여	도	O	O	꿀	O	프	기	O
70	입	색	붓	목	비	담	월	금	정	요
	O	새	부	모	O	O	우	O	징	O
80	활	손	법	틀	소	눈	말	형	군	시
	/	시	비	/	스	누	O	O	구	O
90	자	책	섭	발	혀	돌	적	강	날	키
	너무 커서 어지러울 지경이다. (중단)									

등록번호
성명
O 성별 / 나이
50 외래 / 입원
50 검사일자
30 기타

코	맥	알	좁	겨	풀	양	솜	불	기
못	연	달	꽃	나	길	음	철	선	뒤
읍	절	병	만	배	님	원	극	집	이
심	상	별	낫	새	장	문	국	한	차
터	죽	신	들	해	살	판	동	간	표

Reliability

Patient

Audiometer

dB HL	SDS	Speech Discrimination Score	dB HL	SDS
	%	← Rt Lt →		%
	%	← Free Field		

그림 14-12 단음절 낱말을 이용한 어음청력검사표

Your Questions & Comments

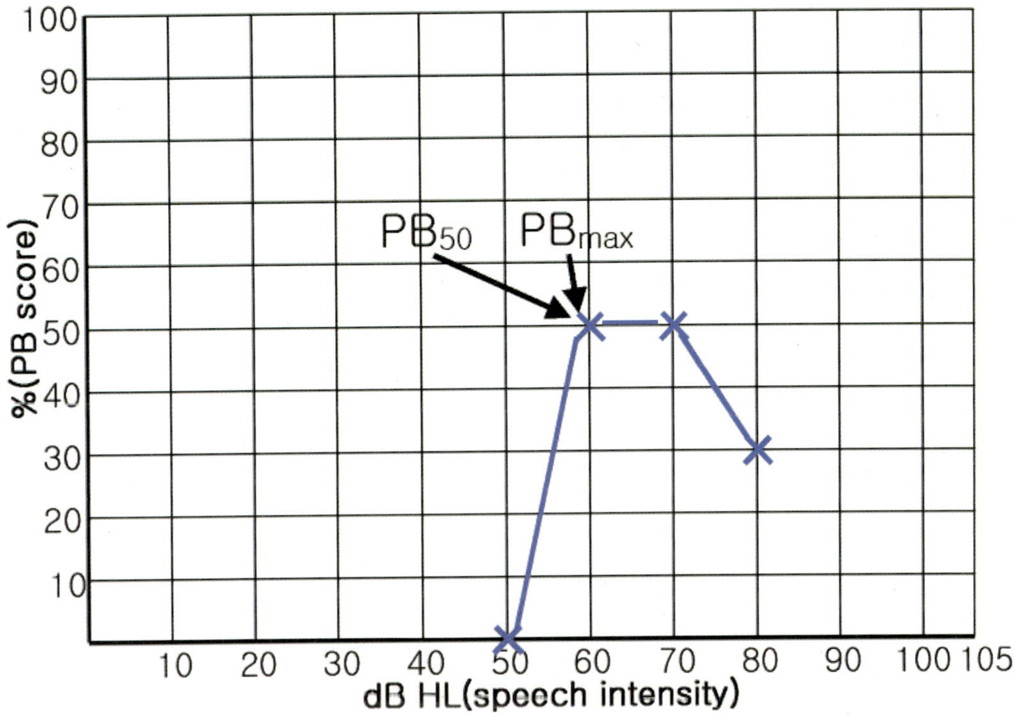

Lt					0	50	50	30	CNT	
Rt										
FF										

그림 14-13 PI-PB function. 그림 14-12를 이용한 결과이다.

Your Questions & Comments

찾아보기

[ㄱ]

[ㄴ]

[ㄷ]

[ㄹ]

[ㅁ]

[ㅂ]

[ㅅ]

[ㅇ]

[ㅈ]

[ㅊ]

[ㅋ]

[ㅌ]

[ㅍ]

[ㅎ]

[A]

[B]

[C]

[D]

[E]

[F]

[G]

[H]

[I]

[J]

[K]

[L]

[M]

[N]

[O]

[P]

[R]

[S]

[T]

[U]

[V]

[W]

[Z]

[기타]

저자 소개

■ **허승덕**

청신경전기생리학, 청각재활 청각학
현, 대구대학교 재활과학대학 교수

청각학: 청각학적 평가와 해석 기초

발 행 일 | 2015년 3월 2일 초판 1쇄 발행
저 자 | 허승덕
발 행 인 | 구본하
발 행 처 | 도서출판 **박학사**
주 소 | 서울시 마포구 월드컵북로5길 33 동아빌딩 2층
전 화 | (02)3142-3764~5
팩 스 | (02)3142-3766
웹사이트 | www.pakhaksa.co.kr
등록번호 | 제10-2230호

정가 25,000원 ISBN 978-89-98521-30-1